翁丽丽
翁树林 ◎ 主编

翁氏

中医皮肤科

学术流派经验

闽山昙石中医皮肤科学术流派传承丛书

海峡出版发行集团
THE STRAITS PUBLISHING & DISTRIBUTING GROUP | 福建科学技术出版社
FUJIAN SCIENCE & TECHNOLOGY PUBLISHING HOUSE

图书在版编目（CIP）数据

翁氏中医皮肤科学术流派经验 / 翁丽丽，翁树林
主编 . —福州：福建科学技术出版社，2024.1
ISBN 978-7-5335-7156-6

Ⅰ . ①翁… Ⅱ . ①翁… ②翁… Ⅲ . ①皮肤病—中医
临床—经验—中国—现代 Ⅳ . ① R275

中国国家版本馆 CIP 数据核字（2023）第 232353 号

书　　名	翁氏中医皮肤科学术流派经验
主　　编	翁丽丽　翁树林
出版发行	福建科学技术出版社
社　　址	福州市东水路 76 号（邮编 350001）
网　　址	www.fjstp.com
经　　销	福建新华发行（集团）有限责任公司
印　　刷	福州德安彩色印刷有限公司
开　　本	700 毫米 ×1000 毫米　1 / 16
印　　张	20.5
字　　数	268 千字
版　　次	2024 年 1 月第 1 版
印　　次	2024 年 1 月第 1 次印刷
书　　号	ISBN 978-7-5335-7156-6
定　　价	98.00 元

书中如有印装质量问题，可直接向本社调换

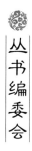

丛书编委会

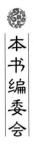

本书编委会

主　编　翁丽丽　翁树林

副主编　吴静薇　叶佩真　吴育婷

编　委（按姓氏笔画排序）

邓龙生　陈　猛　欧丽萍　能　顺　黄　超

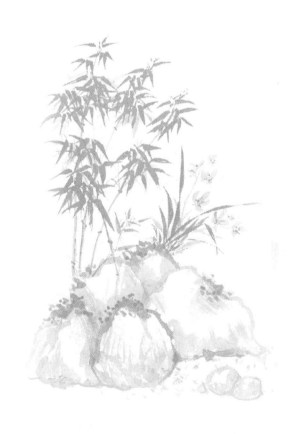

　　福建，简称"闽"，地处祖国东南沿海，早在原始社会，古越族的一支——东越人就在这块土地上生息繁衍，创造了昙石山文化。闽派医学历史悠久，根植和发展于福建特有的自然地理与人文环境，具有显著的地域特色，独树一帜，自成一派，但却与中原文化息息相关，是祖国医学的重要组成部分。

　　福建中医药文化源远流长，在1800年前的三国时期，就有"建安三神医"之一的董奉，留下"杏林春暖""誉满杏林"的医德佳话。史上闽派中医外科亦名家辈出，宋代李迅、元代四世疡医郭徽言、清代医家林秋香等，近代有陈作梜、萧治安、林孝德等。中华人民共和国成立以后，中医皮肤科逐渐从中医外科中分出，在福建省政府的扶持下，中医皮肤科临床得到了蓬勃发展，成就了一批名老中医，如福州萧治安、陈作梜，厦门翁炳南，泉州陈韵清、许柏轩，漳州魏远谋等，他们各有所长，诊疗方法和用药独具特色。

　　中医皮肤科名老中医长期从事临床实践，名誉四方，但因专科发展限制及学术力量薄弱，部分名老专家的学术思想或特色、理论研究面临着继承与创新的瓶颈，为此，福建省中医药学会中医皮肤科分会于2019年组织专家摸底、调研，拟对福建省中医皮肤科名老中医学术思想或特色、流派传承进行梳理、挖掘和总结，形成学术流派传承丛书，逐一出版。因福建文明源于昙石山文化，故冠以"闽山昙石中医皮肤科学术流派"之名，其本意为汇集福建省皮肤科名家临床精粹，传承和发扬名家学术思想或特色，促进福建省中医皮肤科事业发展。

本丛书在编撰和出版过程中得到了福建省卫生健康委员会中医药管理处（福建省中医药管理局）、福建省中医药学会、福建科学技术出版社的关心、支持，中华中医药学会皮肤科分会名誉主任委员段逸群教授、杨志波教授的悉心指导，在此，表示衷心的感谢！对福建省中医药学会中医皮肤科分会全体委员及名老中医学术团队为本丛书出版所作出的努力表示由衷的钦佩和诚挚的谢意！

黄宁

2023 年 7 月

闽山昌石中医皮肤科学术流派传承丛书

　　中医药学几千年来积累了极为丰富的理论与实践成果，很多思想和理念至今仍有指导意义。翁树林及翁丽丽主任把翁氏中医皮肤科的祖辈经验融汇于中医学磅礴的江流之中，将中医美容学术思想扎根于中医学深厚的土壤之中，坚持中医理论的整体观，辨证施治，审因求果，解决疑难杂症；坚持实事求是，中西合璧，守正创新；坚持以亲待人，医者仁心，悬壶济世，享誉海峡两岸。

　　辨证、辨病结合，归纳经验。书中主张辨病与辨证相结合，辨证论治是中医学术体系精华之所在，也是中医临床诊治的依据。通过辨病揭示疾病的本质发生发展规律，通过辨证把握疾病目前的主要矛盾点，摸清八类主要因素，提出四类诊断技法，为临床诊断提供参考思路。

　　博极医源，精勤不倦。两位翁主任长期致力于中医皮肤科，潜心研读中医经典，继承家族学术精华，积累诊疗经验，结合临床实践，强调整体与局部，在书中总结了中医皮肤科的诊断、治疗经验。围绕中药在皮肤科的运用，两位主任以独特的见解和专业的角度辨析了中医皮肤科治疗方案，为临床治疗提供了重要的参考依据。

　　中西结合，开拓道路。翁丽丽主任结合现代的美容理念，闯出一条中西医结合医学美容的新路子。通过中西药物互补，降低不良反应、提高疗效，保障其有效性和安全性；她积极学习美容方法与技术，总结出中医特效疗法和现代激光治疗等多种疗法结合的治疗经验。

慈悲平等，大爱布施。翁氏家族一以贯之的是"愿将人病犹己病，救得他生是我生"的慈悲情怀。作为一个仁心仁术的医者，他们与病人感同身受，亲力亲为，医风朴实，赢得了广大群众的信任和口碑；作为一个慈悲博爱的行者，他们以亲待人，坚持义诊，奉献爱心，为促进民众健康贡献自身力量。

本书付梓之际，余有幸先睹为快。书中我看到了翁氏中医皮肤科创新变革、开拓道路的发展之路，也看到了翁氏慈悲为怀，医者仁术的人文精神。书中梳理了翁氏中医皮肤科流派的产生背景及渊源，并收录了翁氏一派宝贵的学术特色与临床经验，既可供同道参考，又可供后学借鉴。

是为序。

中国佛教协会副会长　则悟

厦门南普陀寺方丈

闽山闽水中医皮肤科学术流派传承丛书

　　在人类繁衍迄今的悠悠历史中，中医外科一直是中医文化的重要组成部分。最初在《周礼·天官书》中便将治疗肿疡、溃疡、金疮、折伤等外科疾患的医生称为"疡医"。随着中医文化的不断发展，历代中医外科群贤会聚，名医世家代代相传，先辈们将流传的中医独特医疗方法及经验秘方加以继承与发扬，并由此形成了独具一格的诊疗风格及学术流派。

　　闽台地区同属一脉，两省地理位置相近，隔海相望，血缘相亲、语言相通、习俗相近，且由于地理环境、气候条件相似，两地常见皮肤病的特点也十分鲜明。翁氏中医皮肤科是闽台两岸中医学界中颇有盛名的学术流派，至今已经传承与发展了200多年。翁氏中医皮肤科流派起源于嘉庆年间，历经几个时代的传承及发展，祖上名医辈出，享誉闽台地区。创派始祖翁有超先生，首在台湾结庐行医，技术精湛，在当时小有名气。后代翁炳南一脉，移居闽地厦门后，立堂号"宏安堂"。时至今日，翁氏中医皮肤科流派传至翁树林、翁丽丽已是第五代了。为进一步传承及发扬翁氏中医皮肤科的学术思想，继承临证经验，我们兄妹二人便开始酝酿本书的编写。

　　本书是翁氏中医皮肤科学术流派临床诊疗皮肤病的经验总结，书中包含流派概述、学术体系及特色思想、药物使用经验、经典方剂、特别技法及优势病种诊治经验等六部分内容。本书以翁氏中医皮肤科学术流派的传承、创新、发展作为主线，以本流派学术思想和特色疗法为基础，整理及挖掘了本流派的学术特色及诊疗优势。

本书中的部分处方涉及国家重点保护野生动物，如穿山甲等，为保留原医家处方用药特色未予删除或修改，现临床宜应用功效相同的人工饲养品或自然淘汰品替代。闽地中医外科学历史悠久，流派纷呈，人才辈出。吾等才疏学浅，诠才末学，本书虽几经编审，仍难免存在不足之处，若有言辞不当甚至谬误之处，敬请各位同道不吝赐教。

翁树林、翁丽丽

2023 年 7 月

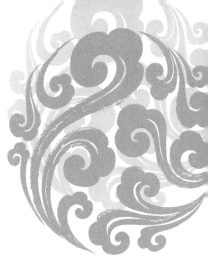

第一章 流派概述　　　　　　1

翁氏中医皮肤科流派传承脉络图 2

第一节　产生背景 3

第二节　学术渊源 5

第三节　各代核心人物 8

一、创派祖师 8

二、流派发展者 8

三、传承过程中的著名医家 8

第二章 学术体系及特色　　　23

第一节　中医整体观 24

第二节　审证求因，谨守病机 26

一、外感六淫 26

二、外来伤害 28

三、感受特殊之毒 28

四、情志内伤 28

五、饮食不节 29

六、劳伤虚损 29

目录

CONTENTS

1

七、脏腑功能失调......30

八、痰饮、瘀血、脓毒......30

第三节 四诊合参，辨证论治......33
一、四诊合参......33

二、辨证论治......34

第四节 中西合璧，内外并重......50
一、中西结合......50

二、辨证与辨病相结合......51

三、治法......54

第五节 顾护脾胃，调和气血......65

第六节 养生保健......68
一、养生调护......68

二、皮肤保健......69

第二章 用药经验 71

第一节 解表药......72
一、防风......72

二、白芷......73

三、柴胡......74

四、蝉蜕......75

第二节 清热药......77
一、蒲公英......77

二、山油麻根......78

三、土茯苓......78

四、黄芩......79

五、黄连......80

六、苦参 81

七、牡丹皮 82

八、赤芍 83

第三节　利水渗湿药 85

一、茯苓 85

二、地肤子 86

第四节　祛风湿药、止血药 88

一、蕲蛇 88

二、槐花 89

第五节　活血化瘀药 90

一、乳香 90

二、没药 91

三、丹参 92

四、穿山甲 93

第六节　补虚药 95

一、熟地黄 95

二、白芍 96

三、黄芪 97

四、白术 98

第七节　平肝息风药 101

一、蜈蚣 101

二、全蝎 102

三、僵蚕 104

第八节　化痰药、攻毒杀虫止痒药...106

一、浙贝母 106

二、硫黄 107

第九节　拔毒化腐生肌药............109

　　一、砒霜..................................109

　　二、轻粉..................................110

　　三、铅丹..................................111

第四章　经典方剂　　　　113

第一节　清热剂.....................114

　　一、五味消毒饮...........................114

　　二、黄连解毒汤...........................119

　　三、犀角地黄汤...........................121

　　四、龙胆泻肝汤...........................127

　　五、六神丸..............................132

　　六、五神汤..............................135

　　七、萆薢渗湿汤...........................141

　　八、温胆汤..............................146

　　九、逍遥丸..............................150

　　十、补肾化斑汤（经验方）...................153

　　十一、神应养真丹（改良版）.................157

　　十二、六味地黄丸.........................161

　　十三、阳和汤............................166

　　十四、健脾润肤饮（经验方）.................169

第五节　外用剂.....................175

　　一、润肌膏..............................175

　　二、如意金黄散...........................179

三、手足癣洗剂...............182

四、痤疮洗剂...............186

五、苦参洗剂...............190

第五章 特别技法 193

第一节 制药技术..................194

一、拔毒膏...............194

二、生肌散...............194

三、复方土槿皮酊...............195

四、皮炎酊...............195

五、中药丸剂...............196

六、白降丹...............197

第二节 治疗技术..................200

一、刮痧疗法...............200

二、艾灸疗法...............201

三、梅花针疗法...............204

四、火针疗法...............206

五、药浴疗法...............208

六、刺络拔罐疗法...............209

七、穴位注射疗法...............211

八、自血疗法...............213

九、富血小板血浆疗法（PRP 疗法）........215

十、中药倒膜疗法...............217

第六章 优势病种诊治经验 **219**

第一节　疔疮走黄 220

第二节　有头疽 224

第三节　附骨疽 232

第四节　瘰疬 240

第五节　乳痈 247

第六节　丹毒 253

第七节　带状疱疹 259

第八节　银屑病 267

第九节　湿疹 275

第十节　癣 282

第十一节　痤疮 290

第十二节　黄褐斑 301

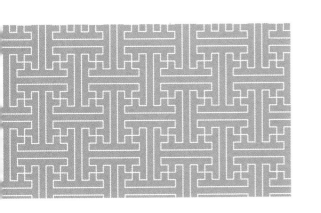

第一章

流派概述

翁氏中医皮肤科流派传承脉络图

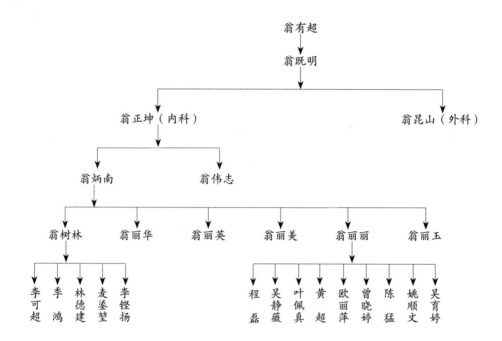

第一节 产生背景

历史上，有人把厦门与台湾的关系形象地比喻为鸟的两翼，素有"厦即台，台即厦"之称。可见厦门与台湾血缘相亲，习俗相近。1683 年，清政府统一管理了台湾，设台湾府，隶属福建省，因此，福建历史上曾有"九闽"之称。隶属福建之初，由台厦道直接管理台湾。当时台湾与厦门合设道官一员，管理和联系台厦事务。雍正五年（1727），"加福建兴泉道巡海道衔，移驻厦门，改台厦道为台湾道，添设台湾府通判一员驻澎湖，裁澎湖巡检一员"。（《雍正实录》）这就是说，在很长的一段时间里，厦门与台湾是属于同一行政单位的，这样密切的关系是别的地方所不可比拟的。

福建省与台湾省隔海相望，血缘相亲、语言相通、习俗相近、中医同源、病种相似，这是交往、合作的天时与地利。两省间的地理环境、气候条件、药用植物分布、地方病、慢性病等诸方面相似之处甚多。

台湾的史前文化源于中国大陆，同属一脉。唯其独居东隅，开发较晚。明代以前，台湾的社会生产力低下，医疗卫生十分落后，瘴气时疫盛行。在长期的生产实践中，高山族同胞积累了内、外、妇、儿等科的医疗保健知识，但总的来说，此时台湾省的医药卫生水平十分落后，仍处于医药经验的积累阶段。

中国传统医学传入台湾的时期，史无可考。见诸文献记载最早的是明末永历年间（1647—1661），来台避难的浙江鄞县沈光文，寄寓在目加溜湾社时，曾从事教读，兼以医药治病。而清代官修诸府县志也载有多名医者，或以流寓台湾而寄迹于医，或以儒学而兼施医药以济世。这些入台的儒医、医家除了以医药济世外，还将中医药知识传授、普及给当地居民，继而与台湾当地中医师共同努力，使中医药事业在台湾得到了迅速发展。他们在医疗实践中，不断发掘台湾的中医药资源，从而丰富了祖国医学宝库。据史料记载，至清代光绪二十三年（1897）底，全台从事中医药者共有 1070 余人。其中，博通医书、讲究方脉、有良好声誉的有 29 人；以儒者而从事医疗，称为儒医的有 91 人；自称操有秘方为祖传世医的有 97 人；稍有文字素养，从医学，传习若干方剂，称为时医的有 829 人。

日本占领台湾之后，台湾曾举办 1 次中医考试，当时申请应考者计有 2126 人，考试结果及格者 1097 人；未经考试即给予许可证者 650 人；考试不及格予以同情许可证者 156 人。合计 1903 人。并于翌年由各地方厅颁给医生许可证。此后，台湾未再举办中医考试，亦不再颁发许可证。至 1945 年日本投降时，持有从事中医师业务许可证者，仅存数 10 人，台湾中医药濒临消亡之境地。

另一方面，当时不少台湾中医跨海至闽南一带行医，寻求更好的发展。本流派传承人翁炳南便是其中之一。资料记载，在闽台医人数增长迅速。在闽医入台受限的情况下，这些入闽执业的台湾中医便逐渐成了民国初期闽台中医药文化交流的主力军。

翁氏中医皮肤科是闽台两岸中医学界中颇有盛名的学术流派，距今已经传承与发展了 200 多年，经历了从 19 世纪的嘉庆年间至今几个时代的传承与发展。而翁氏祖先翁有超在台湾行医时，就已经在当地小有名气。翁氏家族迁至厦门，其后代翁炳南一脉在闽南长期定居。闽南地处沿海，潮湿闷热，当时居民以海为生，在中华人民共和国成立前后，当时医疗条件简陋，民众卫生常识欠缺，以劳作、打鱼营生的民众较多，因此，闽南皮外科的病患很多，翁氏中医皮肤科的医术就在这样的环境中不断沉淀与发展起来。

翁炳南的六位子女均传承医术，后有几位子女移居海外，并在当地行医。翁氏中医皮肤科历经多年传承，早已经成为享誉闽台两岸中医皮肤科的名家学术流派。

第二节 学术渊源

　　翁氏中医皮肤科学术流派起源于嘉庆年间中国台湾地区,彼时先祖翁有超在中国台湾地区行医,擅长中医内外科杂病的诊疗,在当地已小有名气。后又经过翁既明、翁正坤等几代人的传承与积累,最终在厦门地区成形并由翁炳南先生创立。并在中华人民共和国成立后得到发展,至今已200余年。翁炳南及其子孙、后代学者经过不懈努力,奠定了具有闽南本土特色的流派特质。闽南地区地处东南沿海,气候潮湿闷热,这也导致当地居民深受皮肤疾病困扰,因此翁氏中医皮肤科擅长治疗各类疮疡疔毒、乳腺疾病、丹毒、瘰疬、带状疱疹、鹅掌风、隐疹、银屑病、湿疹、痤疮等中医外科、皮肤科疾病。翁氏中医皮肤科学术流派十分注重中医的整体观念,主张审证求因、谨守病机、四诊合参、辨证论治,并提倡注重养生和皮肤保健。

　　翁炳南先生(1901—1981)出生于台湾省台北市的一个中医世家。翁炳南自幼时起便一边就读于私塾,一边跟随祖父学医,刻苦探研祖传医疗验方,积累了丰富的中医基础知识。为了精进技艺,更是在22岁时返回台北跟享有盛名的叔祖父学习祖传外科。于1934年返回厦门开设"宏安堂"医馆,专攻中医外科、皮肤科及喉科疾病的诊治,很快就在闽南地区名声大噪。翁炳南精心研读《医宗金鉴》《金匮要略》《外科正宗》《本草纲目》等著作,博采诸家之长,同时尊古而不泥古,结合祖辈的传承经验,从临床实践出发,灵活善变,立方遣药以喻嘉言的"先议病,后议药"思想为指导,将经方、时方、祖传验方并用,对症下药,取得良效。

　　翁炳南强调中医的整体观,注重疮疡及皮肤病与脏腑、气血、经络的关系,推崇治外必术其内,治病必求其本的观点,体现了中医学审证求因,辨证论治的学术观点。翁炳南专攻中医外科、皮肤科疾病,不断深入研究,积累了丰富的临床经验，对多发性脓肿、疔疮、痈、疽、疮疡、乳腺炎、瘰疬、蛇串疮、癣病等取得了显著的效果，尤其对外科的急重症如烂疔、疔疮走黄、急性化脓性骨髓炎、深部脓肿等疑难杂症等有独到见解。在外治上善用丹膏丸散如白降丹、黑药膏、透脓散、生肌散。还擅用闽南地区青草药、虫类药、金石类药及一些毒性的药物以毒攻毒，临床常奏奇效。

翁炳南的儿女翁树林及翁丽丽承其衣钵，是翁氏中医皮肤科学术流派重要传承人。

翁树林从小接受中医文化的熏陶。当时翁炳南先生的"宏安堂"开在繁华的中山路上，每日前来诊病求药的病人络绎不绝，翁树林耳闻目染，一边随父碾药、制药、制丹、制散，一边随父诊疗，并熟背经典，积累中医知识，翁树林的童年就是这样度过的。翁树林高中毕业后便放弃到师专学习的机会，来到厦门思明区人民医院，作为医学传承学徒，跟随父亲学习医术，开始一起工作。在翁炳南的指导下，翁树林逐渐积累了许多中医临床工作的宝贵经验，但他仍认为自己学识有限，为了精进自己的技艺，提升自己的专业水平，翁树林于1961年报名参加了当时厦门市卫生局首次主办的中医传授班，接受更为全面、系统化的教育。经过五年的学习后，他也认识到自己原先中医诊疗中的不足，并从现代医学中得到很多启发，提出中西医应相结合，二者互补，才能治疗好当下好发的皮肤疾病的观点。

与翁树林一样，翁丽丽年未及冠，便随着父亲翁炳南背诵《汤头歌诀》，学习中医外科知识。她从小接受中医世家的文化熏陶，跟随父亲诊病，抄方，学习丹、膏、丸、散的制作，并自行研读《黄帝内经》《伤寒论》《金匮要略》《神农本草经》等中医经典著作。1969年，翁丽丽参加了湖雷公社的"赤脚医生培训班"后正式出师跟随父亲一起行医。经过5年村医生涯，更加坚定了翁丽丽当一名好医生的信念。1975年，翁丽丽被保送到福建医科大学中医系。翁丽丽非常珍惜这个难得的学习机会，在大学学习期间，翁丽丽得以全面、系统地学习中西医基础与临床知识，不断提升自己的专业水平。翁丽丽专攻中医皮肤及美容临床诊疗 40 余年，除了传承了翁氏中医皮肤科流派的独特诊疗方法外，她还将中医经典著作与各家名医学说融会贯通，翁丽丽在中医皮肤及美容临床上有着丰富独到的临床经验，颇多创新，悬壶济世，名誉海峡两岸。

以翁炳南、翁树林及翁丽丽三位医家为例，大致可以概括翁氏中医皮肤科学术流派特点有四：一是中医家族世代积累的文化底蕴及中医经验一脉相承，不断完善形成的具有鲜明特色的学术流派；二是发源于闽台地区，具有独特的区域特点；三是精研中医医著经典，立足中医基础理论，博采诸家之长及民间验方，结合祖传外科专长，形成特色外科诊疗风格；四是倡导中西医结合，善于运用中西医结合的方法治疗当下好发的皮肤病。

第三节 各代核心人物

一、创派祖师

翁有超,生于 1819 年 4 月 13 日(嘉庆年间),自幼学习医术,在中国台湾地区多处行医,时代久远,暂无史料记载。据老一辈先人所述,其医术在当时也是极为精湛。

二、流派发展者

据族谱所记,翁有超的子女中,其儿子翁既明学习中医内科。翁既明育有四男一女,在这些子女中,其长子翁正坤、次子翁昆山跟随翁有超学医,分别学习内、外科。在翁正坤的三个儿子中,有两位学习医术,即翁炳南与翁伟志,他们分别擅长内、外科。其中翁炳南一脉,医术传承,其育子女中,有六位学医,分布海内外,以长居厦门的翁树林、翁丽丽为主要代表人。

三、传承过程中的著名医家

(一)翁炳南(1901—1981)

翁炳南,1901 年 1 月 11 日出生于台北,7 岁随祖父翁有超来厦,念了 6 年培兰书塾;15 岁随祖父翁有超学医,以内科为主;18 岁在厦门一边行医,一边继续钻研医书,并博采诸家之长及民间验方,不断地丰富自己的学识;1923 年遵祖父嘱,回台湾跟从在台北享有盛名的叔祖父学习祖传外科,叔祖父擅长痈、疽、疔、疮等皮肤病的治疗,经验十分丰富,并在理论上有较深的造诣;3 年之后,再来厦继续行医;1934 年,在厦门市泰山路开设"宏安堂"

诊所，开设内、外科，诊治喉科疾病。

由于厦门地处沿海一带，气候潮湿，当地人皮肤问题尤其明显。翁炳南在医疗实践中深感叔祖父治疗疮疡的疑难病症确有独到之处，为了能全面地尽得其传，1938年他再度回台学医。

经过一年的深入研习，翁炳南较全面地继承了祖辈丰富的临床经验，深入研究了外科丹、膏、丸、散的制作方法，为后来从事外科专业奠定了坚实的基础。除了家传中医外，他还在医科大学学习了西医，中西医成功结合，让他在医术方面青出于蓝而胜于蓝。1939年返厦，即在厦门市中山路75号开设"宏安堂"药局，设内、外科，尤擅长治疗喉科疾病，自此名噪一时，在厦门港渔区广为传扬，备受推崇。

而"宏安堂"还有它更深的含义，意思为宏愿，希望大家能如意平安。翁炳南的心愿正是希望能够解除病人的痛苦，让病人恢复健康的生活。

之后，翁炳南与鼓浪屿姑娘相识相爱并结婚，结婚后，妻子也随其行医，并有了翁树林、翁丽丽等七位儿女。中华人民共和国成立时，夫妇俩一起进入厦门市人民医院工作。

翁炳南弘扬中医传统医学，博采诸家之长，同时，尊古而不泥古，结合临床实践，强调从病情实践出发，立方派药以喻嘉言"先议病，后议药"思想为指导，做到经方、时方，祖传验方并用，并灵活加减化裁。翁炳南强调祖国医学的整体观，注重疮疡与气血、脏腑、经络的关系，推崇治外必求其内，治病必求其本的观点，体现了祖国医学审证求因、辨证施治的精神。在治疗外科急症疗疮上，总结出自己独特的治病见解，尤其在抢救疗疮走黄的证候能当机立断，经方、验方并用，对骨疽、流痰、瘰病等难愈之症也有独到的见解。在外治上善用丹药，如自制的白降丹、黑药膏、生肌散等多种皮外科用药，疗效显著；临床上善用虫类、金石类药品；还善用有毒性的药品，以毒攻毒，常奏奇效。

1949年10月厦门解放，在党和政府的关怀下，饱受摧残的中医事业重新恢复生机，年已半百的翁炳南青春焕发、满腔热情地为振兴中医事业而奔忙；1958 年，翁炳南参加厦门思明文安防保院建设工作；1960 年，到思明区人民医院工作，任中医外科主任。他不断深研和创新自己的外科特长，以自制的丹、膏、丸、散等特效验方攻克了外科瘘管的难题。在治疗外科常见病、多发病，如多发性脓肿、疗疮、痈疽、发斑、银屑、乳痈等疾病及各种癣病上取得了显著的效果，尤其对外科的急重症如烂疗、疗疮走黄、急性化脓性骨髓炎、深部脓肿、白喉、淋巴结结核等疑难杂症有独到见解。于是，翁炳南声誉日高，名扬于漳州龙海、泉州晋江、香港、澳门等地，以及东南亚一带。20 世纪 60 年代，翁炳南被授予"厦门名老中医"的光荣称号。

翁炳南的声誉，除了独特的医技外，良好的医德医风也让病人赞不绝口。自幼受庭训，继承父风，始终抱着治病救人的宗旨，祖传抄录本的封面就是醒目的四字"济世万民"，代表了翁家几代人为人处世的立足点，从不挟技谋私。来找其看病的人，不论是平民百姓，还是政府和军中要员，或海外富商，翁炳南均不论地位高下，一视同仁，热心接待，精心治疗。翁炳南平易近人、极富同情心，受到广大病人的爱戴。

在个人创业的那段日子，翁炳南对穷苦的病人不仅不收取费用，免费看诊，还送药送物，甚至给病人回去的车费，所以不少农民、渔民、三轮车工人都和他成了朋友。因为其精湛的医术与高尚的医德，备受群众信赖，每天前来求医求药者甚多，夏季有时一天达 100 多人，都是从清晨一开门看诊到下午二三点，翁炳南连停下来吃饭、喝水的时间都没有，总是等到把门诊所有的病人都看完了才匆匆简单就餐。

对于很多外科治病需要用到的草药，翁炳南经常利用休息时间上山采撷。外科常用的白降丹，主要治疗化脓性疾病中脓腐难去或已成瘘管、肿痛成脓不能自溃、结核性淋巴结炎致创口无法愈合等疑难杂症。由于白降丹的制作复杂，所用药材品类繁多，必须经过多道工序才能提取有效成分，不但每一道制作过程所需时间很长，往往都是数个小时，而且每道工序必须环环相扣，所以每次制作都要通宵达旦。虽然在制作过程中，有些药物挥发出的成分对人体有一定伤害，但翁炳南还总是亲自制作，力保药性达到最满意的效果。

1970年，受"文化大革命"影响已古稀之年的翁炳南被剥夺了职务，被迫携儿带女到永定湖雷公社。即便是在这样的情况下，翁炳南也没有忘记自己治病救人的职责。山区里的农民生活艰苦，缺医少药，翁炳南不顾自己年老体弱多病，常上山采集草药，配制后免费给村民治病。山区时常发生村民被蛇咬伤的事情，无论什么时间，只要有被蛇咬伤的村民上门，翁炳南都急病人之所急，尽早为他们治疗。

农村由于生活和卫生条件比较差，作为乡村医生，他带领儿女一起为农民义诊，那时，农村里皮炎患者很多。翁炳南带着儿女上山采药，制成药膏，免费送给村民敷贴。夏收和秋收两个时节，皮肤患者更多，他们便会采更多的草药，制更多的膏药，分送到各个生产队，以减轻生产队的药品开支。夏季的时候，很多村民容易在劳作时中暑，翁炳南就会采摘解暑的中药，做成解暑的凉茶，带着子女到田间地头上，免费给村民们分发饮用。当地村民很感激，直到如今，他们还时常怀念翁炳南。

1974年1月，翁炳南第一批落实政策，安排回原单位工作，恢复了职务。经受了折磨和打击的翁炳南，将比以前更加饱满的工作热情投入到医学事业中，每日工余时间伏案数小时，想把毕生的临床经验加以整理成书，可惜未及问世翁炳南就病倒了。

翁炳南的性情很好，从来没有和子女发过脾气，这源于他对生活的热爱。他年轻时便多才多艺，兴趣广泛。翁炳南最爱的乐器是箫，工作之余，吹一段或悠扬，或温婉的曲子，那袅袅的箫音，令子女后人们如痴如醉。翁炳南弹琵琶的技艺也很高，每逢心情愉快，就弹起琵琶唱南音。也许是职业的习惯，受摆弄草药的影响，翁炳南健在的时候，家里的花草很多，而且每盆都枝繁叶茂、花朵鲜艳，家里充满着无限生机。翁炳南的手很灵巧，每当过节，尤其是春节、端午、中秋等传统节日，他会给子女们做出很多动物造型的小灯笼，如狮子、兔子等，活灵活现，身上一缕缕毛还会抖动，煞是可爱。

翁炳南很注重对子女的教育。子女幼年时，他经常讲爱国英雄的故事，教导子女不管在什么条件下，祖国利益都是高于一切的，祖国是要用自己的生命去守护的。翁炳南希望子女能继承他在医学方面的成就，因而，他指导子女读医学著作，如《医宗金鉴》《中国医学大成》《本草纲目》等，背诵《药性赋》和《汤头歌诀》。在药物制作方面，翁炳南也是手把手地教导。最关键的是，翁炳南更多的是教子女怎样做人。

翁炳南经常说，行医如做人，你的品行操守高尚，医术才可以超凡。翁炳南是这样说的也是这样做的，他以自己的言行给子女做表率。

平时好性情的翁炳南，也有着很刚烈的一面。他是厦门中医师公会会员，热心于该会的工作，经常参加公会的活动，与同行们切磋医术。汪精卫欲废中医时，翁炳南义愤填膺，同公会会员们一道抗议，为维护祖国传统中医而斗争。

抗日战争时期，翁炳南积极投身于赠医赠药的爱国活动。厦门解放后，厦门中医师公会没有活动场所，翁炳南把家中四楼专门整理出来，为公会提供活动场所。

近八十高龄时，翁炳南还坚持亲自坐诊，每日能看病号上百个，常常到下午两点才吃上午饭。有的病人追到他家中求医，他还常常给外地前来问诊的贫穷病人回家的路费。

（二）翁树林（1941—）

翁树林，男，中国农工民主党党员。

1941年，翁树林出生在厦门中山路。作为翁氏长男，年幼时起，翁炳南就开始教翁树林与兄弟姐妹们学习背诵《汤头歌诀》。他认真刻苦，早在少年时期就熟记完整本《汤头歌诀》。

当时翁家的药局"宏安堂"开设在繁华的中山路上，以门诊和药房为主。当时的中山路75号，小楼4层，1层是"宏安堂"，看病、问诊、抓药都在1层，每天前来的病患，来来往往，不计其数，而楼上就是翁家人生活的地方。由于从小在家中耳濡目染，小时候的翁树林就对中医药非常有兴趣，当家中的药工们在院子里碾药，炮制、加工药材的时候他都喜欢观察并参与，所以学到不少制作药材的方法。这成了翁树林难忘又深刻的童年回忆。

翁树林高中毕业以后，被师专录取。在与父亲深谈后，经过深思熟虑，作为长子的他，为了继承翁氏医学，放弃当时难得的升学机会，来到父亲翁炳南工作的厦门思明区人民医院，作为医学传承学徒，跟随父亲学习医术，开始一起工作。在翁炳南的用心指导下，翁树林不仅学到了父亲的精湛医术，更传承了其良好的医德医风。在他几十年的行医之路上，得到了广大病患的称赞与肯定。

好学的翁树林，利用业余时间，跟随父亲学习制作各种丹、膏、丸、散，父亲更是倾囊相授，亲自带着他制作，一步一步地教。在翁炳南的亲自指导下，翁树林在那几年学到了很多的知识，特别是如何判断脓的有无，按之应指，全凭手感和经验，一定要准。刀开太早，不行；开得太迟了，脓会扩散。还讲究刀口要放在准确的位置，排脓才会干净。刀口大小也要特别注意，刀口开太大了，组织损伤比较大；开太小，会引流不畅，所以开口一定要恰如其分。

1961年，翁树林报名参加了当时厦门市卫生局首次主办的中医传授班。于是，他开始了上午在医院跟父亲学习医术，下午去传授班学习专业知识，两头奔波的日子，风雨无阻地坚持学习了5年。他刻苦学习，认真工作，在临床实践中积累了宝贵的经验。

1983年，认真负责、勤奋好学的翁树林开始担任厦门市思明区人民医院中医科主任。这是个综合性很强的科室。他认真负责的工作态度、精湛的医术、良好的医德医风获得了病患与同事们的一致好评。

曾经在厦门建设机场的总指挥，因为不小心受到的外伤，去了就近的医院治疗，后其皮肤出现了大片溃疡，再行腐肉刮除治疗，刮一层就烂一层，反复数月未愈，这位病人心急焦虑。他经人介绍，来找翁树林求诊。翁树林先观察了患者的伤口，整个伤口约有 3cm×3cm，主要溃疡面 2cm×2.5cm，深度有 0.3mm，溃疡周围红肿，疼痛难忍，翁树林结合多年经验，决定用家传秘方黑药膏和白降丹来治疗。先把溃疡面破坏掉，用去腐生新的办法，3天以后整个溃疡面就比较干净了，周围红肿也消了，再 3 天以后，周围渐渐开始泛白，变成苍白色，伤口中间也开始出现了一些新长的小肉芽，再隔 1 周以后，用药换成生肌散加黑膏药。慢慢伤口就逐渐缩小，10 天以后就几乎痊愈了，这位患者非常高兴，没想到不到 1 个月就解决了困扰他数月的病痛！

当时知名版画家朱鸣冈，离休后易地安置厦门，来看病的时候已经 80 来岁了，头上长了带状疱疹，在医院治疗 10 天以后疱疹逐渐平复，但是头部仍时发疼痛，如炸裂般，昼夜反复发作，极为痛苦。翁树林特别调制外用药膏，再结合他的情况，开了中药口服，以理气止痛为主，3 天以后就逐渐减轻，但还是时有疼痛，翁树林经过几周调整用药，口服、外用兼施，这位老画家的症状明显好转，基本不发作了。

翁树林在繁忙工作的同时还刻苦钻研。他多次在全国、全省的学术会议上交流学术观点，并发表了多篇学术论文，其中《黛安膏治疗节状痤疮 60 例临床观察》荣获厦门市第三届优秀自然科学论文三等奖。

翁树林身为台胞，个人工作表现突出，代表性强，在思明区任政协委员，并连续四届兼任副主席，担任厦门市第十一届人民代表。在担任代表的这几年中，翁树林积极参政议政，反映社情民意，特别关注解决看病难、看病贵的问题，与各代表积极讨论、献计献策。所提的议题在群众当中反响较大，得到大家的肯定。

翁树林在关注民情的同时，也不忘精进自己的医术，连续四届任中华中医药学会的理事，并在福建省中医药学会外科学分会连任两届副主委。

因为医术精湛，翁树林还多次接受报社采访，并积极参与社区医学科普活动，开展皮肤病类各种科学防治讲座。

20世纪90年代初,厦门大学选送了一批中医函授生来到医院实习,翁树林对其中几名同学印象尤其深刻,分别是来自中国香港的林德建,来自澳大利亚的李铿扬、郑子刚同学。这些同学平时主要在针灸科、骨伤科学习,对于外科与皮肤科领域较陌生。因为实习时正值夏季,皮肤病患者络绎不绝,这3位同学每天跟着翁树林接诊各种湿疹皮炎、疔疮疖肿等患者,辨别各种皮损特征,一颗对皮外科深深向往的种子也在他们心中萌根发芽。3位同学本身热爱中医文化,学习认真努力,再加之兴趣使然,在皮外科实习期间,他们学习愈发刻苦,勤奋好问,手抄了好几本厚厚的笔记及病案。实习期后,他们也基本掌握了中医外科、皮肤科的基本知识。因此,在今后执业时也顺理成章地选择了中医皮外科,在各自家乡从事起了皮外科事业,深受当地群众认可。翁树林与3位同学也一直保持着联系,经常一起探讨临床经验及学术知识。对于3位同学十年如一日的努力及所取得的成就,翁树林非常欣慰。看到祖国的医学、中医皮外科能够更广泛地传播发扬也深感慰藉。

(三)翁丽丽(1952—)

翁丽丽,女,台湾民主自治同盟盟员。

厦门南普陀中医院名誉院长、福建中医药大学教授、第五批全国老中医药专家学术经验继承指导老师。历任第三、第四届中华中医药学会中医美容分会主任委员,福建省中医药学会理事,福建省中医药学会中医美容分会专业委员会主任委员,厦门市中医院中医皮肤美容科学科带头人,厦门市中医院皮肤美容科主任、体检科主任,厦门南普陀中医院副院长。

1952年,翁丽丽出生于厦门。年未及冠,便随着父亲翁炳南背诵《汤头歌诀》,学习中医外科知识。在厦门市思明区定安小学的时候,翁丽丽就在学校的"红领巾医院"担任"红领巾中医院院长",那是她第一次穿上白大褂,没想到这一穿,就是一辈子。

童年的翁丽丽喜欢参加学校组织的各种活动,如医疗夏令营,她在医生的指导下学习医疗急救、包扎等;参加学校合唱队,节假日到部队去表演、慰问解放军等。这种奉献爱心的幸福感，让她至今难忘。

1969 年，父亲翁炳南下放到永定市湖雷镇当乡村医生，17 岁的翁丽丽和兄弟姐妹们一起跟随着父亲来到乡下。父亲也开始教育翁丽丽和兄弟姐妹们一起学习医术，翁丽丽也是从那时候起，开始学习抄方，跟随父亲诊病，学习丹、膏、丸、散的制作，并自行研读《黄帝内经》《伤寒论》《金匮要略》《神农本草经》等中医经典著作。翁丽丽勤奋聪慧，在村领导的推荐下，到永定湖雷公社参加了"赤脚医生培训班"，学习之后，就开始跟随父亲行医。

1973 年，父亲翁炳南回到厦门人民医院工作。翁炳南父女在乡下这看似短暂却漫长的五年里与当地的村民结下了无比深厚的感情，此后的日子里，翁丽丽和兄弟姐妹们还时常回永定去看望那里的阿公阿婆。而在这五年村医生涯里，在跟随父亲四处行医的耳濡目染中，翁丽丽对当一名好医生的信念已是十分坚定。

1975 年，翁丽丽被保送到福建医科大学中医系。翁丽丽非常珍惜这个难得的学习机会，在福建医科大学学习期间，她每天早晨坚持跑步、锻炼，利用早上的时间背诵经典，晚上到图书馆复习功课、借阅书籍。到实习期，更是积极认真，遇到不懂的病例及时向老师请教，晚上更是常常研究病例到深夜。

1978 年从福建医科大学中医系毕业后，翁丽丽分配到了厦门市中医院，成为一名皮肤科医生，她一直潜心钻研医术，精益求精，对中医理论有极深的造诣，且能集思广益，博采众长，吸取新知，甚有建树。

20 世纪 80 年代，中国的医学美容事业刚刚萌芽，翁丽丽便在中医美容这片荒土上勤恳开拓。1988 年，她创建了厦门市中医院美容科，长期从事中医药治疗皮肤病、美容相关疾病及中医体质学说的研究，先后在国家级、省级刊物和地方科普刊物发表《痤疮治验》《自拟疏肝祛斑汤治疗肝郁血瘀型黄褐斑 30 例的临床研究》等数十篇论文，参编高等中医院校美容学科教材《中医美容学》。在临床上有着丰富独到的临床经验，颇多创新，悬壶济世，名誉海峡两岸。

直到 2018 年，翁丽丽来到厦门南普陀中医院工作。40 年的行医生涯，翁丽丽不仅为无数病患解决了皮肤方面的疑难杂症，还在皮肤科领域取得了多项科研成果，这一路走来几多艰辛，几多挫折！她毫不气馁，不断告诫自己："既然选择了这条路，就要全身心投入，决不能半途而废！"她潜心钻研，深厚的中医积淀结合现代的美容理念，闯出一条中西医结合医学美容的新路子。

翁丽丽坚信医学美容是一门科学，应当设立高门槛，从业者应当审慎严谨。为了研究药物和创新治疗方法，她长期通过书籍和网络寻找最新信息，一旦选中一味药材，必定先从小面积开始试验，仔细观察，记录效果，调整剂量，日积月累，才总结出安全、有效的配方。

为了紧跟中医美容业蓬勃发展的时代步伐，熟悉国内外美容业发展状况，翁丽丽把每一场学术会议都视为学习良机。她说，每次参加学术会议都深有感触，受益良多，那些学者有水平、有内涵，激励她一步一个脚印，不断提高。2000 年，她到日本参加国际传统医学美容学术大会，日本美容业的成熟和规范让她惊叹不已，在别人尽情享受异国风光的时候，她却为了实地考察奔波忙碌，马不停蹄。

2003 年，翁丽丽到北京参加学术会议，会议结束后，她没去参观首都的名胜古迹，而是独自一人考察北京各大医院的激光美容项目。她早上 8 点不到就到某知名医院美容科蹲点，其间，她和病人聊天，侧面打听激光美容的疗效，瞅准机会就跑进诊室和医生聊天，却屡遭医生婉拒。中午 12 点，医生下班了，见到还在诊室外守候的翁丽丽，终于被她的执着和诚恳打动，敞开心扉和她聊起了激光美容的开展情况，翁丽丽由此获得大量鲜活的资讯，为在厦门开展激光美容奠定了基础。

翁丽丽治学严谨，精勤不倦，博古通今。每次门诊她总是毫无保留地点拨下级医生，为后学成长不遗余力。除此之外，她还十分重视选送年轻医师外出学习进修，了解美容专业的新进展，博采众家之长为我所用。在她的带领下，这个极具凝聚力的团队在中医美容领域开创了一套独特的理论体系和诊疗方法，为无数患者解决了皮肤方面的疑难杂症。

当选为中华中医药学会中医美容分会主任委员后，翁丽丽在提出尽快制定中医药美容行业准入标准的同时，积极倡导要充分发挥厦门对台交流优势，推动两岸中医药美容学术交流，邀请台湾知名专家到厦门传经送宝。2010 年 5 月，她带领分会的成员赴台考察交流，研讨医学美容技术，为两岸学术交流作出贡献，进一步促进厦门中医药美容事业的发展。2010 年 10 月，在她的努力下，厦门市中医院成功承办中华中医药学会中医美容分会学术年会，来自全国各地 100 多位专家学者及日本的 2 个代表团到会交流，大会取得圆满成功，她本人亦受邀到日本讲学。2013 年，厦门市中医院再次承办"海峡两岸中医美容学术交流研讨会暨 2013 年中华中医药学会中医美容学术年会"。

翁丽丽得知厦门市同安区有许多贫困的患者，她多次利用自己的业余时间组织科室医务人员携药到莲花镇义诊。2005 年，在同安莲花佛心寺义诊的时候，有一位大约 45 岁的男子衣衫破旧，以与其年龄不相符的蹒跚步态走向发药处，要求给点感冒药。翁丽丽闻声走过去，在与他攀谈的过程中，发现此人喘得很厉害，不像普通感冒患者，于是请他坐下，为其量血压，并进行心肺听诊。她经过初步的检查结合询问病史，考虑他有心衰的可能，便告诉患者最好能去医院治疗。病人拒绝了，问其原因，他眼眶红着解释道，他是家中主要劳动力，因家境贫寒，结婚晚孩子小，现在不但要供孩子上学，还要侍奉家中高龄老母，无力承担医疗费。翁丽丽在听他诉说的时候，眼泪不听使唤地往下掉，当即拨打院内心脏内科主任的电话，拜托他以最少的费用为该患者制定最适合的治疗方案，并留下病人的联系方式，还为其联系厦门市红十字会和民政局，帮他争取补助，后来病人顺利入院。当翁丽丽到医院探视他时，病人感激涕零，握住她的双手泣不成声。翁丽丽只是拍拍他的肩膀说："力所能及，应该的。你好好养病，有困难来找我。"她就是这样一个善良的医者，病人的病痛，她感同身受，不论贫富。"愿将人病犹己病，救得他生是我生"是她心中不变的誓言。

翁丽丽的日常门诊中，患者云集，门庭若市，总有许多疑难病例请求加号。一天，一位患聚合性痤疮的大学生站在诊室门口几度探头，欲言又止，眼神躲闪。翁丽丽刚好抬头，与其目光相对，看到他那净是脓疱、囊肿结节、几近毁容的脸，心中已有数。她示意病人入内，经过问诊得知他在其他医院输液治疗已经大半年了，疗效不理想，这对他的自信心打击很大，他在学校都不好意思抬头走路。"听说中医院有位翁主任治疗痤疮很有效，想来看看，没想到病人这么多，根本挂不上号！"翁丽丽请他等候门诊结束，最后一个为他看诊。中午一点多了，翁丽丽亲自为他配制了去腐生肌的外用药，安排下级医师专人负责这一病例，隔天换药，严格无菌操作，加上中药辨证施治，随证加减，心理疏导，鼓励他调整情绪，适当放松，减缓压力，历时3个月，脓疱退去，皮损修复，只是残留少许瘢痕。小伙子乐坏了，带上锦旗及礼物，和父母一道专程登门道谢！翁丽丽把锦旗留下，礼物坚决退还，"这是我的工作！"她这样说。

还有一位病人得银屑病快5年了，几年来饱尝痛苦，失去了太多的欢笑。翁丽丽根据病人四诊情况进行辨证，内外合治，采取中医内调结合外敷的方式治疗半年有余，病人的病情得到极大缓解，趋于稳定，生活质量也得以改善。

翁丽丽常于百忙之中不断学习新的知识，在传承的基础上不断创新，采用中西医结合治疗疑难病症的特殊手段，吸引大批国内外患者前来就医，治愈了不少长期困扰患者的疾患。有一个女孩立志报考北京外国语学院，但她左眼部位有一片约$10cm^2$的蓝褐色的太田痣，如果参加面试，可能会被高校拒之门外。女孩将最后的希望寄托在翁丽丽身上，翁丽丽果断地采用激光和中药调理相结合的方法，历时8个月，治疗4次，终于赶在女孩面试前为其除去太田痣，圆了女孩多年的北外梦。还有一次，某娱乐公司总经理背部长了很大的一个脂肪瘤，他先是去看了西医，西医跟他说只能采取手术治疗，并且因为脂肪瘤接近脊柱部位，手术具有一定风险，可能会影响到神经功能。由于担心手术风险，他辗转了多家西医医院，但大家给出的治疗方案都是一致的。最终，经人介绍，他找到了翁丽丽。翁丽丽在接诊后，用翁炳南传下来的白降丹进行治疗，脂肪瘤果然就消除了。

一个医生取得患者的信任从来不是靠广告、靠包装的，而是靠高水平的医疗技术、高质量的服务和高尚的医德，通过病人的体会口耳相传的，翁丽丽就是这样用她精湛的医术和对病人的诚心赢得了广大群众的信任。

坚持把健康带给病人，千方百计为患者设计最好的治疗方案，这就是翁丽丽的工作作风！多年来，翁丽丽受到了社会各界的好评，先后获得"林巧稚精神奖""福建省三八红旗手"等多个光荣称号。曾担任两届思明区政协委员、四届厦门市政协委员、台盟厦门市委委员、多届台湾民主自治同盟厦门医卫支部主委。在市政建议中，她敢于建言献策，在几个重要提案中，都给厦门市人民的生活带来了实际的改变，如《关于医疗垃圾集中处理的建议》通过后，厦门市建立了医疗垃圾处理场等。

翁丽丽不仅在医学上卓有建树，还有一颗满怀感恩慈悲的心，只要一有时间，就参与各个组织安排的义诊活动，利用休息时间去厦门市多家单位，如厦门市政协、厦门市妇联、厦门市人大、厦门市烟草专卖局、厦门市税务局、厦门市公安局、厦门市教育局等举办科普讲座。从 2019 年开始，翁丽丽每月都参与由福建省人大社会建设委员会指导，厦门南普陀慈善会及厦门南普陀医院联合举办的"不忘初心，牢记使命——助力革命老区扶贫义诊"系列活动中。翁丽丽及其同仁几年来不断深入革命老区与乡村为基层百姓免费义诊，为传播医学科普知识、促进健康教育普及贡献自己的力量。

四十余年的行医生涯，翁丽丽不仅为无数病患解决了皮肤方面的疑难杂症，还在皮肤科领域取得了多项科研成果，其中，"清热解毒化痰散结法治疗聚合性痤疮的作用机制研究"获中华中医药学会科学技术奖三等奖。她也多次应邀到东南亚和中国台湾地区讲学，饱受海内外中医学界好评。

不敢照光的女教师，被丹毒折磨得双腿红肿得像小柱子的老渔民，因痤疮恶化满脸流脓、连学都不想上的中学生，因湿疹全身奇痒无比、痛苦不堪的小学生……这些患者的疑难杂症最终都被翁丽丽一一攻克。看着年轻人自信地走回工作岗位，看着渔民农民能够自如下海下田，看着幸福的微笑重回孩子们的脸上。翁丽丽说："我已七十多岁了，名和利都不是我想求的，我如果能以自己所长，帮别人一些，就心满意足了！"

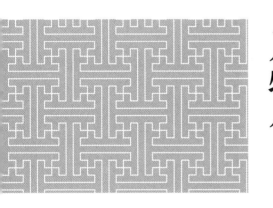

第二章
学术体系及特色

翁炳南自幼学习中医文化知识，自临床以来，勤学古训，积极思考，吸取前人经验，融会贯通，然后多经临证，使理论联系实际，于实践中不断创新，所谓"师古而不泥古"。他重视基础，熟读《景岳全书》《医宗金鉴》《外科正宗》《外科准绳》《疡科心得集》《疡医大全》等中医经典，博采诸家之长及民间验方，结合祖传外科专长，对疮疡疔毒、乳腺疾病、丹毒、瘰疬、带状疱疹、鹅掌风、隐疹、银屑病、湿疹、痤疮等皮外科疾病的诊治有着丰富的临床实践经验，翁炳南既继承了家族中医外科精华，又系统学习研究历代中医外科学诊疗经验，结合临床实践，形成了自己的独特学术风格。现将其学术成就总结如下：①注重中医整体观；②审证求因，谨守病机；③四诊合参，辨证论治；④中西合璧，守正创新；⑤注重顾护脾胃，调和气血；⑥注重养生和皮肤保健。

第一节 中医整体观

中医认为人体是一个有机整体，其各个组成部分之间是相互依存、相互联系、相互影响、相互制约的。对于某种皮肤病的一个局部病变，要考虑其与相关脏腑的联系，从整体功能活动中去分析和研究局部病变的实质。同时，中医整体观还认为人体与自然环境是密切相关的一个整体。中医皮肤外科在中医学理论指导下，经过历代医家的临床实践与探索，逐渐形成了从整体出发、重视局部、内治与外治相结合的辨治观，疗效独特且自成体系。

整体观是中医学理论体系的主要特色之一，翁炳南将中医整体观作为一种指导思想贯穿皮肤外科疾病诊疗的全过程。《黄帝内经》有云："有诸内必形诸外。"中医对皮肤外科病的认识，强调整体与局部相结合，认为绝大多数皮肤病主要是整体病变引起或整体功能异常所致，外科疾病的发生与机体内部的阴阳平衡、气血调和、脏腑经络功能息息相关。《外科理例》提出的"治外必本诸内"，"治其内，以愈其外"就是指通过调节机体的内在功能，可以治疗外部的皮肤疾患。如脾经受邪，临床表现为丘疱疹、水疱、渗液、糜烂、皮肤角化、萎缩、皮下痰核、紫癜或伴有消化不良如承纳不馨、食不消化或厌食、便溏、腹泻等；脾脏为病，常见皮肤病有湿疹、口唇生疮、皮肌炎、结核、紫癜性皮肤病、过敏性紫癜等。再如神经性皮炎，多因情志内伤，风邪侵扰以致营血失和，经脉失疏；或有脾湿不运，复感风邪而发病，或机械性刺激，反复搔抓所致。若症见皮损色红，伴心烦易怒、失眠、眩晕、口干、舌红脉弦数，此为情志内伤、肝郁化火，治以疏肝解郁、清肝泻火；若症见皮损淡褐，粗糙肥厚，剧痒时作，苔薄白或白腻，脉濡缓，此为脾湿不运，复感风邪外袭所致，治以健脾利湿、养血疏风。

翁炳南指出，临床中应从整体观出发研究皮肤病的发病规律，从整体角度分析皮肤科病症及其变化。对任何一个皮肤局部的病变，不但要考虑局部与相应内脏的直接联系，还要注意它与其他脏腑的关系，从而明确皮肤局部病变的实质。如湿疹，按其性质可分为急性期、亚急性期及慢性期，治疗上应重视标本兼治、内外兼治的整体与局部相结合的治则，既重视湿热的表现，又重视脾失健运的根本原因。健脾化湿是治疗湿疹的根本，使机体内部的运化功能发生变化，才能从根本上治疗湿疹。因此，在治疗皮肤病时，强调注重整体观，准确辨证，外病内调，通过调整脏腑功能，使气血阴阳调和而痊愈。

第二节 审证求因，谨守病机

翁炳南在临证时指出，无论是何种疾病，都必须先明确病因，皮肤外科疾病的发生大致有外感六淫、感受特殊之毒、外来伤害、情志内伤、饮食不节、劳伤虚损、脏腑功能失调、痰饮瘀血脓毒等 8 个方面的因素。

一、外感六淫

风、寒、暑、湿、燥、火本是自然界四季正常气候的变化，又称为六气。当人体由于某种原因而抵抗力下降，不能适应气候的变化，或气候的急剧异常变化超过人体的适应能力时，六气就成为了致病条件，侵犯人体而引起疾病，这种情况就称为六淫邪气。六淫邪气能直接或间接地侵害人体，发生外科疾病。《外科启玄》云："天地有六淫之气，乃风寒暑湿燥火。人感受之则营气不从，逆于肉理，变生痈肿疔疖。"六淫致病感而随发者多，又有感之不发，邪气客于体内，积袭日久或待内伤，或因外感，邪气触而发之。且六淫邪毒所致的疾病大多具有一定的季节性。

六淫为病，多与季节、气候、居住环境有关，如春季多风病、冬季多寒病、夏季多暑（火）病、居住潮湿易受湿邪等。六淫邪气既可单纯作用机体而致病，也可以 2 种或 3 种邪气同时侵犯机体而发病，如风寒隐疹、湿热熏蒸皮肤、风寒湿合而成痹等。

六淫致病主要特点如下。

风为阳邪，善行数变，故发病迅速，多为阳证；风性燥烈，风性上行，多侵犯人体上部，如颈、头面丹毒等。风邪致病特点是其肿宣浮，患部皮色或红或不变，痛无定处，走注甚速，伴恶风、头痛等全身症状。

寒具有"寒主收引""寒胜则痛"的特征，且侵袭人体易致局部气血凝滞、血脉运行失常，故易生冻疮、脱疽、流注等；寒为阴邪，其病一般多为阴证，常侵袭人体的筋骨关节，患部特点多为色紫青暗，不红不热，其肿木硬，肿势散漫，痛有定处，得暖则减，化脓迟缓，常伴恶寒、四肢不温、小便清长等全身症状。

暑邪好发于夏季，且多夹热夹湿。由于暑热外受，蕴蒸肌肤，汗出过多，或汗出不畅，以致暑湿逗留，易发生暑邪，甚至形成暑湿流注。同时，皮肤经常处于潮湿的环境，影响阳气通达于肌表，降低了局部的抵抗力，故易为外邪所侵。暑为阳邪，具有热微则痒、热甚则痛、热胜肉腐等特征，故其致病特点是多为阳证，表现为患部焮红、肿胀、灼热、糜烂流脓，或痒或痛，其痛遇冷则减，常伴口渴、胸闷、神疲乏力等全身症状。

湿邪多因冒雨涉水或居处潮湿而致。湿性趋下，故生于身体下部的外科疾病多与湿有关。湿邪致病，又常与风、寒、暑、热兼夹为患，外科疾病中以湿热致病多见。湿热流注于下肢与二阴，可发臁疮、脱疽、下肢丹毒及阴囊湿疮等；湿热下注于膀胱，则见尿频、尿急、尿痛、尿血等，如血淋、石淋等。湿邪浸淫肌肤，郁结不散，与气血相搏，可发生湿疮水疱、脓疱疮、渗液等损害。且湿性黏滞，着而难去，致病每多缠绵难愈，或反复发作。湿邪致病特点为局部肿胀、起水疱、糜烂、渗液、瘙痒，常伴纳差、胸闷腹胀、大便稀薄、四肢困倦、舌苔厚腻、脉濡或缓等全身症状。

燥有凉燥与温燥之分。秋风初凉，西风肃杀，感之者多病凉燥；若久旱无雨，天时风热过胜，感之者多为温燥，在外科疾病中以属温燥者居多。燥邪易致皮肤干燥皲裂，外邪乘机侵袭，易致生痈或引起手足部疔疮等。燥邪易伤人体阴液，侵犯皮肤，致患部干燥、枯槁、皲裂、脱屑等，常伴口干唇燥、咽喉干燥或疼痛等全身症状。

火邪的特征是属热，热为火之轻，火为热之重，两者仅在程度上有差别。其患病大多由直接感受温热之邪所引起，如疮疡、有头疽、痈、丹毒等。火为阳邪，其病一般多为证，特点多为发病迅速、来势猛急，患部焮红灼热，肿势皮薄光亮，疼痛剧烈，容易化脓腐烂，或有皮下瘀斑，常伴口渴喜饮、小便短赤、大便干结等全身症状。

总之，六淫邪毒均可成为外科疾病的致病因素。在发病过程中，由于风、寒、暑、湿、燥诸邪毒均能化热生火，所以疮疡的发生尤以"热毒""火毒"最为常见，正如《医宗金鉴》所说"痈疽原是火毒生"。

二、外来伤害

凡跌仆损伤、沸水、火焰、寒冻及金刃竹木创伤等一切物理和化学因素都可直接伤害人体引起局部气血凝滞，郁久化热，热胜肉腐等，导致瘀血流注、水火烫伤、冻伤、外伤染毒等外伤性疾病；同时也可因外伤而再感受毒邪，发生破伤风或手足疔疮等；或因损伤致脉络瘀阻、气血运行失常、筋脉失养，而发生脱疽等。

三、感受特殊之毒

特殊之毒包括虫毒、蛇毒、疯犬毒、药毒、食物毒、疫毒等。外科疾病中可因虫蛇伤，感受特殊之毒发病，如毒蛇伤、狂犬病；接触疫畜如牛、马、羊而感染疫毒的疫疔；因虫蛰后引起的虫咬皮炎；某些人由于禀性不耐，接触生漆后而发漆疮，如《诸病源候论》说"漆有毒，人有禀性畏漆，但见漆，便中其毒……亦有性自耐者，终日烧煮，竟不为害也"；或服用某些药物或食物后可中毒；或因禀性不耐而引起某些皮肤病等。此外，凡未能找到明确致病的病邪者也称为毒，如无名肿毒。由毒而致病的特点是一般发病迅速，有的可具有传染性，常伴有局部疼痛、瘙痒、麻木，以及发热、口渴、便秘，甚至神昏谵语等全身症状。

四、情志内伤

情志是指人体的内在精神活动，包括喜、怒、忧、思、悲、恐、惊，故又称七情。在一般情况下，大多属于生理活动的范围，并不足以致病。相反，由于长期的精神刺激或突然受到剧烈的精神创伤，其超过了人体生理活动所能调节的范围，可使体内的气血、经络、脏腑功能失调而发生外科疾病。如郁怒伤肝，肝气郁结，郁久化火，肝郁伤脾，脾失健运，痰湿内生，以致气郁、火郁、痰湿阻于经络，气血凝滞，结聚成块，形成痰核或引起疼痛等；又如肝主疏泄能调节乳汁的分泌，若产妇过度精神紧张，易致肝胃不和，使乳汁积滞，乳络不畅，瘀久化热，邪热蕴蒸，以致经络阻塞，气血凝滞，导致乳痈的发生；再如瘿病、乳癖，多由于忧恚郁怒，情志内伤，以致肝脾气逆，脏腑失和而生。总之，由于情志内伤所致的外科疾病，大多发生在乳房、胸胁、颈部两侧等肝、胆经循行部位。

五、饮食不节

如果饮食没有节制，暴饮暴食、或过食肥甘厚味、或过于偏食等，都会引起疾病。《素问》记载："多食咸，则脉凝泣而变色；多食苦，则皮槁而毛拔；多食辛，则筋急而爪枯；多食酸，则肉胝䐢而唇揭；多食甘，则骨痛而发落，此五味之所伤也。"一般来讲，过食肥甘厚味，容易生热、生痰、生湿，暴饮暴食可使脾胃运化功能失常，过饮醇酒可使湿热内蕴、醇酒中毒等，这些都可引起急性皮炎、湿疹等。过于偏食，可致肌肤失养，皮肤皲裂，引起维生素缺乏之类的皮肤病。

六、劳伤虚损

劳伤虚损主要是指过度劳力、劳神、房事过度等因素，导致脏腑气血受损，阴阳失和，使正气亏损而发生疾病。如肾主骨，肾虚则骨骼空虚，风寒痰浊乘隙入侵而生流痰；肾阴不足，虚火上炎，灼津为痰，痰火凝结而生瘰疬，且瘰疬治愈之后可因体虚而复发；肝肾不足，寒湿外侵，凝聚经络，闭塞不通，气血运行不畅而成脱疽，或致阳痿；劳力过度或久立久行使肌肉劳损，可引起下肢筋瘤等。另外，肾气虚可致色素障碍性皮肤病，如黑变病、黄褐斑等。

七、脏腑功能失调

脏腑功能失调可产生内在的风、寒、湿、燥、火等病理因素。如脾胃失健，湿浊内生，郁久化热，炼津成痰，湿热痰瘀凝滞颜面肌肤而发痤疮；肾阳虚衰，阳气不足，寒从内生，可产生寒凝气滞，表现为皮肤出现青紫斑块，或溃烂，久不收口；肝失调达，气机郁滞，致使气血运行不畅，不能上荣头面，表现为黄褐斑；脾阳虚可使内部水湿不运，酿生湿疹类皮肤病；心火过盛，内热蕴结，可产生皮肤瘙痒、急性皮炎类皮肤病；心血不足，血虚风燥，可引发皮肤瘙痒、神经性皮炎、血燥型银屑病等疾患。

八、痰饮、瘀血、脓毒

痰饮、瘀血均是脏腑功能失调的病理产物，在一定的条件下，又能作用于某些器官而导致新的病理变化，产生继发病症。临床上痰与瘀常相兼致病，互为因果。外科所涉及之痰主要指凝聚于肌肉、经络、骨节之间，有征可凭的有形之痰，所致病具有起病缓慢、病程较长、早期症状多不明显等特点，又因痰凝部位和所致病症的不同而表现各异。痰阻阳明、少阳之经，可致瘰疬；痰凝乳络，可生乳核、乳癖；痰凝肌肤，可发为肢体结节肿块；痰留骨节，可发为流痰等。

瘀血致病范围广，病种多，症状复杂，涉及人体内外上下、脏腑经络、皮肉筋脉，除具有疼痛、结块，出血紫暗或夹有血块，面唇青紫，舌质紫暗或有瘀斑、瘀点，以及脉涩或迟、沉、弦、结代等一般特点外，还因瘀血所在部位不同而各具特点。瘀阻皮肤，可发生白斑、油风、瓜藤缠、药毒等；血阻肌肤，营气不从，逆于肉理，乃生痈肿、疮疡等；瘀阻趾端，血行闭塞，可发生脱疽；脉络滞塞不通，则发恶脉、胸痹；瘀血滞留肛门不散，脉络曲张，则发为痔；下焦蓄血，瘀阻膀胱，则致癃闭；瘀血阻于肠胃，血热相结，可发生肠结；肾岩、乳岩等恶性肿瘤，瘀血更是重要的致病原因。

脓液是由热胜肉腐蒸酿而成，排脓则是机体正气载毒外出的一种佳象。如果脓液已成，蓄积局部不能及时排出，反而会腐蚀好肉，症见局部疼痛不减、红肿不消，反而扩大；如果毒走窜入血，内攻脏腑，则会出现局部肿势扩大，陷黑无脓，全身高热不退，烦躁不安，甚至神昏谵语等。

以上各种致病因素可以单独致病，也可以几种因素同时致病，并且内伤和外感常常相合。所以对每一种外科疾病的致病因素应该具体分析，才能为临床诊疗提供依据。

在临床诊治疾病过程中，除了要明确疾病发生病因，还要了解疾病发生的机制，即所谓"审证求因，谨守病机"，善于发现疾病的外在临床表现与脏腑之间的联系，对外科疾病辨证论治。外科疾病的基本病机是局部经络阻塞，气血凝滞。《灵枢》曰，"营气稽留于经脉之中，则血泣而不行，不行则卫气从之而不通，壅遏而不得行"，"邪客于经络之中则血泣，血泣则不通，不通则卫气归之，不得复反，故痈肿"。而《黄帝内经》中又提到"邪之所凑，其气必虚"，邪气侵入人体，根本还是因为正气不足。正气的盛衰，体现了脏腑功能的强弱，脏腑功能强盛，则气血充足，经络之气满溢，邪无所乘。反之，脏腑功能虚弱，气血不足，经络空虚，腠理不固，邪必客于肌肤腠理之间蕴而化热，而生疮痈。"本"与"标"相对，就正气与邪气而言，正气为"本"，邪气为"标"；就临床表现与疾病本质而言，临床表现为"标"，疾病本质为"本"；就病因和症状来说，病因为"本"，症状为"标"。在疾病发展过程中，我们还必须掌握"急则治其标，缓则治其本"和"标本同治"的原则。如蛇串疮后遗神经痛（现代医学称带状疱疹后遗神经痛），疼痛只是其外在表象，求本即要找到引起疼痛的根源，以解除疼痛为最终目的。多数医家认为其病机是瘀阻经络、经脉失养，用活血化瘀、通络止痛的方法来治疗本病。而事实上，单纯的活血化瘀只能暂时缓解疼痛，要针对瘀阻的原因制定治则才能根除疼痛。属于湿热与血相搏结，蕴于皮肤者，疼痛往往来势急骤，痛如火燎，全身热象明显，在治疗时则需要配伍清热利湿药。若在疾病初期，邪毒损伤人体正气，人体正气不足，在治疗过程中又用苦寒药物耗伤阴液，导致气阴两伤，气阴不足则筋脉失于濡养，不荣则痛。年老体虚患者尤为明显，神经痛可持续长达数年，年龄越大，痛感越强。

《素问》曰："治病必求于本……知标本者，万事万举，不知标本是为妄行。"经络阻塞，气血凝滞是为标，正气不足是为本。汪机提出"治外必本诸内"的思想，在其书的序言中说，"外科者，以其痛疽疮疡皆见于外，故以外科名之。然外科必本于内，知乎内，以求乎外，其如视诸掌乎……"，"治外遗内，所谓不揣其本而齐其末"。中医外科之治病求本，首先要认清整体和局部的辨证关系，无论是急性病还是慢性病，都要寻其本质，通过四诊所收集的材料信息，找到病因，再加以辨证施治。如病因是血热证，治疗时一般采用清热凉血法，但若患者病程日久，且伴有皮疹焮热、面红潮热、口干、五心烦热时，要考虑热证日久伤阴，酌情配伍知母、熟地黄等滋阴药。

为医之道，忌人云亦云，要"审证求因，谨守病机"，明白邪从何来，在何处，为何而虚，调整阴阳、寒热、虚实等。在治疗时要抓住疾病本质，认清不同阶段的主要病机，掌握病症的标本、轻重、缓急，标本兼顾，将治标与治本相结合，才能正确施治，提高临床疗效。

第三节 四诊合参，辨证论治

一、四诊合参

中医的望、闻、问、切四诊是整体观思想在诊断方面的应用。望诊主要是通过观察病人神态、皮肤、毛发、爪甲和舌苔等异常变化，以测知机体功能状态和病情的诊断方法。观察病人精神状态，包括面部表情、眼神和动态，从而得出有神、无神的印象，这对病情的轻重可以有一个初步了解。望皮损主要是观察皮肤损害的不同类型及特点，如红斑、丘疹、风团、水疱、鳞屑等。不同类型的皮损形态反应不同的病邪，为准确辨证提供依据，如红斑一般提示血有热；风团提示有风邪；脓一般提示有热毒。此外还可根据皮损部位、皮损色泽进行辨证，如皮损位于上部，多因风温、风热所致；皮损位于中部，多因气郁、火郁所致；皮损位于下部，多由湿热、寒湿引起。观皮肤损害的色泽、形态亦可辨人体的寒热虚实。如斑疹色鲜红多为阳斑，属血热；色紫暗常为阴斑，属血瘀；鳞屑色黄油腻多有湿热；鳞白如糠则为血虚风燥。翁炳南指出，皮损辨证虽外在直观，但仅依据皮损辨证是不足的，需与整体辨证相结合，当皮损辨证与整体辨证不一致时，应以整体辨证为要，标本兼治。

在望诊中不能忽视舌诊，舌象能够比较客观地反映病情，且能在疾病的发展过程中，随病情的变化而改变。舌体可反应疾病的性质，以色而言，淡白舌主虚证、寒证；红舌主热证；绛舌主营血热证，津液耗损；紫舌多主瘀血。以形态而言，舌体纹理粗糙为"老"，多属实证、热证，纹理细腻为"嫩"，属虚证或寒证；舌胖色淡、边有齿痕者属气虚或脾肾阳虚；舌体瘦薄、淡红而嫩者，多属心脾两虚，气血不足；舌面裂纹或光红无苔，多属热盛阴伤；舌多芒刺，则为热邪亢盛。舌苔反映病邪的深浅和轻重，如白苔一般主表证、寒证；黄苔多主里证、热证；灰黑苔主实热或虚寒证。苔干表示津液耗伤；若腻为痰湿内盛。总之，望舌对辨别疾病的性质、推断病情的深浅轻重，以及判断疾病转归与预后等都有重要的临床意义。

二、辨证论治

《黄帝内经》的理论具有突出的整体性和思辨性。根据脏属于内，形见于外的脏象学说，按照辨证求因、审因论治的思维过程，形成了一套较为系统的病因、病机、诊断、治疗理论，提出了辨证治疗的思想，为皮肤病学的发展确定了方向。《伤寒论》认为"不遣形体有衰，病则无由入其腠理"，指出各种病因作用于机体所引起的一系列病理变化都会通过肌肤体表反映出来。

明清时期是皮肤外科发展的鼎盛时期。陈实功所撰《外科正宗》从整体观出发，倡导内、外治并重。其特点有重视脾胃，补益气血；审证求因，内外合治；内治按八纲，外治遵三法。陈氏运用整体观，使治疗皮外科病达到了新的高度。吴谦所著《医宗金鉴》对皮肤病的发病机制、方药运用规律做了丰富论述，强调局部外治与整体内治相结合，其整体观治疗思路深受后世医家推崇。高锦庭所著《疡科心得集》全书贯穿着整体观思想，并将温病学说吸收进书中，进一步促进了中医皮肤外科学的发展。

中医皮肤科的发展史源远流长。自宋元时期起，在很多著作中就出现了和中医皮肤科有关的内容，如《诸病源候论》《外台秘要》《外科精义》等，都包含中医皮肤科的证治内容。辨证论治是中医学的精髓之一，中医皮肤科的证治也应该遵循中医辨证论治的原则。翁炳南认为，皮肤诸病均是内在脏腑、气血津液等问题的外在表现形式，因此在诊治皮肤病时要从整体出发，进行辨证论治。他强调辨证论治是中医学术体系精华之所在，是中医临床诊治的依据，临证中辨病与辨证应该互相结合，但论治的依据应以辨证的结果为主，只有辨明病机，辨证论治，面对临床复杂多变的病证才能做到迎刃而解。

翁树林从整体观念出发，尤其关注患者的日常作息、职业、生活环境、精神状态等各方面，判断其体质特征、发病诱因，从而为确定治疗方向提供依据。在疾病治疗上，尤其擅长治疗疮疡疾病、乳腺疾病、丹毒等。

翁丽丽在继承翁炳南学术思想的基础上，结合自己丰富的临床经验，对中西医学理论和实践进行有机结合，形成了独特的学术思想，尤其是在损容性皮肤病方面，成果显著。在辨证方面，尤其重视皮肤与脏腑、经络、气血的内在联系，翁丽丽在临床中一直教导弟子要重视辨证，只有辨证准确才能药到病除。如痤疮，早期多以肺热及肝、脾、胃、大肠湿热为主，晚期以痰瘀为主，临床常见证型有肺热血热、湿热内蕴、痰瘀凝结、肝经湿热、肝郁血热等多种情况，应分别给予疏风清肺凉血、清热除湿解毒、化痰活血散结、泻肝火清热除湿、疏肝凉血清热等不同治法，不能单用一种方法治疗；再如黄褐斑，多因肝、脾、肾三脏功能失调而致气血不足或瘀滞，不能上荣头面所致，临床常见证型有肝郁气滞、心脾两虚、肝肾不足等，分别予以疏肝解郁、活血消斑，益气健脾、养血消斑，补益肝肾、调摄冲任等治法。

（一）脏腑辨证

中医学体系以脏腑辨证为核心，脏腑辨证在各种辨证方法中居于核心地位，各种辨证方法所获得的结果，均与脏腑定位密切相关，最终要落实到脏腑辨证上，其治疗用药多是通过调整脏腑功能而显效。翁丽丽在临证中经常强调五脏六腑的病理变化与皮肤病的关系，认为五脏六腑是人体生命活动的中心，脏腑与肢体、五官有着所主与归属、开窍的关系。肌肤依赖脏腑气血的濡养，而经络是连接脏腑与皮肤的网络，手足三阳经交接于面部，手足三阴经通过经别与阳经交会于面部，十二经脉集中会聚于面部，五脏六腑的气血皆上注于面部。五色分属五脏，正常肤色与五脏密切相关。因此，皮肤病与五脏六腑的病理变化有密切的联系。

1. 从心与小肠论治

心主血脉，其华在面；心主神明，开窍于舌。小肠的主要功能是分别清浊，吸收营养，下输水液于膀胱。心主血脉，血液的循行有赖于心气的推动，心气旺盛则面部红润光泽；心气虚则面色㿠白，失去健康的面色，甚至出现青紫的病色。心主神志，若情志抑郁化火，或过食辛、热、炙之物，使心火炽盛，则常导致口舌生疮、糜烂，或皮肤红斑成片，灼热而痒，心烦不宁；若心移热于小肠，熏蒸水液，可导致尿少热赤、皮肤肿胀、水疱等。

《素问》曰："诸痛痒疮，皆属于心。"《医宗金鉴》说："诸痛痒疮疡，皆属心火。"临床上一切化脓性皮肤病都与心经火热有关，如皮肤疖肿、毛囊炎、湿疹、皮炎等急性化脓性、瘙痒性皮肤病。

2. 从肺与大肠论治

肺主气，司呼吸，主宣发肃降，外合皮毛，开窍于鼻。肺的宣发功能使水谷精微输布于皮毛，滋养周身的皮肤、毛发、肌肉；若肺气虚，或外邪入侵，由皮毛而犯肺，宣发不利，使水谷精微不能输布、营养肌肤，则皮毛憔悴、枯槁。肺经起于胸中，上行过胸，开窍于鼻，若肺经热盛，常循经上扰，致胸、面皮肤红斑、脱屑、灼热瘙痒。肺与大肠相表里，肺失宣降，或肺经风热常会影响大肠传导糟粕的功能，出现大便秘结，热毒无以排泄，走窜肌肤。

《素问》曰："诸气，皆属于肺。"肺主皮毛，说明皮肤病与肺脏密切相关。风邪上受，首先犯肺。肺主宣发肃降、通调水道。而皮肤病最常见的外邪为风和湿，均与肺关系密切。在临床上如荨麻疹、血管性水肿及具有结节性损害的皮肤病等，多与肺失宣降、气机不畅、痰湿凝结有关。肺虚卫外之气衰，腠理疏则易受外邪侵入，发生粟疮、隐疹等，肺热外泄则表现为肺风粉刺、酒渣鼻、脂溢性皮炎、脂溢性脱发、皮肤疖肿等。

3. 从脾与胃论治

脾主运化，统血，主肌肉四肢，开窍于口，其华在唇。胃主受纳、腐熟水谷。饮食的正常受纳，水谷精微物质的吸收、输布，水湿的运化、排泄均有赖于脾胃功能的旺健，故有脾为后天之本之说。若脾胃功能失常，则全身肌肤失去水谷精微的滋养，肌肤枯槁无泽、萎黄干燥，爪甲苍黄不荣，毛发枯萎、脱落。若水湿运化不力,停留体内,内困脾脏,外淫肌肤,则皮肤肿满、糜烂渗出;若脾气虚,无力统血,则可见血不循经、游溢脉外的皮下紫癜。

《素问》曰:"诸湿肿满,皆属于脾。"脾主运化水湿,脾不健运引起的流水、渗液、水肿等皮肤见症皆属于脾。如湿疹、天疱疮、带状疱疹等水疱性、糜烂渗出性皮肤病多与脾虚湿盛相关;异位性皮炎、神经性皮炎、瘙痒、色素性皮肤病及鱼鳞病等干燥、瘙痒性皮肤病则多与脾虚运化不力、肌肤失于水谷精微的荣养有关;皮肤紫癜、牙龈出血等血溢脉外之病常是脾不统血之故。

4. 从肝与胆论治

肝主藏血,主疏泄,主筋,其华在爪,开窍于目。胆为中精之府,主决断,参与人的精神活动。肝胆互为表里。对于肌肤毛发来说,肝藏血的功能正常,其调理疏泄气机的功能,对维持气血的顺畅运行,保证肌肤、筋脉得到充足的血液营养,是十分重要的。

若肝藏血不足,则肌肤得不到阴血滋养,常致肌肤甲错、粗糙,毛发枯槁、脱落;若肝的疏泄功能失常,导致气机紊乱,气血悖逆,则皮肤失泽、无华;若肝不藏血,血不荣筋,则使筋失所养,爪为筋之余,故爪甲失荣;若肝气郁滞,郁而化火,致肝经热盛,肝风内动,常引起风盛瘙痒。

《素问》曰:"诸风掉眩,皆属于肝。"在临床上,属风的皮肤病都和肝相关,主要指内风,如老年性瘙痒属血虚生风。凡急性、泛发性的皮炎、湿疹,或疱疹性疾病,常与肝经的风热或湿热有关;而色素性、肥厚性、结节性皮肤病,如黄褐斑、扁平疣、指甲营养不良等,又多与肝旺热毒、肝失疏泄、气滞血瘀,或肝不藏血、阴虚血燥、筋脉肌肤失养有关。又肝主筋,其华在爪,一些关节病及趾甲病也与肝有关。肝血虚可见夜盲、肤燥、甲脆、发枯等皮肤症状。

5. 从肾与膀胱论治

肾主藏精,主骨生髓通于脑,又主纳气、主水,开窍于耳及二阴, 其华在发。肾主藏先天之精，精能化气，精血互生，是人体生长发育的原动力。因此，肾又被称为先天之本。禀赋强弱常常决定人的生长、发育和疾病的发生、转归。肾精充盛，则肾气充实；肾气虚，则常常导致生长发育的迟缓，或膀胱气化不利，开阖失司，在肌肤上，则出现皮肤黯黑不润、毛发细弱稀疏等。许多具有遗传性的皮肤病大多与肾精不足有关。

《素问》云："诸寒收引，皆属于肾"，"诸病水液，澄澈清冷，皆属于寒"。热主开泄，寒主收引，所以虚寒肿肢、收引的皮肤病，如脱疽、肢端发绀均与肾虚有关。肾主骨、生髓、通脑，又司生长发育，一些先天性皮肤病，如鱼鳞癣、先天营养不良性大疱表皮松解症等都与肾有关。肾其华在发，其色黑，脱发、白发与肾虚有关，色素性皮肤病，黑斑、雀斑等都与肾水亏损有关。

（二）阴阳辨证

阴阳是八纲中的总纲，是辨证的基本大法。阴阳辨证在中医皮肤外科对痈肿疮疔的辨治中的作用极其重要。《外科精义》中说："夫疮肿之生，皆由阴阳不和，气血凝滞。"《景岳全书》言："凡疮疡之患，所因虽多，其要唯内外二字；证候虽多，其要唯阴阳二字……所以凡查疮疡者，当识痈疽之辨。痈者热壅于外，阳毒之气也，其肿高，其色赤，其痛甚，其皮薄而泽，其脓易化，其口易敛，其来速者其愈亦速，此与脏腑无涉，故易治而易愈也；疽者结陷于内，阴毒之气也，其肿不高，其痛不甚，其色沉黑，或如牛领之皮，其来不骤，其愈最难，或全不知痛痒，其有疮毒未形而精神先困，七恶叠见者，此其毒将发而内先败，大危之候也。知此阴阳内外，则痈疡之概可类见矣。"

以清代王洪绪《外科证治全生集》为代表的"全生派"，其学术思想即以阴阳为辨证之纲，将众多皮肤外科病，以皮色红白分辨阴阳痈疽，立阳痈阴疽之说，创阴阳辨证法则。王氏在自序中说："凭经治症，天下皆然，分别阴阳，唯余一家。"其阴阳之分，又重在望诊。凡患处红肿疼痛为阳、为痈，其毒浅，多为火毒之滞；凡患处色白（皮色不变）根盘平塌为阴、为疽，其毒深，多为寒痰之凝，阴毒深伏。许克昌、毕法同辑的《外科证治全书》也强调望诊，强调阴阳辨证。张山雷说："疡科辨证，首重阴阳。然阴阳二字，所包者广，不仅以热证为阳、寒证为阴，红肿起为阳、平塌坚硬为阴也。王洪绪《外科证治全生集》俨然以痈疽二字判分阴阳，谓高突红肿者为痈，为阳证；坚块不红者为疽，为阴证。世之治外科者多宗之。"因此，后人评价《外科证治全生集》开创了外科阴阳辨证体系。

在中医皮肤外科，证一般统称为痈疽，痈者壅也，不通之意，属阳证；疽者阻也，阻隔之意，属阴证。但疽之中又有阴有阳，要根据临床见证分辨。如《医宗金鉴》说："痈疽原是火毒生，经络阻隔气血凝。"痈疽病因可以相同，而阴证、阳证只是病变在人体发展中的不同反映。从外证的临床表现来看，红、肿、热、痛、功能旺盛、紧张、亢进者，即阳证；反之，表现为暗、冷、塌陷、功能衰退、弛缓者，即阴证；亦有病变似阳而红、热、肿、痛不甚，似阴而木、硬、平、陷不著者，为半阴半阳之证。同时，阴证与阳证不是一成不变的，而是可以相互转化的，如《外科正宗》说："疮发于阳，为痈为热为痛为实，本属易治，但起初或视为小恙，不早求治，又外受风寒，内伤生冷，或医者失于补托，而又以凉药图其内消已病者之意，多致气血冰结，脾胃伤败，疮毒不得补发，遂成内攻之候，往往不救。"说明外证表现为阴、为阳是可以相互转化的，同时更有阴中之阳、阳中之阴，俱当详辨。阴阳辨证要注意以下几点：局部和全身相结合、辨别真假、消长与转化。在治疗上同样也须随着阴阳变化而灵活权变。

《疡医大全·论阴阳法》曰："凡诊病施治，必须先审阴阳，乃医道之纲领，阴阳无谬，治焉有差。"人体气血、脏腑、经络均寓于阴阳之中，因此阴阳辨证亦是一切外科疾病辨证的总纲。正如张山雷《疡科纲要》言："疡科辨证，首重阴阳。"指出了阴阳在外科疾病诊断中的重要性。翁氏中医皮肤科认为，在阴阳辨证上，以发病的缓急，发病的过程，病部的深浅、颜色、温度、肿势、疮态、疼痛、脓质、脓色、脓味，病程，预后等为辨别要点。

（1）发病缓急。阳证多为急性病，发病迅速；阴证多为慢性病，发病缓慢。

（2）病位深浅。阳证病位多较浅，多发于肌腠皮肉等浅表部位；阴证病位多较深，多发于筋骨等部位。

（3）皮肤颜色。阳证皮损颜色多红活焮赤；阴证皮损颜色多紫暗或皮色不变。

（4）皮肤温度。皮肤灼热、触之灼手的多属于阳证；皮温不变、触之不热或微热的多属于阴证。

（5）肿胀形势。肿胀形势高凸的多属于阳证；平塌下陷的多属于阴证。

（6）肿胀范围。阳证所致肿胀范围多较局限，根脚收束；阴证所致肿胀范围多不局限，根脚散漫。

（7）肿块硬度。阳证所致肿块一般软硬适中，溃后渐消；阴证所致肿块质地可坚硬如石，亦可柔软如棉。

（8）疼痛感觉。阳证多疼痛剧烈；阴证多不痛，或隐痛、酸痛、抽痛。

（9）脓液质地。阳证溃后多脓液稠厚；阴证溃后多脓液稀薄，或纯血水。

（10）溃疡形色。肉芽红活润泽的属阳；肉芽苍白或紫暗的属阴。

（11）全身症状。阳证初起常伴有形体发热、口渴、纳呆、大便秘结、小便短赤，溃后症状逐渐消失；阴证初起一般无明显症状，酿脓期常伴有骨蒸潮热、颧红，或面色㿠白、神疲、自汗、盗汗等症状，溃后虚象更甚。

（12）舌苔脉象。阳证舌红，苔黄，脉有余；阴证舌淡，苔少，脉不足。

（13）病程长短。阳证一般发展迅速，病程较短；阴证一般发展缓慢，病程较长。

（14）预后顺逆。阳证易消、易溃、易敛，预后多顺；阴证难消、难溃、难敛，预后多逆。

以上阴阳辨证法主要是以疮疡为代表，采取类比的方法将一些常见的症状进行归纳分析，将其笼统地分为阴阳两类，这只是一个相对的概念。在临床辨证的具体过程中，皮肤科疾病的临床表现不仅复杂多样，病情也处于不断发展和变化的过程中。疾病不可能从始至终都表现为单纯的阳证或者阴证，有可能初起为阳证，因失治误治转变为阴证；有可能初起为阳证，久病正气虚衰而转为阴证；有可能阴证在治疗后转为阳证；也有介于阳证和阴证之间的半阴半阳证。例如，有头疽初起，本属阳证范畴，但因失治误治，或过度挤压，或过早切开，或过用寒凉之药下之，导致毒邪走散，由表入里，以致疮顶平塌下陷，成痈化肿，根脚散漫，疮面难消、难溃、溃而难敛，阳证转为阴证。因此，阴阳辨证法在皮肤科疾病的诊断与治疗中发挥着重要作用。阴阳辨证法能提示疾病的本质和趋向，通过指导临床施治，最终取得阴阳平衡，达到阴平阳秘的状态，而使疾病得到痊愈。

（三）卫气营血辨证

温病学说形成于清代，以叶天士卫气营血辨证和吴鞠通三焦辨证的创立为显著标志。温病学是关于外感热病辨证论治的学说，广泛应用于临床各科的热证、湿热证。外感热病总体可分为温热、湿热两大类别，温热病热象显著，湿热病缠绵难愈，这些特点在多种皮肤科疾病中常有显现，因此，温病学说也可以指导多种皮肤病的辨证论治，尤其对皮肤病皮损的辨治具有独特意义。温病学的著作《温热论》《湿热病篇》《温病条辨》《温热经纬》等都对中医皮肤病学的理论和治疗产生了深刻影响。一些温病名方，如银翘散、清营汤、犀角地黄汤、三仁汤、紫雪丹、至宝丹等，也常应用于皮肤病的治疗中。

翁炳南将卫气营血辨证理论与皮肤病临床紧密结合，尤其是在治疗丘斑疹类皮肤病及急性感染性皮肤病时，卫气营血学说理论不仅能反映疾病的所属脏腑，而且能判定疾病的病位浅深及病情轻重，卫、气、营、血是反映病邪在表在里的四个浅深不同层次，卫、气分病症较轻浅，营、血分病症较深重。根据不同病变层次进行指导临床用药，疗效显著。

1. 卫分证

卫在生理上具有保卫肌表、抵抗外邪的作用，所以卫分证是外感热病的初始阶段。卫分证全身症状表现为发热、微恶风寒，头痛，无汗或少汗，咳嗽，口微渴，苔薄白，舌边尖红，脉浮数等。在皮肤病中，其皮损表现为鲜红斑压之退色或红色丘疹，自觉灼热瘙痒，或出现红色小水疱，或出现红色风团，时隐时现，游走不定。其中以发热微恶风寒、口微渴、舌尖红、脉浮数、皮肤鲜红、斑压之退色为辨证要点。临床常见的荨麻疹、风疹、过敏性皮炎、湿疹等可从卫分证治之。翁炳南认为，皮肤病中一发病就表现为全身症状的，或有前驱症状的可归于卫分证范围。如恶性大疱性多型红斑，发病开始时，病人常伴皮肤散在红斑、水疱、咽痛、发热、恶寒、关节疼、周身不适等。

2. 气分证

卫分证不解，向里传变，进入气分；或有的卫分证并不明显，热邪很快就传入气分。全身症状表现为壮热，不恶寒反恶热，汗多，渴欲冷饮，小便黄赤，舌质红，舌苔黄燥，脉滑数洪大等。一些皮肤病急性发作期皮肤潮红肿胀，灼热，有时有渗出，或起水疱等，患者常伴有体温升高，周身不适，此种情况是热邪传里所致。亦有因感受湿、寒等其他邪入里化热者，临床上如急性湿疹、过敏性皮炎、药疹、大疱性皮肤病等常见病，可从气分治之。

3. 营分证

由于气分病邪热不解，阴液亏耗、病邪传入营分，也有发病即表现营分证者。临床症状主要表现为身热不退，夜间尤重，心烦不眠，严重者可出现神昏、谵语，舌质红绛，脉象细数。皮损表现为皮肤浸润性红斑或斑块，压之不退色，或皮肤潮红水肿，起大疱或脓疱，或慢性苔藓性丘疹，表皮剥脱等。其中，以身热夜甚、心烦谵语、舌红绛、浸润性红斑、皮肤潮红水肿、起大疱或脓疱为辨证要点。翁炳南指出，临床如药疹、过敏性皮炎、剥脱性皮炎、疱疹样脓疱病、大疱性皮肤病及疮疡走黄等，均为毒热入于营分的常见症状，可从营分治之。

4. 血分证

系邪热不解入于血分，血热扰心，热炽甚极或迫血妄行所表现的证候，是卫气营血病变的最后阶段和病情发展过程中最为深重的阶段，可见于系统性红斑狼疮、皮肌炎、重症药疹、重症多形红斑及紫癜等。此证分为血分实热证和血分虚热证。

（1）血分实热证：多因营分证病邪不解传入血分，亦有由气分邪热直入血分者，其病位偏重于心、肝二经。症见烦热躁扰、昏狂谵妄、皮肤紫斑、吐血、衄血、便血、尿血、舌质深绛或紫、脉细数或弦数。

（2）血分虚热证：由血分实热证演变而来，亦可从营分证候转变或迁延而成。其病位常偏重于肾、肝二经。症见持续低热、暮热朝凉、身热面赤、五心烦热、热退无汗、心烦不寐、肢体干瘦、口干咽燥、舌红少津、脉虚而细。

（四）三焦辨证

三焦辨证是清代医家吴鞠通依据《黄帝内经》三焦所属部位的概念，在卫气营血辨证的基础上所创的温病三焦辨证法则。其以三焦为纲，把卫气营血的分证方法贯穿其中，用三焦的概念阐述温邪在病变过程中由上及下、由浅及深所引起各种病症的发展变化规律，并用以说明病邪所犯脏腑的病理变化及其证候特点，补充了卫气营血辨证的不足。

上焦证候多为疾病的初起阶段，主要包括手太阴肺经和手厥阴心包经的病变。手太阴肺经的病变又有在卫、在气之分。在卫者见发热，微恶风寒，皮疹隐隐，头痛，咳嗽，口微渴，舌边尖红，苔薄白欠润，脉浮数等；在气者见身热汗出，不恶寒，疹出遍身且色红痒，口渴，喘咳气急，或咯吐黄稠黏痰，苔黄，脉滑数等。若肺卫之邪不解，内陷上焦心包络者，即病属营分，证见身热灼手、舌质红、神昏语或昏不语、舌謇肢厥等，病情较为危重。

中焦证候邪入中焦为疾病的中期或极期阶段，为温热之邪伤及足阳明胃经、手阳明大肠经和足太阴脾经的证候。病变在胃、大肠者，表现为阳明无形热盛或有形热结之证，见皮疹鲜红成排或伴水疱，面目俱赤，语声重浊，呼吸俱粗，大便闭，小便涩，舌苔黄老；甚者有芒刺，但恶热不恶寒，日晡益甚。病变在脾者，主要是湿邪或湿热之邪所致，表现为湿困中焦或中焦湿热的证候，见身热不扬，脘痞腹胀，呕恶纳呆，大便不爽或溏泄，尿短黄，苔黄白厚腻，脉缓或数等。随着病程进展，湿郁化热，热象可逐渐明显，甚则化燥化火，此时病势面正气未衰如治之得法，可使疾病不再传变而愈。

下焦证候邪在下焦，为疾病的末期阶段，病位在足厥阴肝经、足少阴肾经、足太阳膀胱经。病在肾者，因邪热久，灼伤真阴出现肾阴亏虚或阴虚火旺等证，临床以低热、手足心热甚于手足背、口干燥、舌绛而干、脉细数等为主，皮疹转淡或渐退。病入肝者，则因肝阴不足，筋脉失养，致使虚风内动，除真阴不足表现外，复见手足蠕动，甚则瘛疭等，皮疹消退，留有色沉或脱屑。病在膀胱者，因湿邪流注下焦，阻滞气机，膀胱气化失常，则小便不通，脘腹痞闷。

三焦证候的传变多是自上而下，由上焦开始，渐入中焦，终达下焦。当然这并不绝对，也有特殊情况，如病初亦可先起于中焦者，亦有上焦和中焦同时发病者，还有中焦证未除而下焦证已见者，临证须知常达变，灵活掌握。皮肤性病领域中，三焦辨证多应用于一些急性发热性出疹性疾病，如麻疹、风疹、水痘、猩红热，以及一些有系统累及的重症疾病，如系统性红斑狼疮、皮肌炎等。

（五）部位辨证

中医外科将体表分为上、中、下三部进行辨证。同一种疾病，发生在不同的部位，可由不同的病因所引起。因此，了解外科病的体表分布方法，在辨证求因中有着重要的意义。部位辨证的思想源于《素问》，曰："伤于风者，上先受之。伤于湿者，下先受之。"至清代，高锦庭在《疡科心得集》中详细提出了外科病位辨证的学术观点。原文中提到："盖疡科之证，在上部者，俱属风温风热，风性上行故也；在下部者，俱属湿火湿热，水性下趋故也；在中部者，多属气郁火郁，以气火之俱发于中也。其中间有互变，十证中不过一二。"翁氏中医皮肤科遵循此部位规律，再次归纳总结提出部位辨证法。在原先三部辨证的基础上，增加了病位深浅辨证及患部与经络关系的辨证，使其互相补充，相互联系，为皮肤科疾病的临床诊断提供了一种更为简便且有效的诊断方法。

1. 上、中、下三部辨证

（1）上部辨证：《素问》曰，"伤于风者，上先受之。"风为阳邪，性轻扬，易袭阳位，上部为阳位，且火性炎上，故头面部多为风温风热侵袭致病，如痤疮、面部皮炎、头面部湿疹等疾病，症见发热重恶寒轻，面红目赤，口干思冷饮，皮疹红艳，舌红，苔薄黄，脉浮数等，病势较迅猛。

（2）中部辨证：中部者，内含五脏六腑，为人体气化之所，气机升降出入枢纽所在。"喜怒不节则伤脏"，七情五志亢极皆可导致脏腑功能失调，气机失畅，如《素问》言："余知百病皆生于气也。怒则气上，喜则气缓……惊则气乱，劳则气耗，思则气结。"气机失畅与皮肤疾患的发生有直接联系，如《素问》言："营气不从，逆于肉理，乃生痈肿。"朱丹溪言："气有余便是火。"气机失畅久可化火，故气郁、火郁是中部疮疡病的常见病因，如发于胸胁部的带状疱疹、银屑病、湿疹等疾病，症见胸闷，胸胁不适，呕逆，腹满，皮损红艳，大便干结，小便黄赤，舌红或红绛，苔黄，脉弦数等，病势较迅猛。

（3）下部辨证：《素问》曰，"伤于湿者，下先受之"，"清湿则伤下"。湿为阴邪，易袭阴位。下为阴位，湿性趋下、黏滞，易与热邪相合，故下部多湿火、湿热致患，如下肢丹毒、慢性溃疡、下肢静脉曲张、湿疹等疾病，症见身热不扬，脘腹痞闷，纳呆，肢体困重，患处肿胀流滋、或漫肿如绵、或腐烂破溃，大便黏腻，小便黄或不利，口干不思饮，舌红，苔黄腻，脉弦滑或滑数等，病势缠绵。

2. 深浅辨证

深浅主要针对发病部位而言。一般发病在浅表部位，如皮肤、肌肉、血脉等一般以风、寒、湿、火等"邪实"多见；发病在筋骨深里部位一般以寒、湿、痰等"邪实"及阴虚、阳虚等"正虚"多见。

（六）经络辨证

《灵枢》曰："能别阴阳十二经者，知病之所生。"皮肤病的经络辨证主要依据疾病所患部位和经络在人体的循行分布，以推求疾病属何经络而进行辨证。

体表病变在多数情况下是脏腑病变的反映，而经络作为体表组织与脏腑器官之间的重要联络渠道，其不仅能通行气血、联络机体上下表里内外，还能传导邪毒。病变发生于人体上部者多为三阳经受病，多因风热、风温引起。如发生于面部者属足阳明胃经，耳旁患病属足少阳胆经，头顶者属足太阳膀胱经，鼻部患病与手太阴肺经有关，眼部属足厥阴肝经，口唇部属足太阴脾经，舌部属手少阴心经。因此，皮肤病可以根据疾病所患部位属于何经络而辅助辨证。

病变发生于人体中部，即腰背、胁肋部，多属肝经和胆经受病，多为气郁、火郁或肝湿热所致。女子乳房属胃经，乳头为肝经所主，腹部正中属任脉，背部正中属督脉。

病变发生于人体下部，多由湿热或寒湿所致，因湿性趋下之故。臀部内侧属足三阴经，外侧属足三阳经；腿部内侧属足三阴经，外侧属足三阳经；皮损发生于阴部者与肝、肾二经有关。

此外，经络气血的多少与疾病的性质密切相关。如足厥阴肝经为少气多血之经，其循行所过之处的疾病如瘿瘤、瘰疬等多属气滞；足阳明胃经为多气多血之经，易化火成脓，多属实证、阳证，如面部丹毒、乳痈等。同一疾病所属经络不同，辨证有所不同，用药亦有所区别。如脑疽发于项后正中为正脑疽，又称"对口疽"，属督脉，督脉为一身阳气所汇，属火，应清热解毒；脑疽发于项后两侧为"偏对口疽"，属足太阳膀胱经所过，足太阳为寒水之经，属火邪夹湿，应清热解毒，佐以理湿。

（七）辨脓分期

脓是化脓性皮肤病常见的病理产物，也是中医皮肤科最常见的症状之一。

疮疡早期不能消散，中期必化腐成脓，是疮疡中期的主要症状及标志。外科疾病的出脓是正气载毒外出的现象。外科疾病毒邪随脓液排出体外，与伤寒表证邪随汗解、腑实内结邪自下出、邪壅上焦涌吐而出一样，是使"邪有出路"，虽伤正气，但邪出正气才能恢复，疾病才能痊愈，是一种顺证。对脓进行准确的辨别，能帮助了解疾病的发展过程，有助于正确预测疾病的预后顺逆。因此，在疮疡的局部诊断时，辨脓的有无是关键所在。

1. 辨脓的方法

辨脓的方法主要有手法辨脓、透光辨脓及穿刺辨脓三种。手法辨脓是皮肤科临床最常用的辨脓方法，适用于辨认大部分浅表皮肤脓肿，操作时两手示指指端轻放于脓肿患部，然后以一手指端稍用力按一下，若另一只手指端有波动感，即应指，反复操作，应指明显者则说明脓已成。透光辨脓适用于辨认指（趾）甲下脓肿，操作时，医师以左手遮住患指（趾），同时右手把手电筒放在指（趾）下照射，然后观察指（趾）上部情况，如未化脓，则见清晰潮红，如见深黑色阴影则为有脓。穿刺法是采用注射器穿刺抽脓的方法，适用于深部脓肿。

2. 辨脓分期法

皮肤病疮疡根据脓的有无大致可分为两大类，即肿疡和脓疡。肿疡一般发展中都无脓形成，故辨脓分期法主要适用于脓疡。通过辨别脓的有无，脓肿部位的深浅，脓液的性质、色泽、气味等，可将脓疡分为三个时期。初期一般脓还未成，肿势不突或高突，根脚收束，局部灼热疼痛，触之质地坚硬，可无全身症状，或伴恶寒发热、头痛、口渴等证。中期（成脓期）上述症状会进一步加剧，此时肿势高突，疼痛加剧，痛如鸡啄，按之应指有波动感，质地变软，说明内脓已成，应及时切开排脓，（肿疡早期及脓尚未成熟时皆不宜切开）。该期可伴有壮热烦躁、口渴、便秘溲赤等证。后期（溃后期）溃破后出脓，若脓液质地稠厚，呈黄白色，排出通畅，肿消痛减，全身症状也随之消失，提示阳证，预后良好；若溃后脓出而疮周仍坚硬，脓流不畅，或脓水稀薄，或夹血水，疮面腐肉不脱，新肉不生，则提示阴证，预后不良。

（八）预后判断

皮肤病的预后一直是皮肤医师关注的一个重点问题。《外科精义》也言："疮疽证候，善恶逆从，不可不辨。"预后的判断主要分为善恶辨证及顺逆辨证两部分。善恶辨证、顺逆辨证，就是判断疾病转归预后好坏的一种方法，即"五善七恶""顺逆吉凶"。善证和顺证，是人体在感受病邪后发生的一系列全身和局部症状，但由于正气未衰，气血充足，能与病邪相争，且正气占优势地位，正能胜邪，毒邪不易扩散，不易侵犯内脏，也无明显全身症状，预后良好。恶证和逆证，是因人体感受病邪后，由于正气虚衰，气血不充，在邪正相争过程中，正不胜邪，病邪占优势地位，致使毒邪扩散，内侵脏腑，预后不良。

1. 善恶辨证

善证，即字面上所言的好的现象。反之，恶证，则对应着坏的现象。善证，提示疾病转归良好。恶证，说明疾病转归凶险。善证主要指五善，包括心善（精神爽快、言语清亮、舌润不渴、寝寐安定）、肝善（身体轻便、不怒不惊、指甲红润、二便通利）、脾善（唇色滋润、饮食知味、脓黄而稠、大便和调）、肺善（声音洪亮、不喘不渴、呼吸均匀、皮肤润泽）及肾善（并无潮热、口和齿润、小便清长、夜卧安静）。恶证主要指七恶，包括心恶（神智昏糊、心烦舌燥、疮色紫黑、言语呢喃）、肝恶（身体强制、目难正视、疮流血水、惊悸时作）、脾恶（形容消瘦、疮陷脓臭、不思饮食、纳药呕吐）、肺恶（皮肤枯槁、痰多暗哑、呼吸喘急、鼻翼煽动）、肾恶（时渴引饮、面容惨黑、咽喉干燥、阴囊内缩）、脏腑败坏（身体水肿、呕吐呃逆、肠鸣泄泻、口糜满布）及气血衰竭（疮陷色暗、时流污水、汗出肢冷、嗜卧语低）。

2. 顺逆辨证

顺证，即正常现象，指的是疾病在发展过程中按顺序出现应有的症状，表示疾病发展过程顺利，能取得好的结局；逆证，即反常现象，指的是不以顺序而出现的不良症状者，表示疾病发展经过不顺利，转归凶险。顺逆主要是通过局部症状表现进行辨证的。顺证一般初起疮疡有小渐大，疮顶高突，焮红疼痛，根脚不散；脓成时顶高根软，皮薄光亮，易脓易腐；溃破后脓液稠厚黄白，色鲜不臭，腐肉易脱，肿消痛减；收口后疮面红活鲜润，新肉易生，疮口易敛，感觉正常。逆证一般疮疡初起形如黍米，疮顶平塌，根脚散漫，不痛不热；脓成时疮顶软陷，肿硬紫暗，不脓不腐；溃后皮烂肉坚无脓，时流血水，肿痛不减；收口后脓水清稀，腐肉虽脱，新肉不生，色败臭秽，疮口经久难敛，疮面不知痛痒。

善证与恶证、顺证与逆证都是相对的一个概念。在临床辨证的具体过程中，皮肤科疾病不仅临床表现复杂多样，病情也是处于不断发展和变化的过程中。因此，就算患者初起表现为善证和顺证也不能忽视，善证和顺证在诊疗不当或者患者体虚等因素影响下也有可能转为恶证和逆证；当然，临床上如果见到恶证和逆证，亦不要轻易放弃，应积极救治，如若辨证准确，治疗恰当，也能转为善证和顺证，转危为安。

综上所述，翁氏中医皮肤科根据多年临床诊疗经验提出，对于皮肤病的诊断，应当根据具体情况的不同，而灵活运用以上所述的诊断技法，不能拘泥于一法，而且还应辨证与辨病相结合，整体与局部相结合，才能正确而全面地诊断和治疗皮肤病。

第四节 中西合璧，内外并重

一、中西结合

中医皮肤科发展至今，随着人民生活水平的提高、外在环境及饮食习惯的改变，皮肤病的疾病谱已发生明显变化，当前常见的疑难皮肤病主要包括自身免疫疾病、变态反应疾病和有遗传倾向的皮肤病，如系统性红斑狼疮、皮肌炎、硬皮病、天疱疮、银屑病、特应性皮炎、湿疹、荨麻疹等；与美容相关的皮肤病主要有痤疮、脱发、白癜风及其他损美性皮肤病，如黄褐斑；与感染有关的皮肤病主要有病毒感染性皮肤病，如疣、带状疱疹，以及真菌感染性皮肤病，如足癣、灰指甲等。

翁丽丽精通中西医知识，倡导中西医结合，善于运用中西医结合的方法治疗当下好发的皮肤病。以系统性红斑狼疮病人的治疗为例，该病病人都需要长期服用皮质类固醇激素，而长期使用激素可能引起"满月脸"、痤疮、多毛和肥胖，还可能导致继发感染、骨质疏松、消化性溃疡、血压升高，以及诱发糖尿病等。中医认为本病属中医虚证，治疗多采用扶正固本、活血解毒的法则。实践证明，急性发作期，采用糖皮质激素可快速控制病情，为防止糖皮质激素减量的"反跳"等不良反应，而辅以中药清热养阴、凉血解毒，然后逐渐或停用激素，以健脾益肾、养阴益气、活血通络等中药长期调理，可以明显降低死亡率，延长存活时间，使病情稳定。联合使用中药不仅可以减少西药用量，减轻或避免化学合成药物的不良反应，还能有效提高患者的生存质量。中西互补，降低了药物的不良反应、提高了疗效。虽然"百药皆有毒"，但只要依法炮制，适当配伍，掌握剂量，煎煮得法，正确使用，其有效性和安全性均能获得一定的保障。

同时，善用外治法，翁丽丽认为外治法简单、方便、实用，结合内治法，可有效控制病情，缩短治疗时间。她还自创了众多外用制剂，如消痤膏、复方冰黄膏、肤炎宁搽剂、保湿水、美白祛斑面膜等。

二、辨证与辨病相结合

辨证是对疾病发展过程中某一个阶段的原因、位置、性质等本质的概括。它有一套理论体系，是学习中医的理论指导，通过四诊、八纲来制定全面的治疗方案。辨证不仅反映了病人某个阶段的病理状态，还代表了疾病发展的动态表现，这是中医特有的概念，是对疾病阶段的反映，为治疗提供了依据，也是中医最具特色的重要环节。辨证既是中医治疗的核心理论，又是中医治疗的关键。

众所周知，中医以辨证为最基本的诊断方法，但是在中医的发展过程中，离不开辨病的指导。在构建中医理论体系的最初阶段，证的概念还没有从疾病中分离开来，在临床疾病的治疗过程中，首先需要医者根据临床的表现辨别出病的名字，然后以病作为辨析的目标，实施对应的治疗方案。从中医的发展历史上看，中医学对疾病最早的认识，就是从病名的确立开始的，先知道病名，才能开出治疗的方案。

辨病与辨证在中国有着悠久的历史，辨病早于辨证。先秦时期，病证结合已初具雏形，辨病论治贯穿于《五十二病方》《黄帝内经》；汉晋时期，张仲景奠定了病证结合的基础，首倡"辨病脉证并治"；隋唐时期，出现专病专方专药，病证结合得以进一步发展；宋元时期，初步形成传统病证结合模式，其以辨证论治为主。明清时期，以辨证论治为核心，辨病论治在某些方面得到进一步发展。

辨病与辨证都是认识疾病的思维过程，我们可以看出中医治疗疾病开始于辨病。临床的时候，辨病与辨证不能分开，想要辨证，就必须先辨病，辨病是辨证的基础。先有了疾病才出现症状，病者作为本，为体；证者作为标，为象。病不会改变而证经常会变化，病有一定的状况而证没有，所以辨证不能离开辨病的本质。我们可以看出，辨病和辨证之间有着相互联系、密不可分的关系。辨病与辨证是整体和局部、共同特性和个别特性、一般情况和特殊情况的关系。在病的发展过程中，可以出现不同的证，这些证之间不是独立的、静止不动的，而是交叉相错、互相改变的，在某些条件下它们还会互相转化。病是全程，是整体；证是从属于病，属于局部，是阶段性的。所以，辨病是辨证的前提。

各种疾病发展过程的不同阶段可以形成不同的证，或由于患者的年龄、体质、饮食习惯等个体差异，以及地理、气候、环境等因素的影响，使同一种疾病即便在同一阶段，也可表现为不同类型，形成不同的证；更别说在不同的时期、不同的阶段，更有不一样的表现，从而应用不同的治法，即同病异治法。如湿疹在急性进行期属于湿热证时，表现为皮肤瘙痒、渗出、糜烂、红斑、水疱等，在治疗时就应该以清热、除湿为主；在亚急性期皮损比较肥厚，瘙痒轻、渗出不是很多，这时候就应该加上健脾除湿的药物；到慢性期，瘙痒明显，皮损肥厚，皮肤干燥，甚至有皲裂，表明脾湿减弱，内伤阴液，治疗时应该用滋阴除湿法。而异病同治是指不同的病，有共同的证候，可以同用一个方子。如带状疱疹是病毒感染引起的，而湿疹是一种变态反应性的疾病。但这两个病在某个时期可有相同的证候，所以都可以用龙胆泻肝汤治疗。

因此，病和证既有区别，又密切相关，辨病与辨证结合运用，既识病又辨证，则既可把握疾病的发展规律，注意不同疾病的不同特点，又能考虑到患者的个体差异，并注意到不同疾病在某些阶段所表现的共同证候。将辨病论治与辨证论治相结合，对临床实践有着重要的和规范性的指导作用。

皮肤病多数属于易诊难治，直观的皮损表现，使得诊断相对容易，但是病因复杂，很多疾病目前还不明了其病因病机，中医特色的辨证思维如审证求因，能够逻辑性推断其病因、病机，从而求其本。随着现代工业、科技的飞速发展及环境、资源等问题的日益突出，皮肤病逐渐增多，也出现了一些前人没有遇到过的新问题、新病种，中医在辨证的基础上结合现代病的特点，对疾病做出明确的诊断，目的在于掌握疾病发生发展的规律与鉴别诊断相关疾病，并在诊断明确后辨证论治。翁丽丽在辨证用药的同时，还注意与中药的现代药理研究相结合，如带状疱疹，现代医学认为是由水痘—带状疱疹病毒引起，传统医学认为是由于湿热感毒、脾虚湿盛或气血瘀滞等因素所致。所以在治疗时，既重视传统医学辨证论治，又结合现代医学，选用有抗病毒作用的中药，如紫草、板蓝根等。又如治疗寻常性痤疮时，在辨证用药的基础上加用有抗菌作用的清热解毒类中药，如黄芩、蒲公英、金银花和连翘等。

翁氏中医皮肤科认为，在皮肤病的临床诊断中，应遵循辨病与辨证相结合的方法。通过辨病，揭示疾病的本质发生发展规律；通过辨证，把握疾病目前的主要矛盾点，使诊断更加深入细致。临床上，将辨病与辨证相结合，使两者相互联系、互相补充，这样既能抓住疾病一般的病理变化和演变规律，又能照顾到具体情况下疾病特殊的病理变化。例如，丹毒均以血热火毒为患，临床表现为皮肤突然出现的红斑，色如涂丹，焮热肿痛。但是根据不同特点，又有不同辨证。一般发于头面部者，多挟有风热，表现为皮肤焮红灼热、肿胀疼痛，眼胞肿胀难睁；伴恶寒，发热，头痛；舌质红，苔薄黄，脉浮数等。发于胸、腹、腰、胯部者，多挟有肝脾湿火，表现为皮肤红肿蔓延，摸之灼手，肿胀疼痛；伴口干口苦，胸胁胀痛，急躁易怒；舌红，苔黄，脉弦滑数等。发于下肢者，多挟湿热，表现为局部红赤肿胀，灼热疼痛，或见水疱、紫斑，甚至结毒化脓，或皮肤坏死，或反复发作，可形成大脚风；伴脘腹胀满，胃纳不香；舌红，苔黄腻，脉滑数等。因此，在治疗上，不仅要清热解毒、活血化瘀，还应根据不同辨证，灵活采取散风清火、清肝泻脾、清热利湿等法。在治疗中医外科病中，倡导辨病与辨证相结合，以辨病为核心，针对各个病的不同阶段进行施治，以取得事半功倍的效果。

三、治法

（一）内治法

中医皮肤外科的疾病种类繁多，治疗方法无外乎内治和外治。内治法除了要从整体观念进行辨证施治外，还要依据皮肤外科疾病的发生发展过程，如疮疡初起为邪毒蕴结、经络阻塞、气血凝滞，成脓期为瘀久化热、腐肉成脓，溃后则为脓毒外泄、正气耗损，从而确立消、托、补3个总的治疗原则。

消法是运用不同的治疗方法和方药，使初起的外科疾病得到消散，不使邪毒结聚、走窜、发展，是一切外科疾病初起的治疗法则。此法适用于尚未成形的初期肿疡、非化脓性肿性疾病及各种皮肤病等。该法既可使病人免受溃脓、手术之苦，又能缩短病程，故古人有"以消为贵"的说法。但由于外科疾病的致病原因不同，病机转化有别，症状表现各异，因而在具体应用消法时，必须针对病种、病位、病因、病机、病情，分别运用不同的方法，如有表者解表、里实者通里、热毒蕴结者清热、寒邪凝结者温通、痰凝者祛痰、湿阻者理湿、气滞者行气、血瘀者化瘀和营等。此外，还应结合患者的体质强弱、肿疡所属的经络部位等，选择用药。治疗期间，未成脓者可以内消，即使不能消散，也可移深居浅、转重为轻。若疮形已成，则不可概用内消之法，以免毒散不收，气血受损；或脓毒内蓄，侵蚀好肉，甚至腐烂筋骨，反而溃后难敛，不易愈合。

托法是用补益气血和透脓托毒的药物，扶助正气，托毒外出，以免毒邪扩散和内陷的治疗法则。托法适用于外疡中期，即成脓期，此时热毒已腐肉成脓，由于一时疮口不能溃破，或机体正气虚弱无力托毒外出，均会导致脓毒滞留。治疗上应根据病人体质强弱和邪毒盛衰状况，分为补托和透托两种方法。补托法用于正虚毒盛不能托毒外达，疮形平塌，根脚散漫不收，难溃难腐的虚证；透托法用于虽正气未衰而毒邪炽盛者，可用透脓的药物，促其早日脓出毒泄、肿消痛减，以免脓毒旁窜深溃。

补法是用补养的药物，恢复其正气，助养其新生，使疮口早日愈合的治疗法则。此法则适用于疮疡破溃后期，此时毒势已去，精神衰疲，血气虚弱，脓水清稀，肉芽灰白不实，疮口难敛。补法是治疗虚证的法则，所以外科疾病只要有虚的证候存在，特别是疮疡处于生肌收口期，均可应用。凡气血虚弱者，宜补养气血；脾胃虚弱者，宜理脾和胃；肝肾不足者，宜补益肝肾等。但毒邪未尽之时，切勿速用补法，以免闭门留寇，助邪滋张，犯"实实之戒"。

由于疾病的病种、病因、病机、病位、病性和病程不同，在临床应用时需有侧重，常用的治疗方法有止痒法、清热解毒法、祛湿法、活血化瘀法、补益肝肾法及辨证施膳等。

1. 止痒法

瘙痒是皮肤病最常见的伴随症状，且多伴有不同程度的局部表现，如皮肤脱屑、潮红、丘疹、水疱、风团块等；在疮疡的肿疡、溃疡阶段也时有发生。中医认为"热微则痒"，即痒是因为风、湿、热、虫之邪客于皮肤肌表，引起皮肉间气血不和，郁而生微热所致；或由于血虚风燥阻于皮肤，肤失濡养，内生虚热而发。瘙痒程度剧烈时可严重影响生活。因此，止痒治疗是皮肤科最常见也是最重要的方法之一。翁氏中医皮肤科在治疗时主要是分型论治，从病因着手，临床根据不同情况采取不同的止痒方法。

风胜者，表现为瘙痒走窜，发无定处，遍体作痒。急性起病时多为外风侵袭，如隐疹、白庀，治宜疏风止痒，常用药物有防风、荆芥、薄荷等；若病程日久，风邪入络，如牛皮癣，需搜风止痒，常用虫类药物有僵蚕、全蝎、蜈蚣等。

湿热胜者，表现为持续瘙痒，缠绵难愈，伴有渗出或皮肤隐疹，焮红灼热作痒。急性起病多为湿热浸淫，如脓疱疮，治宜清热除湿，常用药物有龙胆草、黄芩、黄柏、苦参、白鲜皮、地肤子等；病程较长、反复不愈者，多为脾虚湿蕴，应以健脾燥湿为主，常用药物有苍术、白术、茯苓、薏苡仁等。

虫淫表现为如虫行皮中，其痒尤甚，如手足癣、疥疮等，治宜杀虫止痒，常用药物有百部、蛇床子、黄柏、苦参、硫黄等。

血虚者表现为皮肤干燥、肥厚、脱屑，多发生在疾病后期，如牛皮癣、慢性湿疮等，治宜养血、润肤、止痒，常用药物有当归、生地黄、白芍、白蒺藜、鸡血藤等。

2. 清热法

清热法是外科的主要治疗法则，在具体运用时必须分辨热之盛衰、火之虚实。根据不同临床症状采用不同的治疗方法。

清热解毒法用于实热火毒之证。症见局部红、肿、热、痛，伴发热烦躁、口燥咽干、舌红苔黄、脉数等，如疮、疖、痈、丹毒、接触性皮炎等，方用五味消毒饮、黄连解毒汤、清瘟败毒饮加减。常用药物有金银花、野菊花、蒲公英、黄连、黄芩、黄柏、栀子等。

清热凉血法用于血热证或邪毒侵入营血者。症见局部焮红灼热，皮疹色红或紫红，甚则紫斑、水疱、血疱，口渴饮冷、高热烦躁、便干尿黄、舌质红绛、苔黄、脉数，如丹毒、白疕（血热型）、红蝴蝶疮等，方用清营汤、犀角地黄汤加减。常用药物有水牛角、生地黄、牡丹皮、赤芍、紫草、槐花等。

若热毒内传、邪陷心包而见烦躁不安、神昏谵语、身热、舌质红绛、苔黑褐而干、脉洪数或细数，是为疮走黄、疽毒内陷，又当用清心开窍法，可应用安宫牛黄丸、紫雪丹、至宝丹等。

养阴清热法用于阴虚火旺的慢性病证，如红蝴蝶疮、有头疽溃后、蛇串疮恢复期，或疔疮恢复期走黄、阴液耗伤有热者，方用知柏地黄汤。清骨蒸潮热一般用于瘰疬、流痰后期虚热不退者，方用清骨散。

3. 祛湿法

湿邪停滞可阻塞气机，使病难速愈。治湿之法，在上焦宜化，在中焦宜燥，在下焦宜利。且湿邪致病常与其他邪气结合为患，最多为夹热，其次为夹风，因此理湿之法不单独使用，必须结合清热、祛风、健脾、滋阴等法，才能达到治疗目的。

清热利湿用于湿热互结证。症见红斑，丘疹，水疱，糜烂，渗液，瘙痒剧烈或灼痛，口渴不欲饮，小便短赤，大便秘结或黏滞，舌质红，苔黄腻，脉滑数，如带状疱疹、急性湿疹、接触性皮炎、生殖器疱疹、淋病等。方用龙胆泻肝汤、二妙散、草渗湿汤加减。常用药物有龙胆草、栀子、黄芩、竹叶、滑石、萆薢、薏苡仁、黄柏、苍术、泽泻、车前子等。

祛风胜湿用于风湿浸淫证。症见皮肤发红，丘疹，水疱，糜烂渗液或轻度浸润肥厚，鳞屑，口干，咽痛，自觉瘙痒，舌质淡红，苔薄黄，脉濡或数，如湿疹、丘疹性荨麻疹及扁平苔藓等。方用消风散加减。常用药物有防风、荆芥、蝉蜕、苦参、茯苓、泽泻、牛蒡子、石膏、苍术、知母、木通等。

健脾利湿用于脾虚湿阻证。症见皮疹色淡不鲜，丘疹，水疱，糜烂，渗液，结鳞屑，纳差，便溏，舌淡，苔白腻，脉细等，如亚急性湿疹、特异性皮炎、脂溢性皮炎等。方用除湿胃苓汤、参苓白术散加减。常用药物有党参、白术、苍术、山药、茯苓、猪苓、厚朴、生薏苡仁等。

滋阴除湿用于肝肾阴亏、湿热未解之证。症见皮肤干燥，脱屑，瘙痒，口干不欲饮，便结或黏滞，舌质红，苔少，脉细，如银屑病、慢性湿疹、天疱疮等。方用滋阴除湿汤。常用中药有生地黄、当归、玄参、茯苓、泽泻、黄柏等。

4. 活血化瘀法

活血化瘀法是中医的重要治则之一。《黄帝内经》中最早提出血瘀的说法，《灵枢》中所云"有所堕坠，恶血留内"，是关于瘀血最早的记载；《素问》最早提出了活血化瘀的思想，指出"血实者宜决之"。历代医家经过长期的临床实践，对活血化瘀的理论不断进行发展与创新。如隋唐时期巢元方等编写的《诸病源候论》指出，因寒致瘀可导致妇人月经不调，孙思邈所著的《千金方》记载了蒲黄汤、大黄汤等活血化瘀的汤剂，均强调活血化瘀的重要性，活血化瘀法在理论与方药方面均得到较大的发展。至清代，血瘀学发展较大，其中王清任的《医林改错》对活血化瘀法的发展做出了重大的贡献。他以血脉滞论诸病，指出瘀血是多种疾病的重要致病因素，临证治疗强调活血化瘀和补气化瘀。并根据瘀血停留的不同部位及不同成因，研发了血府逐瘀汤、通窍活血汤、膈下逐瘀汤等著名方剂，至今在临床仍常用。

而中医自古就有"久病多瘀"之说，血瘀证候多见于病程较久的慢性皮肤病，是顽固性皮肤病常见的重要病因、病机，其临床特点为皮损色暗、紫红、青紫、瘀斑，或出现肌肤甲错、色素沉着、肥厚、结节、肿块、瘢痕，舌紫或有瘀点等。临床上，血瘀证单独发生者较少，往往与其发生瘀血的原因及后果并存，所以治疗皮肤病的瘀血证要进行整体的辨证论治，同时结合患者的体质状况，与其他治法联合应用。

活血化瘀用于经络阻遏、气滞血瘀证。症见皮疹紫红，瘀斑，局部肿胀，结节，肥厚质硬，色素沉着，苔藓样变，或疼痛如针刺有定处，拒按，口唇爪甲紫；舌质红或紫、苔白，脉涩。如结节性红斑、皮肤变应性血管炎、带状疱疹后遗神经痛、银屑病静止期、硬皮病等。方用血府逐瘀汤、桃红四物汤加减。常用药物有桃仁、红花、枳壳、当归、川芎、赤芍、牡丹皮、三棱、莪术等。

理气活血用于气滞血瘀证。症见皮疹结块肿痛，不红不热，寒热已除、毒热已退而肿硬不散，胸闷不舒，口苦，舌质暗，苔薄，脉弦细。如带状疱疹后遗神经痛、结节性痒疹等。方用桃红四物汤。常用药物有桃仁、红花、当归、青皮、川芎、枳壳、赤芍、熟地黄等。

健脾化痰化瘀用于痰浊瘀阻证。症见皮损，常为有形肿物，质软如棉或质硬，疼痛，久难消散，舌淡或暗红，苔白腻，脉弦滑，如聚合性痤疮、结节性红斑、脂肪瘤、蟹足肿等。方用海藻汤、桃红四物汤合二陈汤加减。常用药物有海藻、昆布、浙贝母、桃仁、大黄、川芎、当归、赤芍、牡丹皮、瓜蒌仁等。

翁丽丽临证时非常重视活血化瘀法的应用，但瘀血致病，有气虚血瘀、气滞血瘀及挟痰挟热等多种表现，临证时需注意明辨病因、病机、病位，合理处方用药。在治疗过程中还要注意活血与清热、补虚、理气等之间的关系，灵活甄选具体方案。对于一些久治不愈的患者，即使没有明显的血瘀证候，仍然可以根据"久病入络"的理论，加用活血化瘀的药物来治疗。如皮肤美容科常见病痤疮的主要病机即为热、毒、痰、瘀，瘀是痤疮久治不愈的病因之一，故而在治疗痤疮时喜用丹参一药，功能祛瘀止痛、活血通经，往往能收到较好的疗效。在黄褐斑的证治中，气血瘀滞，不能上荣于面是其关键病机。其血的形成可以有多种原因，如肝气郁结日久，气滞而致血瘀；或虚气弱，血液失于推动而致瘀；或肝肾阴虚，血热熏蒸脉络，脉络不畅，滞而成瘀；或肾阳虚衰，寒凝血滞而成，无论是何种原因，最终都表现为气滞血瘀这一基本特点。所谓"有斑必有瘀，无瘀不成斑"，可见血是黄褐斑的重要病理因素，正如《难经》所云："脉不通则血不流，血不流则色泽去，故面黑，此血先死。"对于气滞血瘀型黄褐斑，治宜活血祛瘀为法，翁丽丽常用自拟方活血化斑汤加减（桃仁、红花、熟地黄、白芍、当归、川芎、赤芍、丹参、柴胡、枳壳、白蒺藜、白鲜皮等）治疗此型患者，收效甚佳。而对于肝气郁结、脾虚湿阻、肾阴不足等其他原因所致的黄褐斑，在针对病机治疗的同时，往往也需加用活血化瘀的药物，使气血通畅，易于上达面部，润泽皮肤，使斑得消。因此，翁丽丽自创了疏肝祛斑汤、补肾祛斑汤、活血祛斑汤等一系列方剂，用于治疗不同证型的黄褐斑，均取得较好的疗效。

在运用活血化瘀药物时，翁教授特别提出应分清层次，把握其用量，根据病情的轻重深浅分别选用和血、活血、破血等药物。如对于气虚血瘀者，常选用丹参、益母草、泽兰等药物，使活血而不伤正；而对于瘀血重证且未见虚像者，则可酌情选用三棱、莪术、桃仁、红花等破血药物；对于有出血倾向的患者，则应慎用活血化瘀药，女性患者月经期间也应禁用活血化瘀药。

5. 行气法

行气法是利用行气药物调畅气机、流通气血的功效，以达到解郁散结、消肿止痛作用的一种方法。气血凝滞是外科病理变化中的一个重要环节，局部肿胀、结块、疼痛都与气机不畅、血脉瘀阻有关。因气为血帅，气行则血行，气滞则血凝，故行气之时多与活血药配合使用；又气郁则水湿不行、聚而成痰，故行气药又多与化痰药合用。

疏肝解郁用于肝郁气滞或肝郁化火证。症见皮疹色淡，多呈深褐色或白色，病程迁延，多随情绪波动而加重，烦躁易怒，胸胁胀满，口苦咽干，月经不调，舌边尖红或有瘀点，苔薄黄，脉弦或弦数。如白癜风、黄褐斑等。方用柴胡疏肝散、逍遥散、加味逍遥散等。常用药物有柴胡、枳壳、香附、当归、白芍、丹参、延胡索等。

解郁祛痰用于气郁夹痰证或气滞痰凝证。症见结块硬实，皮色正常，不痛或微痛，伴有胸闷憋气，两胁作痛或乳房胀痛，性情急躁，舌苔白或腻脉滑或弦而虚，如瘰疬、瘿病。宜解郁化痰，方用逍遥散合二陈汤。常用药物有白芍、当归、柴胡、白术、茯苓、半夏、陈皮、天南星、白芥子、夏枯草、昆布、海藻、浙贝母等。

6. 补益肝肾法

补益肝肾临床多用于治疗因肝肾不足导致的口干咽燥、骨蒸潮热、盗汗、虚烦不眠、腰膝酸软及面色黧黑等，多发生在疾病后期，伤及阴分。

滋阴降火用于肝肾阴虚或阴虚火旺证。症见皮疹不鲜或潮红，水疱反复，易破易溃，干燥脱屑，潮热盗汗，虚烦不眠，两颧红赤，腰膝酸软，耳鸣目眩，口咽干燥，舌红，少苔或苔光剥，脉细数，如系统性红斑狼疮、天疱疮、银屑病等。方用六味地黄丸、知柏地黄丸、大补阴丸加减。常用药物有生地黄、黄柏、知母、玄参、女贞子、鳖甲、枸杞等。

温补肾阳用于肾阳虚证。症见皮疹黯红或紫红，肢冷，肢端紫绀，面色白，精神不振，乏力畏寒，腰膝酸软，腹胀便溏，自汗，舌质淡胖，苔白，脉沉细或虚，如皮肌炎、硬皮病、重症药疹，以及长期大量使用激素后的天疱疮、系统性红斑狼疮等。方用金匮肾气丸、真武汤加减。常用药物有肉桂、附子、仙茅、淫羊藿、肉苁蓉、补骨脂、菟丝子等。

7. 辨证施膳法

辨证施膳，是依据中医辨证理论指导饮食，以达到食疗和药疗协同一致的目的。辨证施膳遵循中医学整体观的基本理论，用于协调人体内部、人体与自然环境间的相互关系，保持人体内外环境的稳定和统一。疾病发展是体内阴阳失调、邪正斗争的过程，所以治疗疾病本身就是扶正祛邪，调整阴阳。如阳热亢盛，易耗伤阴液，施膳可采用清热保津法，选食芥菜炒香菇、甘蔗粥等，以泻阳和阴；如阳虚不能制阴，阴寒偏盛的病症，施膳可采用温经散寒法，选用当归生姜羊肉汤、核桃仁炒韭菜等，以补阳制阴；如气血两虚的病症，施膳采用双补气血法，选用枸杞、桃仁、鸡丁等。

很多人对食物的偏性认识不足，尤其对于各种具有所谓"养身""补益"效果的药更是抱着多多益善的态度，"有病治病、无病强身"，盲目使用。殊不知食物与药物一样都有偏性，若不对证反而有副作用。临床中经常有些痤疮患者原本经药物治疗后丘疹、脓疱症状已控制，逐渐在好转，突然一夜间又暴发了，寻根究底原来患者前一天晚上吃了牛、羊肉火锅，因此，指导患者吃对食材就极为关键。正确指导患者选用适宜食物和明确忌口就是遵循辨证原则。如患者证候属寒证，则忌鸭、莲藕、冬瓜、西瓜、苦瓜、梨、绿豆、百合等寒凉、生冷食物及冰淇淋等冷饮；如患者证候属热证，则忌牛羊肉、辣椒、韭菜、荔枝、桂圆、芥末、花椒等温热性食物及烟酒嗜好。又如患者为痰湿的实证，则忌饴糖、糯米、肥肉、动物油脂、海鲜贝壳、油炸等甘肥油腻类食物及烟酒嗜好。

（二）外治法

翁丽丽提出在治疗皮肤科疾病时，要在内服中药内调脏腑功能的同时，也要注意出现"汤药不足尽病"的情况，此时外治法就可以派上用场了，"外科之法，最重外治"。外治法是中医外科的一块瑰宝，在理论、药物、急剂型等方面都有独特之处。常用的方法有药物疗法、手术疗法和其他疗法。

药物疗法是根据疾病所在部位不同及病程发展变化需要，将药物制成不同的剂型用于患处，使药力直达病所，从而达到治疗目的的一种方法，常用的有膏药、油膏、溶液洗剂等。而中药外治法顾名思义是采用中药，并配合一定的治疗操作技术，通过肌肤、孔窍、腠理，深入脏腑，再通过经络作用于全身或直接作用于皮损部位。药物疗法可通过熏、洗、熨、贴、敷、包等方法，发挥中草药的清热解毒、疏风止痒、清热利湿、杀虫去腐、收敛生肌等作用。如中药熏洗法是按照组方原则调配中药洗方，通过熏蒸与浸泡患处，利用药力与热力作用及药物透皮效应，以达到治疗皮肤感染、湿疹、癣等疾病的作用；拔毒生肌法是翁氏中医皮肤科特有的一种外治方法，其也是中药外敷疗法的一种演变疗法，主要是将翁氏白降丹、生肌散等药物掺敷于疮面上，再外盖黑膏药，以达到提脓祛腐、生肌收敛的作用，常用于外伤溃疡日久、腐肉难脱、新肉不生或腐肉已脱、脓液将尽者。

手术疗法是应用各种器械进行手法操作，常用方法有切开排脓法、砭镰法、挑治法、挂线法、结扎法等，针对疾病的不同情况选择不同的方法。需注意的是，必须严格消毒，保证无菌规范操作，预防出血和感染。如切开排脓法，就是运用手术刀把脓肿切开，促使脓液排出，从而达到疮疡毒随脓泄、肿消痛止，逐渐痊愈的目的，适用于一切外疡，不论阴证、阳证，只要是成脓者，均适用。运用切开法之前，应当辨清脓成熟的程度、脓肿的深浅，患部的血脉经络位置等情况，然后决定切开与否，具体运用如下：①切开时机。应辨清成熟的程度，准确把握切开的有利时机。当成脓之后，中央出现透点（腔中央最软的一点），即为脓已成熟，此时切开最为适宜。若肿疡未成熟，过早切开则徒伤气血，脓反难成，并可致脓毒走窜。②切口选择。以便于引流为原则，选择脓腔最低点或最薄弱处进刀，一般疮疡宜循经直切，免伤血络。乳房部应以乳头为中心放射状切开，免伤乳络；面部脓肿应尽量沿皮肤的自然纹理切开；手指脓肿应从侧方切开；关节区附近的脓肿切口尽量避免越过关节，若为关节区脓肿，一般施行横切口、弧形切口或"S"形切口，因为纵切口在瘢痕形成后易影响关节功能。切口大小应根据脓肿范围大小及病变部位的肌肉厚薄而定，以脓流通畅为原则。

砭镰法又称飞针，用三棱针或刀锋在疮疡患处的皮肤或黏膜上浅刺，放出少量血液，使内蕴热毒随血外泄的一种治疗方法，常用于急性阳证疮疡，如下肢丹毒、红丝疗、疖毒痈肿初期、外伤瘀血肿痛等。

挑治法是在人体的腧穴敏感点或一定区域内，用三棱针挑破皮肤、皮下组织，挑断部分皮内纤维，通过刺激皮肤经络使脏腑得到调理的一种治疗方法，有调理气血、疏通经络、解除瘀滞的作用，适用于内痔出血、肛裂、脱肛、肛门瘙痒、颈部多发性疖肿等。

此外，其他疗法还有挂线法、结扎法、引流法、垫棉法、针灸法、熏法、热烘疗法、溻渍法和冷冻疗法等。

通过大量临床实践，翁丽丽总结出在治疗皮肤美容疾病时，应用刮痧、艾灸、梅花针、火针、穴位注射、自血疗法、富血小板血浆疗法（PRP疗法）、中药倒模及激光治疗等方式治疗，疗效显著。其中，刮痧常用于痤疮（修复期）、黄褐斑、带状疱疹、带状疱疹后遗神经痛等；艾灸常用于寒冷性荨麻疹、面部带状疱疹引起的面瘫、痤疮、银屑病；梅花针适用于各类皮肤病，如病毒性皮肤病带状疱疹、单纯疱疹，感染性皮肤病丹毒、毛囊炎，瘙痒性皮肤病皮肤瘙痒症、结节性痒疹，皮肤附属器疾病斑秃、脂溢性脱发、色素性皮肤病白癜风、黄褐斑等；火针常用于带状疱疹、痤疮、扁平疣、白癜风、神经性皮炎、慢性湿疹、冻疮、寻常疣、丹毒、多发性鸡眼等；穴位注射疗法的适应范围很广，如湿疹、瘢痕疙瘩、荨麻疹等；自血疗法可用于痤疮、荨麻疹、湿疹、银屑病；PRP疗法可用于脱发、黄褐斑，以及部分美容需求，如改善黑眼圈、抗衰老等；中药倒模常用于皮脂腺疾病类，如痤疮、脂溢性皮炎、玫瑰痤疮、黄褐斑、黑变病、雀斑，以及色素性疾病，如白癜风等；激光治疗是通过产生高能量、聚焦精确、具有一定穿透力的单色光，作用于人体组织而在局部产生高热量从而达到祛除或破坏目标组织的目的，各种不同波长的脉冲激光可治疗各种血管性皮肤病及色素沉着，如太田痣、鲜红斑痣、雀斑、老年斑、毛细血管扩张等，以及祛除纹、清洗眼线、洗眉毛等，高能超脉冲 CO_2 激光、铒激光还可以进行除皱、美肤。

上述方法还可以进行联合应用，如色素沉着性疾病，可对患者本身进行辨证论治，内服中药治疗，也可配合中医特色疗法或现代激光技术治疗。中医特色疗法主要为中药倒膜、面部穴位刮痧按摩。中药倒膜选取调和气血、祛风活血消斑的中药粉，调蜜外敷于面，并配合面部穴位刮痧、按摩，黄褐斑、老年斑等色素沉着、色素不均匀，质感较为粗糙的皮肤病变均可使用。

外治法可以直接作用于病变局部，更具针对性，皮肤病病位多在皮肤，且受到许多外界理化因素的影响，因此，治疗上采用内外并治的综合疗法效果尤佳。

第五节 顾护脾胃，调和气血

历代医家均重视培补脾胃之气，如李东垣的《脾胃论》提出的："百病皆由脾胃衰而生也。"并指出脾胃的盛衰直接决定着元气的盛衰，脾胃为元气之本。《灵枢》云："人受气于谷，谷入于胃，以传于肺，五脏六腑皆以受气。"饮食物中的水谷精微，被人体吸收，布散全身脏腑经脉，成为人体之气的主要来源，即脾胃为生气之源。若脾胃受纳腐熟及运化转输功能失常，则水谷之气来源匮乏，影响气的生成。《医宗必读》曰："一有此身，必资谷气，谷入于胃，洒陈于六腑而气至，和调于五脏而血生，而人资之以为生者也，故曰后天之本在脾。"明代申斗垣也曾提出，凡疮疡，均由五脏不和，六腑堕滞，则令经脉阻滞不通而产生。故脾胃为后天之本，气血生化之源，气机升降之枢纽，脾胃强健才能使气血充足，调和脏腑，使邪无所客之地，即所谓"正气内存，邪不可干"，可见脾胃功能与疾病的密切关系。陈实功指出，一切疮疡病的发生，全赖脾胃，"调理必须端详"，治疗时必须要重视脾胃。薛己对疮疡各期（即初期、成脓期、溃后期）的诊治，始终将胃气放在首位，强调保护胃气。《外科枢要》载："疮疡之作，由胃气不调；疮疡之溃，由胃气腐化；疮疡之敛，由胃气荣养。"疮疡的发生、发展、转归预后与胃气强弱密切相关。《外科枢要》中提到胃强则"气血凝结者自散，脓瘀已成者自溃，肌肉欲死者自生，肌肉已死者自腐，死肉已溃者自敛"。在治疗上提出治疗疮疡，应当助胃壮气，"使根本坚固"，反复强调要以胃气为本。我们常说，有胃气则生，无胃气则死。人体一旦生病，胃气往往会受到影响，削弱了正气的力量，降低了机体的抗病能力。

翁丽丽通过大量临床实践发现脾胃功能与皮肤病的发生密切相关，脾胃属土，居中焦而司运化，若脾胃素健，运化有常，元气旺盛，则"正气内存，邪不可干"。若素体脾胃不足，不能运化水湿，内生湿热并循经外溢体表，致经络阻塞、气血凝滞，发为疮疡，如疔、疖、痈、疽，或粉刺等；或脾胃运化无力，内生痰湿，久而郁火，循经流滞，而为流痰、瘰疬、乳痰等。古代医家李东垣也提出过"内伤脾胃，百病由生"，可见脾胃功能与疾病的发生密切相关。

在临床治疗用药时，应处处顾及脾胃之气。疮疡初、中期，若用大苦大寒之品，要注意勿伤脾胃，应适可而止，不宜过用久用；若病情需要须重用久用，应适当配伍健脾益胃之品，以免伤及脾胃。疮疡后期或体弱脾虚需要用滋补之品者，应着重增补脾胃，在调补气血健脾益气时，应根据脾胃之特点，适当配伍理气和胃的药物，以防呆滞脾胃。总之，在治疗皮肤病时，应处处注意顾护脾胃，以防升降失调，以利源泉不竭，化生正气，抵御外邪。

气血是维持人体生命活动的基础物质，脏腑病变可影响气血变化。而气血的失常也必然引起脏腑功能的紊乱。气血在生理、病理上均相互影响。气推动人体血液的运行，血行于脉中，周流不息，为脏腑器官提供养分。气虚则无力推动血液运行而产生血瘀，血能载气，血虚则导致气虚发生，故调理气血可使机体脏腑功能恢复正常。气血失和可引起各种皮肤病，如营血虚弱，肝所藏之血少，爪甲失养而现枯槁状，罹患甲病；血热偏盛，熏蒸肌肤则生斑疹，如过敏性紫癜；风寒湿邪阻滞经络，气滞血瘀，阻于肌肤，则为硬皮病等。外科疾病临证治疗时，不能用大剂量的苦寒之剂，一味追求清热解毒而损伤了脾胃，影响气血的化生。故翁氏一派常在清热解毒方药中酌情配伍健脾益气的药物，如党参、黄芪、白术等，重视气血在疾病病机转化中的重要作用。重视气血，善用气血调和之药物，但不是一味地补益，而是注意配伍，补血不忘活血，养血兼有补气，补益与祛邪相结合，根据病情来调整用量，达到气血双补，平衡协调的作用。调气药多选用芳香之木香、砂仁、香附、枳壳、佛手等，此类药味辛性温，能通达奇迹，醒胃悦脾。但因芳香类药有化燥伤阴之弊端，故使用时要斟酌用量，可根据病情稍加天花粉、石斛、麦冬、玄参等益阴之药。调血药多选用桃仁、红花、当归、丹参、赤芍等，这些药物均能养血活血，又有行气之功能。只要气血充足，邪气就不易侵入，而调理气血恰能扶助正气。气血虚弱者，治疗重点在于先改善脾胃的受纳腐熟功能，只有在水谷精微能被利用吸收时，才考虑对症治疗。若只是一味温补，反而阻碍脾胃，加重负担，助阳化热。曾遇一女性患者，双手皮肤干燥粗糙，夏季湿润渗液，冬季开裂作痒，伴有面色淡白，不思饮食，爪甲色淡等，翁炳南认为其是血虚不荣，肌肤失于濡养所致，处方上重用当归为君药，配以川芎、熟地黄、白芍、党参、厚朴、黄芪、陈皮等，以补血为主，使患者正气得以恢复，经治半月而愈。

第六节 养生保健

受《黄帝内经》中"不治已病治未病"思想的影响，翁丽丽提出皮肤病"三分治，七分养""皮肤宜养不宜伐"等观点，强调合理的饮食结构、充足的睡眠、愉悦的心情、劳逸结合及正确清洁护理皮肤是预防皮肤病、做好皮肤保健的关键。同时依据皮肤病发病的原因、特点、预后情况，制定相应的预防措施，有助于皮肤病的治疗及防治复发。因此，翁丽丽在治疗时不厌其烦地对患者宣教皮肤病的预防护理知识，例如，如何保持皮肤的卫生，不要过度清洁破坏皮肤屏障；注意隔离过敏性皮肤病与过敏源；注意皮肤病与饮食、生活、工作环境的关系；注意精神因素对皮肤病的影响；不要过度依赖化学技术，如"化学焕肤之刷酸"治疗，即利用各种酸、碱性化学物质将表皮或真皮腐蚀，进而促进皮肤再生的一种美容方法，常用的化学物质有果酸、三氯乙酸、间苯二酚等酸性物质，如果操作不当很容易造成皮肤屏障损伤，反而得不偿失；日常如何调养身体，增强机体抗病能力等。通过宣教，患者有了正确认识，更加积极配合治疗，并能做好皮肤病的预防工作，从而提高人民的健康水平。

一、养生调护

养生调护主要表现在通过日常的饮食调护及生活调护以达到养生修身的目的。

例如，饮食上，药食同源在我国的发展历史悠久。其理论最早出现在《黄帝内经》。《黄帝内经》云"酸入肝，辛入肺，苦入心，咸入肾，甘入脾"，饮食五味各归五脏，还提出"五谷为养，五果为助，五畜为益，五菜为充，气味合而服之，以补精益气"，这些论述充分说明要维持五脏精气的充盛，保持身体的健康，膳食结构必须做到平衡、全面。

《黄帝内经》中有"……多食咸，则脉凝泣而变色；多食苦，则皮槁而毛拔；多食辛，则筋急而爪枯；多食酸，则肉胝䐜而唇揭；多食甘，则骨痛而发落，此五味之所伤也"的论述，阐明了饮食偏嗜对人体毛发、筋骨、肌肤、爪甲的荣润色泽所产生的损害。现今社会，物质丰富，人民生活水平提高，在饮食上，尤其要注意五谷杂粮和蔬菜、水果的摄取，要忌烟戒酒，少吃肥甘厚味的食物，应该"饮食有节"，既不要禁不住美食的诱惑嗜食，也不要盲目减肥而长期节食以致营养摄入不足。

除了饮食方面，日常生活调护也是养生调护中极为重要的一部分。《黄帝内经·素问》提出顺应天地自然变化规律，恰当使用修身养性之术。日常生活调护包括适当的运动，如五禽戏、易筋经、八段锦、太极拳、瑜伽等；合理膳食，营养均衡；起居作息规律，劳作适度，睡眠充足；避免接触邪气，调畅情志等养生方法。通过日常生活调护，可增强人体抵抗力，进而延缓衰老。

二、皮肤保健

做好皮肤保健是保持皮肤健康、延缓衰老的基础，在日常生活中除了坚持养生，还应注重皮肤的清洁和保养。皮肤表面会有灰尘、污垢、皮肤排泄物、微生物等附着，可堵塞毛孔、汗腺，这就需要及时清洗皮肤。清洗皮肤应选择对皮肤无刺激性的自来水、河水、湖水等软质水，水温以与人体温度接近为宜。同时也要避免过度清洁，清洗过多反而会使皮脂膜含量减少，丧失对皮肤的保护和滋润作用，促进皮肤老化。皮肤老化又包括皮肤自然老化和光老化，外出时应做好防晒，应选择合适的抗氧化、保湿及防晒剂以延缓皮肤老化。

选用合适的护肤品也是做好皮肤养护的关键，不同的个体，皮肤的差异较大，应根据皮肤的不同类型选择护肤品进行保养。油性皮肤保养以温水清洗为宜，选用温和的控油保湿洁肤产品，外用凝胶类水包油型冷霜等；干性皮肤不宜过多清洗，选用性质温和、保湿作用强的洁肤产品和清水洗面，外用油包水型乳剂（脂）；中性皮肤可选用中性洗护产品洗面，大多数护肤品均适用；混合型皮肤"T"形区用水包油型乳剂，其余部位用油包水型乳剂；敏感型皮肤以软水及温和、保湿、舒缓皮肤的洁肤产品清洁面部皮肤，慎用化妆品。

同时还要注重毛发的健康，头发的健康是人外在美的一个重要标志。油性皮肤者毛发亦多油光亮，干性皮肤者毛发亦显干燥。保持头发健康应保持头发清洁，根据头发及头皮的皮脂分泌情况选择合适的洗发剂，每周洗头1~2次为宜，并根据发质选用适宜的护发素。而中医有"肾华在发""发为血之余，血为发之本"之说，故精血的旺盛与否是养护毛发健康的关键，翁丽丽在临床中治疗脱发时多应用补肾法。

皮肤的保健还包括对指（趾）甲的养护，"肝主藏血，其华在爪"，若肝血不足，则指（趾）甲枯槁、变形，甚至脆裂，故指（趾）甲的保健尤其重视养肝。日常生活中应注意保持指（趾）甲清洁，减少对指（趾）甲的不良刺激。摄取富含蛋白质和钙的食物，是拥有健康亮泽指（趾）甲的基本要求。

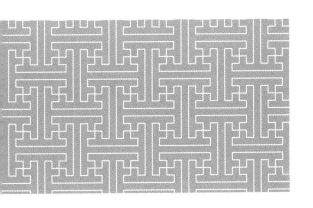

第三章

用药经验

第一节 解表药

一、防风

本品辛、甘，微温。归膀胱、脾、肝经。解表祛风，胜湿止痛，止痉。用于外感表证，风湿痹痛，风疹瘙痒，破伤风，脾虚湿盛。

1. 皮肤应用

本品既可内服，亦可外用。祛风止痒为其所长。用于风邪侵袭所致的瘙痒性皮肤疾患，如皮肤过敏、面部瘙痒；又能祛风除湿，对于雀斑、粉刺等疾患也有治疗作用。

现代药理研究显示，本品具有抗炎、抗过敏作用。对皮肤真菌有一定的抑制作用，能促进皮肤血行，使伤损皮肤或疮疡病变组织好转并收口，对祛除皮肤瘢痕有辅助作用。

2. 配伍应用

用于隐疹、湿疹、疥癣、皮肤瘙痒。若属风寒者，常配麻黄、白芷、苍耳子等发散风寒药同用，方如《和剂局方》消风散；属风热者，常配薄荷、蝉蜕、僵蚕等疏散风热药同用；属湿热者，可配土茯苓、白鲜皮、赤小豆等清热祛湿药同用；属血虚风燥者，常配当归、地黄等养血滋阴药同用，如《外科正宗》消风散。治头面部的湿疹，常配羌活、白芷等祛风除湿药同用；治疥癣，常配蝉蜕、天麻等祛风止痒药同用，如《圣济总录》防风丸；治荨麻疹，可与苦参同用，等量为末贴脐，方见《中医药物贴脐疗法》。

用于雀斑、粉刺。治雀斑，可与藁本、零陵香、天花粉、绿豆粉、白及、白附子、甘松、山柰、香茅等共为末，和蜜外涂，如《简明医彀》美容膏；治面斑，可配伍黄芪、赤芍、天麻、地黄等，如《永乐大典》悦颜色方；治粉刺，常与川芎、白芷等同用，如《备急千金要方》玉屑面脂膏。

3. 剂量要点

3~10g，水煎服；或入丸、散。外用适量，研末涂敷。

4. 各家论述

《本草汇言》载："或痘将出，根点未透，用防风辛温轻散，润泽不燥，能发邪从毛窍出，故外科痈疡肿毒，疮痍风癞诸证，亦必需也。"

5. 常用方剂

消风散、防风丸。

二、白芷

本品辛，温。归肺、脾、胃经。散风除湿，通窍止痛，消肿排脓。用于头痛，眉棱骨痛，鼻塞，鼻渊，牙痛，白带异常，疮疡肿痛。

1. 皮肤应用

《医宗金鉴》谓本品能"通经理气而疏其滞"，而发挥活血散结，消肿止痛之功，以治疗疮痈肿毒。本品能祛风、燥湿、止痒。用于瘙痒、湿疹、疥癣、色斑、痤疮、白癜风、瘢痕等损容性疾病；此外，还可用于牙齿黑黄、口臭、腋臭、头发不泽、须发黄白、脱发等。

现代药理研究显示，本品具有抗炎、镇痛、改善微循环、光敏作用及抗微生物作用，对治疗白癜风及银屑病也有效。

2. 配伍应用

用于隐疹瘙痒、湿疹、疥癣。时作痒痛，常配绿豆、菊花、白附子同用，如《医宗金鉴》消风玉容散。

用于疮痈肿毒。对于疮疡初起，红肿热痛者，可收散结，消肿止痛，常与金银花、当归、穿山甲等药同用，如《妇人良方》仙方活命饮；若脓成难溃者，常与人参，黄芪、当归等益气补血药同用，共奏托毒排脓之功，如《外科正宗》托里消毒散、《医宗金鉴》托里透脓散。

用于黧黑斑、雀斑、粉刺。治面部黑斑，可单用研末涂面；治面部色斑，常与防风、川芎、杏仁、桃仁等同用，如《肘后备急方》令面白如玉色方、《普济方》桃花白芷酒；治雀斑，可配菊花、白果、大枣、珍珠粉等研末涂面，如《景岳全书》雀斑方；治粉刺，与荆芥、黄芩、生首乌、土茯苓等同用，如愈痤汤，或可与防风、菊花、丹参等制成洗剂洗面。

用于白癜风。单用30~50g，水煎服；外涂白芷粉的乙醇提取液。

用于烧伤。与紫草、白蜡、忍冬藤、冰片及香油（麻油）配制成白芷油使用。

3. 剂量要点

4~10g，水煎服；或入丸、散。外用研末撒或调敷。

4. 各家论述

《本草汇言》载："小儿痘疮，行浆作痒，白芷皆能治之。"

《神农本草经》载："长肌肤，润泽。可作面脂。"

《大明本草》载："竟以治乳痈、发背、瘰疬、痔瘘、疮痍、疥癣，谓为破宿血，生新血，排脓止痛云云。洁古亦谓治头面皮肤风痹燥痒。"

5. 常用方剂

消风玉容散、仙方活命饮、托里消毒散、托里透脓散。

三、柴胡

本品苦，微寒。归肝、胆、肺经。和解表里，疏肝，升阳。用于感冒发热，寒热往来，胸胁胀痛，月经不调，子宫脱垂，脱肛。

1. 皮肤应用

本品辛散苦泄，以疏肝、理气、解郁见长。多用于因肝郁气滞血瘀所致的色斑性疾病，如黄褐斑，多与行气、活血之品同用。其疏散退热功效，可用于风热蕴结皮肤所致疾患，如扁平疣。

现代药理研究显示，本品具有抗炎、解热镇痛、抗病毒、抗肿瘤，以及增强机体免疫的作用。

2. 配伍应用

用于扁平疣。与薏苡仁、蝉蜕、木贼草等同用。

3. 剂量要点

3~9g，水煎服；或入丸、散。外用适量，水煎外洗，或研末调敷。

4. 各家论述

《本草正》载："用此者用其凉散，平肝之热。其性凉，故解寒热往来，肌表潮热，肝胆火炎，胸胁痛结，兼治疮疡，血室受热；其性散，故主伤寒邪热未解，温疟热盛，少阳头痛，肝经郁证。"

5. 常用方剂

小柴胡汤、柴胡散、正柴胡饮、柴胡疏肝饮、柴胡清肝饮、逍遥散。

四、蝉蜕

本品甘，寒。散风除热，利咽，透疹，退翳，解痉。用于风热感冒，咽痛，音哑，麻疹不透，风疹瘙痒，目赤翳障，惊风抽搐，破伤风。

1. 皮肤应用

本品具有散风除热、止痒透疹、解痉止痛的功效。多用于发热表证、风疹、湿疹、皮肤过敏瘙痒、带状疱疹等。

现代药理研究显示，本品具有抗惊厥、镇静、解热镇痛、抗过敏、抗肿瘤、免疫抑制等作用。

2. 配伍应用

用于风疹、皮肤瘙痒等。常与防风、白鲜皮等同用。

用于麻疹透发不畅。常与葛根、牛蒡子、薄荷同用；但如热盛疹出不畅，又可与紫草、连翘等同用。

3. 剂量要点

5~10g，水煎服；或入丸、散。外用煎水洗，或研末调敷。

4. 各家论述

《本草纲目》载："治头风眩晕，皮肤风热，痘疹作痒，破伤风及疔肿毒疮，大人失音，小儿噤风天吊，惊哭夜啼，阴肿。"

《本草衍义》载："治目昏翳。又水煎壳汁，治小儿出疮疹不快。"

5. 常用方剂

消风散、快透散、蝉花散、蝉壳散、追风散、五退散、蝉蜕散。

第二节 清热药

一、蒲公英

本品苦、甘，寒。归肝、胃经。清热解毒，消肿散结，利尿通淋。用于疗疮肿毒，乳痈，瘰疬，目赤，咽痛，肺痈，肠痈，湿热黄疸，热淋涩痛。

1. 皮肤应用

本品具有清热解毒、消痈散结功效。多用于疮疔、乳痈等。凡治疮毒、疔毒，以新鲜的蒲公英捣烂，外敷患处，或单独煎水内服，皆有良效。

现代药理研究显示，本品具有抗病原微生物、抗肿瘤作用。

2. 配伍应用

用于急性化脓性感染。可与乳香、没药、甘草同用。

3. 剂量要点

9~30g。外用鲜品适量捣敷；或煎汤熏洗患处。用量过大可致缓泻。

4. 各家论述

《本草经疏》载："蒲公英，其味甘平，其性无毒。当是入肝入胃，解热凉血之要药。乳痈属肝经，妇人经行后，肝经主事，故主妇人乳痈肿、乳毒并宜，生啖之良。"

《本草求真》载："蒲公英，能入阳明胃、厥阴肝，凉血解热，故乳痈、乳岩为首重焉。缘乳头属肝，乳房属胃，乳痈、乳岩多因热盛血滞，用此直入二经，外敷散肿臻效，内消须同夏枯、贝母、连翘、白芷等药同治。"

《本草正义》载："蒲公英，其性清凉，治一切疔疮、痈疡、红肿热毒诸证，可服可敷，颇有应验，而治乳痈、乳疖、红肿坚块，尤为捷效。鲜者捣汁温服，干者煎服，一味亦可治之，而煎药方中必不可缺此。"

《本草备要》载："专治痈肿、疔毒，亦为通淋妙品。"

5. 常用方剂

五味消毒饮、银翘公英汤、银翘解毒汤、蒲公英汤。

二、山油麻根

本品苦、微甘、辛，寒。入肺经。内服清热解表，消肿解毒，散风解暑，消痰散结；外用止痒。用于感冒发热，扁桃体炎，咽喉炎，腮腺炎，风热咳嗽，中暑腹痛，皮肤湿疹，麻疹，痢疾，胃肠炎，外感痧气，阳黄，热疟，痈肿，疮毒，痔疮，关节炎，瘰疬痰结，伤风伤水脚酸，外伤出血，乳腺炎，牙根脓肿等。

1. 皮肤应用

本品具有清热解毒、散结止痒的作用。多用于皮肤湿疹、痈肿疔疮、瘰疬、乳腺炎等。

现代药理研究显示，本品对金黄色葡萄球菌有杀菌作用，对铜绿假单胞菌有抑制作用。

2. 配伍应用

用于瘰疬。单品水煎内服。

用于皮肤湿毒作痒。单品煎水外洗。

用于皮肤外伤出血、痈肿疔疮。单品外敷。

用于疮疖。叶捣烂敷患处。

3. 剂量要点

15~30g，鲜品 30~60g，水煎服。外用适量，以鲜品捣敷或干品研末调敷。

三、土茯苓

本品甘、淡，平。归肝、胃、脾经。除湿，解毒，通利关节。用于湿热淋浊，带下病，痈肿，瘰疬，疥癣，梅毒及汞中毒所致的肢体拘挛，筋骨疼痛。

1. 皮肤应用

本品具有解毒、除湿的功效。多用于以湿盛为主要表现的皮肤疾患，对湿毒蕴结型痤疮疗效显著。

现代药理研究显示，本品具有抗炎、抑制和杀灭多种微生物的作用。

2. 配伍应用

用于风湿骨痛，疮疡肿毒。土茯苓500g，去皮，和猪肉炖烂，分数次连滓服。（《浙江民间常用草药》）

用于大毒疮红肿，未成即滥。土茯苓，为细末，好醋调敷。（《滇南本草》）

用于皮炎。土茯苓100~150g。水煎，当茶饮。（《江西草药》）

用于寻常疣。可与生地黄、苦参、紫草、黄芩、甘草等同用。（《广西中医药》）

3. 剂量要点

25~50g，水煎服。外用研末调敷。

4. 各家论述

《本草正义》载："土茯苓，利湿去热，能入络，搜剔湿热之蕴毒。其解水银、轻粉毒者，彼以升提收毒上行，而此以渗利下导为务，故专治杨梅毒疮，深入百络，关节疼痛，甚至烂，又毒火上行，咽喉痛溃，一切恶症。"

《滇南本草》载："杨梅疮，服之最良。"

《本草纲目》载："治拘挛骨痛；恶疮痈肿。解汞粉、银朱毒。"

《本草正》："疗痈肿、喉痹，除周身寒湿、恶疮。"

5. 常用方剂

除湿解毒汤、搜风解毒汤、土槐饮、痤愈汤。

四、黄芩

本品苦，寒。归肺、胆、脾、大肠、小肠经。清热燥湿，泻火解毒，止血，安胎。用于湿温、暑温胸闷呕恶，湿热痞满，泻痢，黄疸，肺热咳嗽，高热烦渴，血热吐衄，痈肿疮毒，胎动不安。

1. 皮肤应用

本品具有清热、泻火、解毒功效。多用于火毒炽盛之痈肿疮毒、热毒壅滞、痔疮热痛。

现代药理研究显示，本品具有抗病毒、抗真菌、抗炎等作用。

2. 配伍应用

用于湿热蕴结所致的黄疸。可与绵茵陈、栀子、淡竹叶等同用。

用于热毒疮疡。可与金银花、连翘等药同用。

3. 剂量要点

3~10g，水煎服。清热多生用，安胎多炒用，清上焦热可酒炙用，止血可炒炭用。

4. 各家论述

《神农本草经》载："主诸热黄疸，肠澼泄痢，逐水，下血闭，恶疮疽蚀火疡。"

《本草正》载："枯者清上焦之火，消痰利气，定喘咳，止失血，退往来寒热，风热湿热，头痛，解瘟疫，清咽，疗肺痿、乳痈发背，尤祛肌表之热，故治斑疹、鼠瘘、疮疡、赤眼；实者凉下焦之热，能除赤痢，热蓄膀胱，五淋涩痛，大肠闭结，便血，漏血。"

5. 常用方剂

清金丸、凉膈散、葛根黄芩黄连汤。

五、黄连

本品苦，寒。归心、脾、胃、肝、胆、大肠经。清热燥湿，泻火解毒。用于湿热痞满，呕吐吞酸，泻痢，黄疸，高热神昏，心火亢盛，心烦不寐，血热吐衄，目赤，牙痛，消渴，痈肿疔疮；外治湿疹，湿疮，耳道流脓。酒黄连清上焦火热。用于目赤，口疮。姜黄连清胃，和胃，止呕。用于寒热互结，湿热中阻，痞满呕吐。茰黄连舒肝，和胃，止呕。用于肝胃不和，呕吐吞酸。

1. 皮肤应用

本品具有清热泻火解毒功效。多用于痈肿疔疮。

现代药理研究显示，本品具有抗炎、抗病毒、治腹泻等作用。

2. 配伍应用

用于热毒疮疡。可与赤芍、牡丹皮等药同用。

用于口舌生疮。单品涂口。

3. 剂量要点

2~5g，水煎服。外用适量。

4. 各家论述

李杲云："诸痛痒疮疡，皆属心火，凡诸疮宜以黄连、当归为君，甘草、黄芩为佐。"

《本草正义》载："黄连大苦大寒，苦燥湿，寒胜热，能泄降一切有余之湿火，而心、脾、肝、肾之热，胆、胃、大小肠之火，无不治之。上以清风火之目病，中以平肝胃之呕吐，下以通腹痛之滞下，皆燥湿清热之效也。又苦先入心，清涤血热，故血家诸病，如吐衄、溲血、便血、淋浊、痔漏、崩带等症，及痈疡、斑疹、丹毒，并皆仰给于此。"

《本草备要》载："治痈疽疮疥，酒毒，胎毒。除疳，杀蛔。"

5. 常用方剂

黄连安神丸、黄连阿胶汤、大黄黄连泻心汤、小陷胸汤、黄连解毒汤、左金丸、清胃散。

六、苦参

本品苦，寒。归心、肝、胃、大肠、膀胱经。清热燥湿，杀虫，利尿。用于热痢，便血，黄疸尿闭，赤白带下，阴肿阴痒，湿疹，湿疮，皮肤瘙痒，疥癣麻风；外治滴虫性阴道炎。

1. 皮肤应用

本品具有清热燥湿功效。多用于湿疹湿疮，皮肤瘙痒，疥癣，手足癣，体癣等属于湿热内蕴者。

现代药理研究显示，本品具有抗炎、抗过敏、抗肿瘤等作用。

2. 配伍应用

用于黄疸。常与山栀、龙胆草等同用。

用于皮肤瘙痒、脓疱疮、疥癣、麻风。治皮肤瘙痒、脓疱疮，煎汤浴洗；治疥癣，与枯矾、硫黄制成软膏涂抹。

3. 剂量要点

5~9g，水煎服。外用适量，煎汤洗患处。

4. 各家论述

《神农本草经》载："主心腹结气，癥瘕积聚，黄疸，溺有余沥，逐水，除痈肿。"

《本草正义》载："苦参，大苦大寒，退热泄降，荡涤湿火，其功效与芩、连、龙胆皆相近，而苦参之苦愈甚，其燥尤烈，故能杀湿热所生之虫，较之芩、连力量益烈。近人乃不敢以入煎剂，盖不特畏其苦味难服，亦嫌其峻厉而避之也。然毒风恶癞，非此不除，今人但以为洗疮之用，恐未免因噎而废食耳。"

5. 常用方剂

消风散、苦参地黄丸、苦参汤、苦参散。

七、牡丹皮

本品苦、辛，微寒。归心、肝、肾经。清热凉血，活血化瘀。用于温毒发斑，吐血衄血，夜热早凉，无汗骨蒸，经闭痛经，痈肿疮毒，跌扑伤痛。

1. 皮肤应用

本品具有清热凉血功效，临床多用于治疗痈肿疮毒。

现代药理研究显示，本品具有抗炎、抗菌作用，对伤寒杆菌、痢疾杆菌、副伤寒杆菌、大肠杆菌、变形杆菌、铜绿假单胞菌、葡萄球菌、溶血性链球菌、肺炎球菌、霍乱弧菌等多种细菌都有不同程度的抑制作用，对皮肤真菌也有一定抑制作用。

2. 配伍应用

用于温毒发斑。可与栀子、大黄、黄芩等同用，如《圣济总录》牡丹汤。

用于火毒炽盛，痈肿疮毒。可与大黄、白芷、甘草等同用，如《本草汇言》将军散。

3. 剂量要点

6~9g，水煎服；或入丸、散。清营、除蒸、消痈宜生用；凉血、止血宜炒用；活血散瘀宜酒炒；胃虚者酒拌蒸；实热者生用。

4. 各家论述

《神农本草经》载："主寒热，中风瘛疭、痉、惊痫邪气，除癥坚瘀血留舍肠胃，安五脏，疗痈疮。"

《本草经疏》载："血中伏火，非此不除，故治骨蒸无汗，及小儿天行痘疮，血热。"

《本草纲目》载："和血，生血，凉血。治血中伏火，除烦热。"

5. 常用方剂

大黄牡丹汤、十灰散、青蒿鳖甲汤、桂枝茯苓丸。

八、赤芍

本品苦，微寒。归肝、脾经。清热凉血，散瘀止痛。用于温毒发斑，吐血衄血，目赤肿痛，肝郁胁痛，经闭痛经，癥瘕腹痛，跌扑损伤，痈肿疮疡。

1. 皮肤应用

本品具有清热凉血功效。多用于痈肿疮毒。当体内血液热气旺盛时，很容易引起热毒造成的皮肤问题，如疖肿、痤疮等。赤芍可通过肝脏进入血液，通过血液循环清除体内的瘀血，达到凉血作用。

现代药理研究显示，本品具有抗炎、抗病毒、解痉、镇静、抗惊厥及止痛作用。

2. 配伍应用

用于温毒发斑。可与水牛角、牡丹皮、生地黄等同用。

用于热毒壅盛，痈肿疮疡。可与金银花、天花粉、乳香等同用，如《校注妇人良方》仙方活命饮；或与连翘、栀子、玄参等同用，如《伤寒全生集》连翘败毒散。

3. 剂量要点

6~12g。不宜与藜芦同用。

4. 各家论述

《神农本草经》载："芍药，味苦平。主邪气腹痛，除血痹、破坚积、寒热疝瘕、止痛……生川谷。"

《本草从新》："赤散邪，能行血中之滞。"

5. 常用方剂

仙方活命饮、桃红四物汤、桂枝茯苓丸、少腹逐瘀汤、补阳还五汤。

第三节 利水渗湿药

一、茯苓

本品甘、淡，平。归心、肺、脾、肾经。利水渗湿，健脾宁心。用于水肿尿少，痰饮眩悸，脾虚食少，便溏泄泻，心神不安，惊悸失眠。

1. 皮肤应用

本品历来为美容要药。其既利水湿、促脾运，而为水湿停聚之肥胖、脱发等损容性疾病所多用；又能健脾补中、驻颜祛斑，用于治疗面黯色斑；还能乌发固齿，为不可缺少的美容保健之品。

现代药理研究显示，本品具有利尿、抗菌、降低血糖作用。还能增强免疫细胞活力，提高机体防病能力。

2. 配伍应用

用于脱发、斑秃。可只内服一味茯苓；或与补骨脂、墨旱莲等同用，制成酊剂，外用涂搽患处。

用于水气脱发及痰湿内盛的肥胖症。可与半夏、化橘红、炙甘草等同用。

用于面黯色斑。与白石脂等分，研末，水煎外涂，有消斑之功。

用于驻颜悦色。与菊花同用，入丸、散服用。

用于须发早白。可与山药、人参、莲子同用。

用于牙齿疏摇疼痛。可与石膏、龙骨、白芷、细辛等共为细末，外用刷牙，如《医方类聚》遗山牢牙散。

3. 剂量要点

10~15g，水煎服。外用适量。本品恶白蔹；畏地榆、秦艽、龟甲、雄黄；猪苓为使；忌葱，醋及其他酸性食物。

4. 各家论述

《神农本草经》载："利小便。久服安魂养神，不饥，延年。"

《抱朴子》载："久服灸瘢灭，面生光玉泽。"

《本草纲目》载："日食一块，至百日肌体润泽……延年耐老，面若童颜。"

《本草品汇精要》载："白茯苓为末，合蜜和，敷面上疗面上黯疱及产妇黑疱如雀卵。"

5. 常用方剂

五苓散、苓桂术甘汤、参苓白术散、归脾汤、茯苓汤、防己茯苓汤、小半夏加茯苓汤、茯苓泽泻汤。

二、地肤子

本品甘、苦，寒。归肾、膀胱经。清热利湿，祛风止痒。用于皮肤瘙痒，荨麻疹，湿疹，小便不利。

1. 皮肤应用

本品能清除皮肤中之湿热与风邪而止痒。多用于皮肤瘙痒、荨麻疹、湿疹。现代药理研究显示，本品有抗炎、抗真菌、免疫抑制及利尿等作用。

2. 配伍应用

用于风疹，湿疹。常与白鲜皮、蝉蜕、黄柏等同用。若下焦湿热，外阴湿痒者，可与苦参、龙胆草、白矾等煎汤外洗患处；若湿热带下，可与黄柏、苍术等煎服。

用于膀胱湿热，小便不利，淋沥涩痛。常与木通、瞿麦、冬葵子等同用，如《济生方》地肤子汤。

3. 剂量要点

9~15g，水煎服。外用适量，煎汤熏洗。

4. 各家论述

《滇南本草》载："利膀胱小便积热，洗皮肤之风，疗妇人诸经客热，清利胎热，湿热带下。"

《本草原始》载："去皮肤中积热，除皮肤外湿痒。"

5. 常用方剂

地肤子散。

第四节 祛风湿药、止血药

一、蕲蛇

本品甘、咸，温。归肝经。祛风，通络，止痉。用于风湿顽痹，麻木拘挛，中风口眼㖞斜，半身不遂，抽搐痉挛，破伤风，麻风疥癣。

1. 皮肤应用

本品能外走肌表而祛风止痒，兼以毒攻毒。多用于风毒之邪壅于肌肤。亦可用于治疗麻风、疥癣、瘰疬、梅毒、恶疮。

现代药理研究显示，本品具有镇静、镇痛、扩张血管等作用。

2. 配伍应用

用于风湿顽痹，中风半身不遂。常与防风、羌活、当归等同用，如《濒湖集简方》白花蛇酒。

用于小儿惊风，破伤风。多与乌梢蛇、蜈蚣同用，如《圣济总录》定命散。

用于疥癣风疾，遍身疮疹，皮肤瘙痒，抓之成疮，经久不愈。常与苦参、乌梢蛇等同用，如《医学正传》愈风丹。

3. 剂量要点

3~9g，研末吞服，一次 1~1.5g，一日 2~3 次。

4. 各家论述

《雷公炮炙论》载："治风。引药至于有风疾处。"

《开宝本草》载："主中风湿痹不仁，筋脉拘急，口面㖞斜，半身不遂，骨节疼痛，大风疥癞及暴风瘙痒，脚弱不能久立。"

《本草纲目》载："能透骨搜风，截惊定搐，为风痹、惊搐、癫癣、恶疮要药，取其内走脏腑，外彻皮肤，无处不到也。"

5. 常用方剂

顽痹酒、人参再造丸、回天再造丸、益肾蠲痹丸、驱风蛇酒、虎骨药酒、祛风湿酒、搜风酒、复方三蛇酒、蛇虫酒。

二、槐花

本品苦，微寒。归肝、大肠经。凉血止血，清肝泻火。用于便血，痔血，血痢，崩漏，吐血，衄血，肝热目赤，头痛眩晕。

1. 皮肤应用

本品具有清热凉血、清肝泻火的功效。多用于血热或肝火所致的损容性疾病，如皮肤痒疹、湿疮，以及面斑、白疕等。

现代药理研究显示，本品具有抗炎、抑制真菌、抗氧化等作用。

2. 配伍应用

用于肝火上炎所导致的目赤。可用单味煎汤代茶饮，或与夏枯草、菊花等同用。

3. 剂量要点

5~10g，水煎服；或入丸、散。外用煎水熏洗；或研末撒。脾胃虚寒及阴虚发热而无实火者慎服。

4. 各家论述

《本草正》："清心、肺、肝、大肠之火，除五内烦热，心腹热疼，杀疳虫。治痈疽疮毒，阴疮湿痒，痔漏，解杨梅恶疮，下疳伏毒。"

5. 常用方剂

槐花散、槐香散、八仙散。

第五节 活血化瘀药

一、乳香

本品辛、苦，温。归心、脾、肝经。活血止痛，消肿生肌。用于心腹诸痛，筋脉拘挛，跌打损伤，疮痈肿痛。

1. 皮肤应用

本品具有消肿、生肌、止痛的功效。多用于跌打损伤，疮痈肿痛，疮疡溃后久不收口。

现代药理学研究显示，本品具有镇痛作用。

2. 配伍应用

用于疮疡肿毒初起，红肿热痛。可与没药、金银花、白芷、穿山甲等同用，如《校注妇人良方》仙方活命饮。

用于痈疽，瘰疬，痰核，肿块坚硬不消。与没药、麝香、雄黄同用，以解毒消痈散结，如《外科全生集》醒消丸。

用于疮疡溃破，久不收口。与没药同研末外用，以生肌敛疮，如《疮疡经验全书》海浮散。

3. 剂量要点

3~10g，水煎服，宜炒去油用。外用适量，生用或炒用，研末外敷。

4. 各家论述

《本草纲目》载："乳香香窜，能入心经，活血定痛，故为痈疽疮疡、心腹痛要药。"

《本草汇言》载："乳香，活血去风，舒筋止痛之药也。陈氏发明云，香烈走窜，故入疡科，方用极多。又跌扑斗打，折伤筋骨，又产后气血攻刺，心腹疼痛，恒用此，咸取其香辛走散，散血排脓，通气化滞为专功也。故痈疽可理，折伤可续，产后瘀血留滞可行，癥块痞积、伏血冷瘕可去矣，性燥气烈，去风活血，追毒定痛，除痈疽、产后及折伤筋骨之外，皆不须用。"

5. 常用方剂

活络效灵丹、乳香定痛散、乳香散、七厘散。

二、没药

本品苦，平。归肝、脾、心、肾经。活血止痛，消肿生肌。用于跌打瘀血肿痛，痈疽肿痛，胸腹诸痛；外治疮口久不收敛。

1. 皮肤应用

本品具有消肿、生肌、止痛的功效。多用于跌打瘀血肿痛，痈疽肿痛；外用治疮口久不收敛。

现代药理学研究显示，本品具有抗菌、抗微生物、抗炎、收敛、除臭、杀霉菌、治创伤作用，具香胶特质，对干裂、粗糙皮肤有助益，对防止组织退化很有效果，尤其是有伤口坏疽的情况。它清凉的功能可帮助收敛皮肤溃疡与疮，还能改善流脓的伤口及龟裂的皮肤，有效对抗流脓的湿疹及足癣。

2. 配伍应用

用于活血散瘀。与乳香同用，行气舒筋；与穿山甲、血竭同用，消肿止痛。

用于消肿生肌，燥湿解毒。与雄黄同用。

用于疮痈肿毒，红肿热痛。与冰片同用。

3. 剂量要点

3~10g，水煎服；或入丸、散。外用研末调敷。

4. 各家论述

《本草衍义》载："没药，大概通滞血，打扑损疼痛，皆以酒化服。血滞则气壅瘀，气壅瘀则经络满急，经络满急故痛且肿。凡打扑着肌肉须肿胀者，经络伤，气血不行，壅瘀，故如是。"

《医学入门》载："此药推陈致新，故能破宿血，消肿止痛，为疮家奇药也。"

5. 常用方剂

没药散、海浮散、手拈散、夺命散、没药丸、消毒没药散。

三、丹参

本品苦，微寒。归心、心包、肝经。祛瘀止痛，活血通经，凉血消痈，清心除烦。用于月经不调，经闭痛经，癥瘕积聚，胸腹刺痛，热痹疼痛，疮疡肿痛，心烦不眠，肝脾肿大，心绞痛。

1. 皮肤应用

本品活血凉血，祛斑灭瘢。多用于粉刺、酒渣鼻、面斑、瘢痕疙瘩，以血瘀有热者为宜。还可治疗瘙痒性皮肤病。

现代药理研究显示，本品具有抗炎、抗过敏、抗氧化、促进皮肤伤口愈合等作用。

2. 配伍应用

用于粉刺。可与黄芩、栀子、赤芍、牡丹皮同用。

用于酒渣鼻。可与桑白皮、薄荷、栀子等同用。

用于面斑。可与桃仁、红花、益母草等同用。

用于瘢痕疙瘩。可单用，或与羊脂同外用。

用于乳痈初起。可与金银花、连翘等同用，如《医学衷中参西录》消乳汤。

用于跌打损伤，肢体瘀血作痛。常与当归、乳香、没药等同用，如《医学衷中参西录》活络效灵丹。

3. 剂量要点

5~15g，水煎服。活血化瘀宜酒炙用。不宜与藜芦同用。

4. 各家论述

《日华子本草》载："养神定志，通利关节，治冷热劳，骨节疼痛，四肢不遂；排胀止痛，生肌长肉；破宿血，补新生血；安生胎，落死胎；止血崩带下，调妇人经脉不匀，血邪心烦；恶疮疥癣，瘿赘肿毒，丹毒；头痛、赤眼；热温狂闷。"

《本草便读》："丹参，功同四物，能祛瘀以生新，善疗风而散结，性平和而走血……味甘苦以调经，不过专通营分。丹参虽有参名，但补血之力不足，活血之力有余，为调理血分之首药。其所以疗风痹去结积者，亦血行风自灭，血行则积自行耳。"

5. 常用方剂

丹参散、丹参饮、活络消灵丹。

四、穿山甲

本品咸，微寒。归肝、胃经。活血消癥，通经，下乳，消肿排脓。用于经闭癥瘕，乳汁不通，痈肿疮毒，关节痹痛，麻木拘挛。

1. 皮肤应用

本品活血消癥，消肿排脓。多用于粉刺，酒渣鼻，色素沉着性疾病。

现代药理研究显示，本品具有抗炎、改善血液循环、增强免疫力、抗缺氧等作用。

2. 配伍应用

用于痈疽无头。穿山甲、猪牙皂角（去皮、弦）各50g。共炙焦黄，为末。每用5g，热酒调下。其疮破，以冬瓜藤为末敷，疮干即水调敷之。诸疖疮皆可用。（《小儿卫生总微论方》）

用于肿毒初起。穿山甲插入谷芒热灰中，炮焦为末100g，入麝香少许。每服12g，温酒下。痈肿疮毒初起，或疮痈脓成未溃者，配皂角刺。（《仁斋直指方》）

用于甲状腺瘤。与生牡蛎、玄参、浙贝母、青皮、炒白芥子等同用。

3. 剂量要点

3~9g，水煎服；或入散剂。外用研末撒或调敷。

4. 各家论述

《本草纲目》载："穿山甲，古方鲜用，近世风疟、疮科、通经下乳，用为要药，盖此物穴山而居，寓水而食，出阴入阳，能窜经络，达于病所故也。""又按《德生堂经验方》云：凡风湿冷痹之证，因水湿所致，浑身上下，强直不能屈伸，痛不可忍者，于五积散加穿山甲七片，看病在左右手足，或臂胁疼痛处，即于鲮鲤身上取甲，炮熟，同全蝎炒十一个，葱、姜同水煎，入无灰酒一匙，热服取汗，避风。"

《医学衷中参西录》载："穿山甲，味淡性平，气腥而窜，其走窜之性，无微不至，故能宣通脏腑，贯彻经络，透达关窍，凡血凝血聚为病，皆能开之。以治疔痈，放胆用之，立见功效。并能治癥瘕积物，周身麻痹，二便秘塞，心腹疼痛。若但知其长于治疮，而忘其他长，犹浅之乎视山甲也。疔疮初起未成脓者，余恒用山甲、皂刺各四钱，花粉、知母各六钱、乳香、没药各三钱，全蜈蚣三条。以治横痃，亦极效验。其已有脓而红肿者，服之红肿即消，脓亦易出。至癥瘕积聚，疼痛麻痹，二便闭塞诸证，用药治不效者，皆可加山甲作向导。"

《本草求真》载："穿山甲，治惊啼悲伤，大肠蚁瘘，外治疮疡痈肿，下乳发痘之需，总因善走之功，而为行气破血之药也。"

5. 常用方剂

仙方活命饮。

第六节 补虚药

一、熟地黄

本品甘，微温。归肝、肾经。滋阴补血，益精填髓。用于肝肾阴虚，腰膝酸软，骨蒸潮热，盗汗遗精，内热消渴，血虚萎黄，心悸怔忡，月经不调，崩漏下血，眩晕，耳鸣，须发早白。

1. 皮肤应用

本品具有滋阴补血、益精填髓的功效。多用于抗衰老、祛斑润肤。

现代药理研究显示，本品具有抗菌、止血、提高机体细胞免疫、抗过敏、抗肿瘤、抗氧化、延缓衰老的作用。

2. 配伍应用

用于血虚诸证。常以熟地黄与当归同用，如《普济本事方》之内补丸；或再加白芍、川芎，以加强补血活血之功，如《和剂局方》之四物汤。

用于肝肾阴虚证。与山萸肉、山药、牡丹皮等同用，以补肝肾之阴，并泄妄动之相火，如六味地黄丸；与知母、黄柏等同用，以滋阴泻火、肝肾阴虚，如知柏地黄丸。

用于斑秃。熟地黄、菟丝子各60g，当归、川芎、杭芍各30g，木瓜、天麻、羌活各24g，共研细末，加蜜586g为丸，每服10g，每日2次。外加洗药，治疗斑秃，疗效较好。（《中医杂志》）

3. 剂量要点

10~30g，水煎服；或入丸散；或熬膏；或浸酒。

4. 各家论述

《珍珠囊》载："大补血虚不足，通血脉，益气力。"

《本草纲目》载："填骨髓，长肌肉，生精血。补五脏内伤不足，通血脉，利耳目，黑须发，男子五劳七伤，女子伤中胞漏，经候不调，胎产百病。"

5. 常用方剂

六味地黄丸、地黄饮子、四物汤、八珍汤、玉女煎、一贯煎。

二、白芍

本品苦、酸，微寒。归肝、脾经。平肝止痛，养血调经，敛阴止汗。用于头痛眩晕，胁痛，腹痛，四肢挛痛，血虚萎黄，月经不调，自汗，盗汗。

1. 皮肤应用

本品具有平肝止痛、养血调经的功效。多用于抗衰老、祛斑润肤。

现代药理研究显示，本品具有增强记忆、清除自由基、抗氧化、抗缺氧作用。

2. 配伍应用

用于气血郁滞，痞满腹痛等。与乌药同用。

用于肝肾不足、肝阳上亢的眩晕头痛及热病伤津，虚风内动的手足瘛疭等。与龟甲同用。

用于津亏血少的阴虚阳亢，筋脉挛急等。与石决明同用。

用于气血凝滞的腹痛下痢等。与木香同用。

用于邪伏下焦，便溏腹痛如痢，汗多肢寒，舌红苔白，脉弦数等。与附子同用。

用于血虚有寒，行经腹痛或产后腹痛等。与生姜同用。

用于头痛、眩晕、急躁易怒、失眠多梦等肝血不足，肝阳偏亢等。与钩藤同用。

用于头目眩晕，口干目涩，心悸失眠等。与枸杞子同用。

3. 剂量要点

5~12g，水煎服；或入丸、散。大剂量可用 15~30g。平肝阳宜生用；养肝柔肝宜炒用。不宜与藜芦同用。虚寒腹痛泄泻者慎服。

4. 各家论述

《神农本草经》载："主邪气腹痛……止痛，利小便，益气。"

《本草求真》载："赤芍药与白芍药主治略同，但白则有敛阴益营之力，赤则止有散邪行血之意；白则能于土中泻木，赤则能于血中活滞。"

5. 常用方剂

六味地黄丸、金匮肾气丸、桂枝汤、芍药汤、当归芍药散。

三、黄芪

本品甘，微温。归脾、肺经。补气固表，利尿托毒，排脓，敛疮生肌。用于气虚乏力，食少便溏，中气下陷，久泻脱肛，便血崩漏，表虚自汗，气虚水肿，痈疽难溃，久溃不敛，血虚痿黄，内热消渴，慢性肾炎蛋白尿，糖尿病。

1. 皮肤应用

本品具有补气固表、驻颜、生发乌发的功效。通过其补益脾肺、益气固表之功，能抗衰延寿、驻颜悦色，而达美容健肤之目的；本品又能托毒生肌，为"疮痈圣药"，善治气血亏虚之疮痈脓成不溃或溃后脓出清稀、久不收口，或阴疽流注、瘰疬痰核等；本品还能补气利水，可用于气虚肥胖之证。

现代药理研究显示，本品可增强免疫功能，对体液免疫、细胞免疫均有促进作用。可增强机体耐缺氧及应激能力，黄芪多糖有明显的抗疲劳作用，耐缺氧、耐低温作用。还可促进机体代谢，使细胞的生理代谢增强，对蛋白质代谢也有促进作用。

2. 配伍应用

用于白癜风。常与何首乌、姜黄、丹参、防风等补肾活血祛风之品同用。

用于斑秃。可与墨旱莲、茯苓、白术等同用。

用于面色萎黄或皱纹增多等。可内服或外用，内服亦可与人参、肉苁蓉、牛膝、芍药、白茯苓等同用，如《圣济总录》黄芪丸；外用可与当归、防风、檀香、白芷、赤芍、杏仁等同用，如《普济方》黄芪丸。

用于脱发。可与桂枝、炙甘草、生姜等同用，如《金匮要略》黄芪建中汤。

用于须发早白。与何首乌、当归、川芎、芍药、白芷等同用。

用于雀斑、黄褐斑、老年斑、皱纹等。与益气活血药同用。

3. 剂量要点

10~15g，水煎服。大剂量可用 30~60g。益气补中宜蜜炙用；其他方面多生用。

4. 各家论述

《神农本草经》载："主痈疽，久败疮，排脓止痛……补虚。"

《日华子本草》载："助气壮筋骨，长肉补血。"

《医学启源》载："补肺气，实皮毛。"

《本草备要》载："生血，生肌，排脓内托，疮痈圣药。"

《本草正》载："补元阳，充腠理，治劳伤，长肌肉。"

5. 常用方剂

玉屏风散、补中益气汤、黄芪桂枝五物汤、保元汤、当归补血汤。

四、白术

本品甘、苦，温。归脾、胃经。健脾益气，燥湿利水，止汗，安胎。用于脾胃气弱，不思饮食，倦怠少气，虚胀，泄泻，痰饮，水肿，黄疸，湿痹，小便不利，头晕，自汗，胎气不安等。

1. 皮肤应用

本品通过其健脾益气的特性，在皮肤美容方面可以抗氧化、延缓衰老，有效减轻组织结构破坏，对改善皮肤组织的气血，具有非常好的效果。

现代药理研究显示，本品主要具有抗氧化、增强细胞免疫、抗菌、抗肿瘤、降血糖等作用。

2. 配伍应用

用于脾虚诸证。白术能和中益气，健脾利水，为治脾虚证主要药。治脾虚气弱，形瘦面黄，神疲乏力，不思饮食，脘腹胀满，大便溏薄，常与人参、茯苓、炙甘草同用，以调补脾胃而复健运之功，如《和剂局方》四君子汤；治小便不利，水肿，常与桂枝、茯苓、泽泻同用，以通阳化气，利水消肿，如《伤寒论》五苓散；治中阳不足，痰饮内停，胸胁支满，目眩心悸，咳而短气者，常与茯苓、桂枝、炙甘草同用，以健脾利水，温阳化饮，如《伤寒论》茯苓桂枝白术甘草汤；治水饮内停，清阳不升，浊阴上犯，头昏目眩及耳源性眩晕，常与泽泻同用，以泄浊升清，而止眩晕，如《金匮要略》泽泻汤。

用于痹证。白术之性偏燥，能祛诸经之湿。治湿痹，肢体酸痛重着，常与防己、薏苡仁、木瓜等同用，以化湿除痹；若痹证寒湿偏胜，可与附子同用，以散寒除湿，通痹止痛。

用于自汗，盗汗。白术有健脾、益气、敛汗之功，多用于气虚自汗不止，可单味煎服或研末服。若卫气虚弱，腠理不固，或体虚易感风邪，自汗恶风者，常与黄芪、防风同用，以益气固表而止汗，如《丹溪心法》玉屏风散；治阴虚盗汗，用白术分别与黄芪、石斛、牡蛎、麦麸同炒后，将白术研末，粟米汤调服（《丹溪心法》）。

3. 剂量要点

6~12 克，水煎服；或入丸、散；或熬膏。除湿治痹宜生用；健脾和胃宜炒用；健脾止泻宜炒焦用。

4. 各家论述

《本草经疏》载："白术，其气芳烈，其味甘浓，其性纯阳，为除风痹之上药，安脾胃之神品。"

《神农本草经》载："主风寒湿痹，死肌。痉，疸，止汗，除热，消食。"

《本草汇言》载："白术，乃扶植脾胃，散湿除痹，消食除痞之要药也。脾虚不健，术能补之，胃虚不纳，术能助之。"

《本经逢原》载："白术，生用有除湿益燥，消痰利水，治风寒湿痹，死肌痉疽，散腰脐间血，及冲脉为病，逆气里急之功；制熟则有和中补气，止渴生津，止汗除热，进饮食，安胎之效。"

5. 常用方剂

四君子汤、玉屏风散、痛泻要方、参苓白术散、枳术丸。

第七节 平肝息风药

一、蜈蚣

本品辛，温；有毒。归肝经。息风镇痉，攻毒散结，通络止痛。用于小儿惊风，抽搐痉挛，中风口㖞，半身不遂，破伤风，风湿顽痹，关节疼痛，疮疡肿毒，瘰疬，毒蛇咬伤。

1. 皮肤应用

本品具有攻毒散结的作用。多用于疮疡肿毒、瘰疬、毒蛇咬伤、带状疱疹。现代药理研究显示，本品具有抗炎、抗真菌、增强免疫、抗肿瘤等作用。

2. 配伍应用

用于小儿撮口，手足抽搐。可与全蝎、钩藤、僵蚕等同用，如《证治准绳》撮风散。

用于小儿急惊风。可与丹砂、轻粉等量研末，乳汁送服，如《圣惠方》万金散。

用于破伤风，角弓反张。以本品为主药，与天南星、防风等同用，如《医宗金鉴》蜈蚣星风散。

用于疮疡肿毒，瘰疬。与雄黄、猪胆汁配伍制膏，外敷恶疮肿毒，效果颇佳，如《拔萃方》不二散。

用于毒蛇咬伤。与黄连、大黄、甘草等同用。

用于风湿痹痛，游走不定，痛势剧烈。与防风、独活、威灵仙等祛风除湿通络药同用。

用于久治不愈之顽固性头痛或偏、正头痛。多与天麻、川芎、白僵蚕等同用。

3. 剂量要点

3~5g，水煎服；或入丸、散。外用适量，研末调敷。有毒，用量不宜过大。血虚生风及孕妇禁用。

4. 各家论述

《本草纲目》载："小儿惊痫风搐、脐风口噤、丹毒、秃疮、瘰疬、便毒、痔瘘、蛇瘕、蛇瘴、蛇伤。"

《医学衷中参西录》载："蜈蚣，走窜主力最速，内而脏腑，外而经络，凡气血凝聚之处皆能开之。性有微毒，而转善解毒，凡一切疮疡诸毒皆能消之。"

5. 常用方剂

逐风汤、蜈蚣星风散、蜈蚣散。

二、全蝎

本品辛，平；有毒。归肝经。息风镇痉，攻毒散结，通络止痛。用于各种原因引起的惊风、痉挛抽搐，疮疡肿毒，瘰疬，脱疽，乳房痈肿，风湿顽痹，筋脉拘挛，顽固性偏、正头痛，多种肿瘤。

1. 皮肤应用

本品具有攻毒散结的功效。多用于疮疡肿毒、瘰疬、毒蛇咬伤、带状疱疹。

现代药理研究显示，本品具有抗炎、镇痛、增强免疫、抗肿瘤等作用。

2. 配伍应用

用于痉挛抽搐。本品主入肝经，性善走窜，既平息肝风，又搜风通络，有良好的息风止痉之效，为治痉挛抽搐之要药，常与蜈蚣同用，如《经验方》止痉散。治小儿急惊风高热、神昏、抽搐，常与羚羊角、钩藤、天麻等清热息风药同用；治小儿慢惊风抽搐，常与党参、白术、天麻等益气健脾药同用；治痰迷癫痫抽搐，可与郁金、白矾等量，研细末服；治破伤风痉挛抽搐、角弓反张，又与蜈蚣、天南星、蝉蜕等同用，如五虎追风散，或与蜈蚣、钩藤、朱砂等同用，如《证治准绳》摄风散；治风中经络，口眼㖞斜，可与白僵蚕、白附子等同用，如《杨氏家藏方》牵正散。

用于疮疡肿毒，瘰疬。本品味辛，有毒，故有散结、攻毒之功，多作外敷用。治诸疮肿毒，与栀子、麻油同用，煎黑去渣，入黄蜡为膏外敷；消颌下肿硬，本品焙焦，黄酒下；治流痰、瘰疬、瘿瘤等，与马钱子、半夏、五灵脂等，共为细末，制成片剂用，如《经验方》小金散；治淋巴结核、骨与关节结核等，与蜈蚣、地龙、土鳖虫各等量，研末或水泛为丸服；治流行性腮腺炎，单用全蝎，香油炸黄内服。

用于风湿顽痹。本品善于通络止痛，对风寒湿痹久治不愈，筋脉拘挛，甚则关节变形之顽痹，作用颇佳。可配麝香少许，共为细末，温酒送服，有减轻疼痛之效，如全蝎末方（《仁斋直指方》）；临床亦常与川乌、白花蛇、没药等祛风、活血、舒筋活络之品同用。

用于顽固性偏、正头痛。本品搜风、通络、止痛力较强，单味研末吞服即有效；与天麻、蜈蚣、川芎、僵蚕等同用，其效更佳。

3. 剂量要点

2~5g，水煎服；研末入丸、散，每次 0.5~1g。蝎尾用量为全蝎的 1/3。外用研末掺、熬膏或油浸涂敷。有毒，应严格控制剂量，用量不宜过大，过敏体质忌用。

4. 各家论述

《开宝本草》载："疗诸风隐疹，及中风半身不遂，口眼㖞斜，语涩，手足抽掣。"

《本草图经》载："治小儿惊搐。"

《本草纲目》载："治大人痎疟，耳聋，疝气，诸风疮，女人带下，阴脱。"

《本草求真》载："全蝎，专入肝祛风，凡小儿胎风发搐，大人半边不遂，口眼㖞斜，语言謇涩，手足抽掣，疟疾寒热，耳聋，带下，皆因外风内客，无不用之。"

5. 常用方剂

全蝎散、牵正散。

三、僵蚕

本品咸、辛，平。归肝、肺、胃经。祛风定惊，化痰散结。用于惊风抽搐，咽喉肿痛，皮肤瘙痒，颌下淋巴结炎，面神经麻痹。

1. 皮肤应用

本品既疏散风热、祛风止痒，善治风疹、隐疹；又祛瘢痕、祛黯，多用于瘢痕、面黯、面斑等损容性疾病。

现代药理研究显示，本品对金黄色葡萄球菌、铜绿假单胞菌有轻度的抑菌作用。

2. 配伍应用

用于风疹，隐疹，皮肤瘙痒。单味为末，以酒送服，或与蝉蜕、薄荷等疏风止痒药同用。治风疹密如虿子，奇痒难忍，可与黄芪、当归、荆芥等同用；治面上瘢痕，与白石脂、白附子、白鱼、鹰屎共研末，猪脂调和外敷，如《圣济总录》白僵蚕膏；治面黯，可单味研末外用，水和擦之，或与黑牵牛、细辛同用，研末洗面；治雀斑，与白附子、白芷、白丁香等共为细末，水和搽面；治白癜风，与乌梢蛇、胡麻子、独活等同用，如《圣济总录》乌蛇散。

3. 剂量要点

3~10g，水煎服；或入丸、散；或研末吞服，每次 1~1.5g。外用适量，研末调敷。散风热多生用；余多炒用。

4. 各家论述

《神农本草经》载："灭黯，令人面色好。"

《本草纲目》载："散风痰结核、瘰疬、头风、风虫齿痛，皮肤风疮，丹毒作痒。"

《本草汇言》载："驱风痰、散风毒、解疮肿之药也。善治一切风痰相火之疾，如前古之治小儿惊痫瘈疭，恍惚夜啼，大人中风，痰闭闷绝，人事不省，或喉痹肿塞，水谷不通，或头痛齿痛，腮颊硬胀，或皮肤风痒，斑沙疙瘩，或日行痘疮，起发不透，或麻疹错逆，隐约不红，或痰痞癥块，寒热并作，凡诸风、痰、气、火、风毒、热毒、浊逆结滞不清之病，投之无有不应。"

5. 常用方剂

牵正散、普济消毒饮。

第八节 化痰药、攻毒杀虫止痒药

一、浙贝母

本品苦，寒。归肺、心经。清热化痰，散结消痈。用于风热犯肺，痰火咳嗽，肺痈，乳痈，瘰疬，疮毒。

1. 皮肤应用

本品具有散结消痈的功效。多用于治疗乳痈疖肿，疮疡疔毒。

现代药理研究显示，本品有镇咳、镇静、平喘、扩瞳、调节血压、镇痛、升高血糖、祛痰等作用。

2. 配伍应用

用于风热咳嗽及痰热郁肺之咳嗽。前者常与桑叶、牛蒡子同用，后者多与瓜蒌、知母等同用。

用于痰火瘰疬。与玄参、牡蛎等同用，如《医学心悟》消瘰丸。

用于瘿瘤。与海藻、昆布同用。

用于疮毒乳痈。与连翘、蒲公英等同用，内服、外用均可。

用于肺痈咳吐脓血。与鱼腥草、芦根、桃仁等同用。

3. 剂量要点

3~10g，水煎服。不宜与乌头类药材同用。

4. 各家论述

《本草正》载："治肺痈、肺痿、咳喘、吐血、衄血，最降痰气，善开郁结，止疼痛，消胀满，清肝火，明耳目，除时气烦热、黄疸、淋闭、便血、溺血，解热毒，杀诸虫及疗喉痹、瘰疬、乳痈发背、一切痈疡肿毒……较之川贝母，清降之功，不啻数倍。"

《本经逢原》载："同青黛治人面恶疮，同连翘治项上结核。皆取其开郁散结，化痰解毒之功也。"

5. 常用方剂

消瘰丸。

二、硫黄

本品酸，温；有毒。归肾、大肠经。内服补火、助阳、通便；外用解毒、杀虫、疗疮。用于阳痿足冷，虚喘冷哮，虚寒便秘；外治疥癣，秃疮，阴疽恶疮。

1. 皮肤应用

本品解毒、杀虫、止痒力强。多用于癣、湿疹等皮肤瘙痒，尤为治疗疥疮的要药；此外，还可用于寻常疣、白癜风、疮疡粉刺、酒渣鼻等。

现代药理研究显示，本品主要含硫，另杂有砷、硒、铁、碲等成分。硫与皮肤接触，产生硫化氢及连五硫酸，从而有溶解角质，有杀疥虫、细菌、真菌作用。

2. 配伍应用

用于疥癣疮痈。本品性温而燥，有解毒杀虫，燥湿止痒之功，治疗疥疮的要药。治疥疮，即单取硫黄为末，麻油调涂用，或与风化石灰、铅丹、轻粉研末，猪油调涂；治顽癣瘙痒，可与轻粉、斑蝥、冰片为末，同香油、面粉为膏，涂敷患处；治疮痈，可与荞麦面、白面为末，贴敷患处；治粉刺，可与白僵蚕、杏仁等研粉外用；治酒渣鼻，与大黄同用，研末外涂；消除疣目，可单用外敷。

3. 剂量要点

1.5~3g，炮制后入丸、散服。外用适量，研末，油调涂敷患处。

4. 各家论述

《神农本草经》载："主妇人阴蚀，疽痔，恶血，坚筋骨，除头疮。"

《药性论》载："生用治疥癣。"

5. 常用方剂

颠倒散、金液丹、还阳散、半硫丸、如圣散。

第九节　拔毒化腐生肌药

一、砒霜

本品辛、酸，热；有大毒。归脾、肺、胃、大肠经。蚀疮去腐，杀虫，劫痰，截疟。用于寒痰哮喘，疟疾，休息痢，梅毒，痔疮，瘰疬，走马牙疳，癣疮，溃疡腐肉不脱。

1. 皮肤应用

本品具有蚀疮腐蚀、杀虫解毒的功效。多用于带状疱疹，湿疹，疮疡肿毒，丹毒，皮肤真菌类疾病，银屑病，白癜风，鸡眼，毒虫咬伤，疥疮等。

现代药理研究显示，本品对皮肤、黏膜有强烈腐蚀作用，能杀灭细菌、疟原虫、阿米巴原虫及螺旋体，还可杀灭活体细胞。

2. 配伍应用

用于祛腐，生肌，敛疮。药用白砒与明矾、雄黄、乳香共研细末，制成锭剂，直接插入漏管窦道处。

用于"肿疡脓成不穿，溃疡毒根坚硬如石"，白砒与水银、净火硝、白矾、朱砂、雄精、硼砂、皂矾、食盐共炼，制成丹药。

3. 剂量要点

1~3mg，入丸、散服。外用研末撒或调敷；或入膏药中贴之。本品大毒，内服宜慎。体虚及孕妇禁服，肝、肾功能不全者禁用。外用面积不宜过大。

4. 各家论述

《医学入门》载："主恶疮瘰疬，腐肉，和诸药敷之，自然蚀落。又治蛇尿着人手足，肿痛肉烂，指节脱落。为末，以胶清调涂。"

《本草纲目》载："蚀痈疽败肉，枯痔，杀虫。"

《玉楸药解》载："治寒痰冷癖，久疟积痢，疗痔漏瘰疬，心疼齁喘，蚀痈疽腐肉，平走马牙疳。"

5. 常用方剂

砒霜膏、砒霜散、白降丹、二味拔毒散。

二、轻粉

本品辛，寒；有毒。归大肠、小肠经。内服祛痰消积，逐水通便；外用杀虫，攻毒，敛疮。用于痰涎积滞，水肿臌胀，二便不利；外治疥疮，顽癣，臁疮，梅毒，疮疡，湿疹。

1. 皮肤应用

本品多用于疥疮、顽癣、臁疮、梅毒、疮疡、湿疹。

现代药理研究显示，轻粉外用有杀菌作用，尤其对各种皮肤真菌有不同程度的抑制作用。

2. 配伍应用

用于诸疥疮。轻粉 25g，吴茱萸 50g，赤小豆 49 粒，白蒺藜 50g，白芜荑仁 25g，石硫黄少许。上六味，捣研为散，令匀。每用生油调药 2.5g，于手心内摩热后，遍揩周身有疥处，便睡。（《圣济总录》神捷散）

用于人面上湿癣。轻粉、斑猫（去翅、足）。上研细，用温水以鸡翎扫之周围。（《普济方》轻粉散）

用于小儿生癣。猪脂和轻粉抹之。（《仁斋直指方》）

用于小儿头疮。葱汁调腻粉涂之。（《濒湖集简方》）

用于风虫牙疳，脓血有虫。轻粉 5g，黄连 50g。为末掺之。（《普济方》）

用于杨梅疮癣。汞粉、大风子肉。等量为末，涂之。（《岭南卫生方》）

用于下疳阴疮。轻粉末干掺之。（《积善堂经验方》）

用于臁疮不合。轻粉 0.5g，黄蜡 50g。以粉掺纸上，以蜡铺之。敷在疮上，黄水出。（《永类钤方》）

3. 剂量要点

0.1~0.2g，每日 1~2 次，多入丸剂或装胶囊服，服后漱口。外用适量，研末掺敷患处。本品有毒，不可过量；内服慎用；孕妇禁服。

4. 各家论述

《本草纲目》载："水银乃至阴毒物，因火煅丹砂而出，加以盐、矾炼而为轻粉，加以硫黄升而为银朱，轻飞灵变，化纯阴为燥烈，其性走而不守，善劫痰涎，消积滞，故水肿风痰湿热毒疮被劫，涎从齿龈而出，邪郁为之暂开，而疾因之亦愈。若服之过剂，或不得法，则毒气被蒸，审入经络筋骨，莫之能出，痰涎既去，血液耗亡，筋失所养，营卫不从，变为筋挛骨痛，发为痈肿疳漏，或手足皲裂，虫癣顽痹，经年累月，遂成废痼，其害无穷。"

5. 常用方剂

神捷散、轻粉散。

三、铅丹

本品辛，微寒；有毒。归心、肝经。内服坠痰镇惊，攻毒截疟；外用拔毒生肌，杀虫止痒。用于痈疽疮疡，湿疹癣疮，惊痫癫狂、疟疾等。

1. 皮肤应用

本品多用于疮疡肿毒、创伤出血、烧烫伤。

现代药理研究显示，本品能直接杀灭细菌、寄生虫，并有抑制黏膜分泌作用。

2. 配伍应用

用于痈疽发背，疼痛不止，大渴闷乱，肿硬不消。黄丹 350g，蜡100g，白蔹 100g（锉），杏仁 100g（汤浸，去皮、尖、双仁，研），乳香100g（末），黄连 100g（锉），生油 1L。上药白蔹、杏仁、黄连以生锦袋盛，入油慢火熬半日，滤出，下黄丹，以柳木篦搅，候变黑膏，入蜡、乳香更熬，硬软得所，用瓷盒内盛，故帛摊贴，日二换之。（《圣惠方》黄丹膏）

用于破伤水入，肿溃不愈。铅丹、蛤粉等分。上同炒变色。掺疮上，水即出渐愈。（《圣济总录》铅丹散）

用于外痔。黄丹、滑石各50g。上为细末。新汲水调涂，日三五次上。（《婴童百问》丹石散）

用于烫火伤。黄丹50g，潮脑（即樟脑）25g。为末，以蜜调匀，涂于伤处。（《疡医大全》）

用于赤白痢，所下不多，遍数不减。黄丹50g（炒令紫色），附子50g（炮裂去皮脐，捣末）。上件药，用枣肉和丸如梧桐子大，每服不计时候，以粥饮下10丸。（《圣惠方》）

3. 剂量要点

0.15~0.3g，入丸、散服，时间不能超过2周。外用适量，研末撒，调敷；或熬膏敷贴，每次不得超过20g，用药范围应小于30cm^2。有毒。

4. 各家论述

《本草纲目》载："铅丹，体重而性沉，味兼盐、矾，走血分，能坠痰去怯，故治惊痫癫狂，吐逆反胃。能消积杀虫，故治疳疾、下利、疟疾有实积。能解热拔毒，长肉去瘀，故治恶疮肿毒，及入膏药，为外科必用之物也。"

5. 常用方剂

黄丹膏、铅丹散、丹石散、桃红散、丹粉散、大效金丝膏、铅丹膏、驱风散。

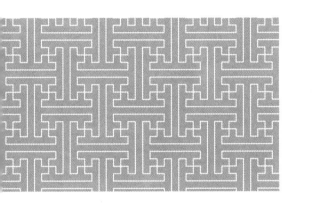

第四章

经典方剂

第一节 清热剂

一、五味消毒饮

1. 组成

金银花 20g、野菊花 15g、蒲公英 15g、紫花地丁 15g、紫背天葵 15g。

2. 功效

清热解毒，消散疔疮。

3. 主治

疔疮初起，发热恶寒，疮形如粟、坚硬根深、状如铁钉，以及痈疡疖肿，红肿热痛，舌红苔黄，脉数。

4. 组方特色

本方出自《医宗金鉴》，由金银花、野菊花、蒲公英、紫花地丁、紫背天葵五味药物组成，具有清热解毒、消散疔疮之功效。主治火毒结聚的痈疮疖肿。方中金银花、野菊花，清热解毒散结，金银花入肺胃，可解中上焦之热毒，野菊花入肝经，专清肝胆之火，二药相配，善清气分热结；蒲公英、紫花地丁均具清热解毒之功，为痈疮疔毒之要药，蒲公英兼能利水通淋，泻下焦之湿热，与紫花地丁相配，善清血分之热结；紫背天葵能入三焦，善除三焦之火。诸药合用，共奏清热解毒、消散疔疮之效。

5. 方证要点

本方对脏腑蕴热、火毒结聚所致痈疮疔毒最为相宜，而不适用于阴疽肿痛者。具体方证要点如下。

（1）疔疮初起，急性病程。

（2）皮损色红，灼热肿痛。

（3）伴发热恶寒，头痛等。

（4）舌红，苔黄，脉数。

6.加减变化

热毒炽盛者，加黄连、栀子；大便秘结者，加生大黄；疔肿难化者，加白僵蚕、浙贝母；发热较炽者，加黄芩、山栀子；高热烦躁者，加黄连、连翘；舌质红绛者，加水牛角、赤芍、牡丹皮；肿痛较剧者，加乳香、没药；脓成不溃者，加穿山甲、皂角刺；产后乳痈者，重用蒲公英，加全瓜蒌、浙贝母；治疗疮者，重野菊花、紫花地丁。

7.使用禁忌

脾胃虚弱、大便溏薄者慎用；阴疽肿痛者忌用。

8.经典案例

病案一

黄某某，男，19岁。初诊日期：2021年4月11日。

主诉：颜面部多发粟粒样丘疹，脓疱3年余。

现病史：患者于3年前发现双颊部散见粟粒样炎性丘疹，丘疹色红，可挤出白色粉状物，部分顶端有脓疱，个别伴轻度痒痛，且皮肤油脂分泌增多。患者未重视，3年来反复发作，丘疹数量不断增加，扩散至下颌及额部，部分形成囊肿及结节，伴明显压痛感。每当劳累、睡眠不足或进食辛辣、油腻之品时，上述症状加重。辰下症见口干喜冷饮，纳可寐安，大便秘结，小便短赤。

检查：颜面部散见多发粟粒样丘疹，丘疹色红，互不融合，部分顶端可见脓疱，两面颊及下颌角可见脓肿、结节，触痛明显。双颊毛孔较粗大，皮脂溢出明显。

脉象：脉滑数。

舌象：舌质红，苔薄黄、微腻。

西医诊断：痤疮。

中医辨证：粉刺（热毒蕴结证）。

立法：清热解毒，通腑泻热，消肿止痛。

处方：五味消毒饮加减。金银花 20g、野菊花 15g、蒲公英 15g、紫花地丁 15g、紫背天葵 15g、连翘 12g、生石膏 20g、知母 6g、生大黄（后下）3g、黄连 6g、栀子 9g、甘草 3g。

水煎服。每日 1 剂，早晚分服，连服 7 剂。囊肿、结节采用毫火针刺法，每周 1 次。

二诊：2021 年 4 月 19 日。患者用药 1 周后，皮损明显减少，囊肿结节趋平，未见新发丘疹，大便通畅。效不更方，治宜守前法化裁追之。照前方去生大黄，加穿山甲（先煎）3g、皂角刺 9g，继服 14 剂，服法同上。外治法照旧。

三诊：2021 年 5 月 2 日。患者前后中药内服配合毫火针刺法外治 3 周后，颜面部红色粟粒样丘疹基本消退，囊肿、结节大部分缩小或消退，皮肤出油得到控制，大便通畅。于前方去穿山甲、皂角刺、生石膏、知母、黄连、栀子，加陈皮 6g、姜半夏 6g、山药 12g、茯苓 12g、薏苡仁 30g，再服 14 剂，以巩固疗效。2 周后，患者来院复查，皮损均已消除，皮肤光滑有泽。半年后随访未见复发。

案例点评：痤疮俗称青春痘、粉刺等，是由毛囊及皮脂腺阻塞、发炎引发的慢性炎症性皮肤病，以青春期多见。痤疮的发病多由于外感风热或素体阳盛，热邪内聚，煎灼血络，积于胃腑，酝酿成痈；或由于痰浊内蕴，积聚成湿，湿蕴日久，从阳化热，湿热相合，蒸于颜面；或由于中焦枢机不利或痰湿蕴久，阻滞血脉，热壅血瘀，发为痤疮。

本案例系患者素体阳热旺盛，热蕴肺经，复感风热邪气外侵，热毒内结而成。治宜清热解毒，通腑泻热，消肿止痛，故使用五味消毒饮加减。再加用黄连、栀子清热泻火，生石膏、知母清实热，生大黄通腑实。诸药合用，共奏清热解毒、通腑泻热、消肿止痛之效。

一诊治疗后，患者皮损消退，大便通畅，说明辨证准确，故效不更方，去生大黄，加穿山甲、皂角刺活血通络，加强消肿散结之功。前后中药内服配合毫火针刺法外治3周后，患者皮损已基本消退，故去掉攻窜苦寒之穿山甲、皂角刺、生石膏、知母、黄连、栀子之品，加陈皮、半夏、山药、茯苓、薏苡仁等健脾化痰、祛湿理气之品以调理肺脾功能。配合毫火针刺法，能以热引热，消肿排脓。内外合治，往往能缩短病程，加速皮损消退，达到事半功倍之效果。

病案二

王某某，男，38岁。初诊日期：2016年11月13日。

主诉：左拇指疼痛10天。

现病史：患者缘于10天前因处理海鲜左手拇指被刺伤后出现水肿性红斑，红斑范围不断扩大，左手拇指肿胀疼痛，活动受限。辰下症见低热烦躁，头痛欲裂，口干唇燥，小便黄赤，大便质干。

检查：左手拇指肿胀，见一局限性红斑，周围水肿，高出皮肤，触痛明显，皮温不高。

脉象：脉滑数。

舌象：舌红，苔薄黄。

西医诊断：类丹毒。

中医辨证：丹毒（热毒蕴结证）。

立法：清热解毒，凉血消肿。

处方：五味消毒饮加减。金银花20g、野菊花15g、蒲公英15g、紫花地丁15g、紫背天葵15g、生地黄12g、牡丹皮12g、生大黄（后下）3g、黄芩9g、黄连9g、连翘9g、甘草3g。

水煎服。每日1剂，早晚分服，连服7剂。同时予五味消毒饮加味外洗方（金银花30g、野菊花20g、蒲公英15g、紫花地丁15g、紫背天葵15g、黄芩12g、黄连12g、白鲜皮15g、紫草9g），每日1次。中药泡洗后予如意

117

金黄散用蜂蜜调成糊状，外敷于皮损处，每日 1 次。

二诊：2016 年 11 月 21 日。内服外洗 1 周后，左拇指肿胀大致消退，肤色转暗，局部疼痛明显减轻，低热烦躁消失，大便通畅。仍宗上法去生大黄。外用药不变。一周后复诊，左手拇指肿胀已全然消失，诸症退如常人。随访 3 个月后症状未见再发。

案例点评：类丹毒是由猪红斑丹毒丝菌进入人体皮肤黏膜伤口后发生丹毒样皮损的一种急性感染性疾病。传染途径多为手部刺伤或皮肤细微破伤而发病，多见因洗鱼切肉时，手指被鱼刺刺伤或刀切伤而感染，但临床上也有无明显外伤史，单纯接触而发病者。

本案患者因鱼刺扎伤，火热邪毒侵入，导致经络阻塞，气血凝滞，郁久化热，热毒蕴结，热入血分，故见患指肿胀、红斑。如《疡医大全》所云："发丹色，状不一，痒痛亦异，大概因血热肌虚，邪气所搏而发。"治宜清热解毒、凉血消肿，故使用五味消毒饮加减。如用生地黄、牡丹皮清热凉血，黄芩、黄连清热泻火，大黄清热通下，甘草调和诸药。诸药合用，共奏清热解毒、消散疗疮之效。

《理瀹骈文》有云："外治之理，即内治之理；外治之药，即内治之药；所异者，法也。"中药外洗，可通过局部用药，使药效直达病所。且现代研究也表明，中药外洗可改善局部血液循环，降低血管通透性，减少渗血，控制过敏反应，杀灭细菌、真菌，加快损伤组织再生。五味消毒饮加味外洗方中，野菊花、金银花、紫花地丁、蒲公英、紫背天葵可清热解毒散结，善治痈疮疗毒，其中蒲公英还有利水通淋之效，可泻下焦湿热；配以地肤子、土茯苓、白鲜皮、苦参清热燥湿，杀虫止痒；生甘草调和诸药，且其有清热解毒之功。诸药合用共奏清热解毒散结、祛风除湿止痒之效。本案例中灵活应用五味消毒饮，内外合治，方能取得捷效。

二、黄连解毒汤

1. 组成

黄连 9g、黄芩 6g、黄柏 6g、栀子 9g。

2. 功效

泻火解毒。

3. 主治

用于疔疮及一切火毒热毒、发热、汗出、口渴等实热证。

4. 组方特色

黄连解毒汤最早见于《肘后备急方》，正式命名并记录于《外台秘要》中。药共四味，通彻三焦，清热泻火，除湿解毒，主治一切疮疡火毒。方中黄连为主药，味苦性寒，清热燥湿，泻火除烦，尤擅泻心经实火；黄芩味苦性凉，善清肺经气分之热；黄柏味苦微辛性寒，既能泻火解毒除骨蒸，又能祛下焦湿热，利小便。黄连、黄芩、黄柏三药合用，清泻三焦火热。栀子味苦性寒，味厚而气薄，气浮而味降，阴中有阳，气浮可清心肺之火，味降能泻肝、肾、膀胱之火，因其可升可降，故能统治三焦之气，清泻一身之火，清热泻火，凉血解毒，与三黄合用，泻火解毒之力更专。

5. 方证要点

本方原为一切邪火热毒盛于三焦而设，但临床应用时，三焦热盛证不必悉具，只要为火毒之疾均可用之。皮肤科临床一般应用于一切火毒热毒为患所致的疔疮痈疽等。具体方证要点如下。

（1）皮损色红，灼热肿痛。

（2）热病吐血衄血，热甚发斑。

（3）大热烦扰，口燥咽干。

（4）身热下利，小便黄赤。

（5）舌红苔黄，脉数有力。

6.加减变化

便秘者，加大黄泻下焦实热；吐血、衄血、发斑者，加玄参、生地黄、牡丹皮清热凉血；黄疸者，加大黄、茵陈清热祛湿退黄；疮疡肿毒者，加蒲公英、连翘清热解毒。

7.使用禁忌

本方为大苦大寒之剂，久服或过量易伤脾胃。非火盛者不宜使用；脾胃虚弱、大便溏薄者慎用；阴疽肿痛者忌用。

8.经典案例

侯某某，男，26岁。初诊日期：2018年6月29日。

主诉：左颊部见一丘疹，周围灼热，伴轻度痒痛1周。

现病史：患者1周前无明显诱因于左面颊部见一米粒大小丘疹，周围灼热，轻度痒痛。起初未在意，2日后丘疹不断增大，丘疹周围红肿，顶端可见一脓头，灼热疼痛感明显，遂来我院就诊。辰下症见壮热烦躁，口干口苦，唇干舌燥，小便黄赤，大便干结。

检查：体温38.4℃。患者神志清晰，左面颊处见一丘疹，直径约3.0cm，肿块周围颜色鲜红，稍肿胀，高于皮肤，顶端见一脓头，中央有破溃，见黄色稠状脓液排出，有明显压痛，且触摸有灼热感，皮肤温度较高。

脉象：脉数有力。

舌象：舌质红，苔黄。

西医诊断：疖肿。

中医辨证：热疖（热毒蕴结证）。

立法：清热解毒，消肿散结。

处方：黄连解毒汤合仙方活命饮加减。黄连9g、黄芩6g、黄柏6g、栀子9g、金银花15g、穿山甲3g、皂角刺10g、当归尾10g、赤芍10g、乳香6g、没药6g、天花粉10g、陈皮10g、防风10g、浙贝母10g、白芷6g。

水煎服。每日1剂，早晚分服，连服7剂。同时外敷金黄膏，每日换药 1 次。

二诊：患者经中药内服配合中药外敷调治 1 周后，疮面红肿已消，疮口腐肉已脱，脓液渐尽。故继守前方，去穿山甲、皂角刺后，继服 7 剂。

三诊：前后服药 14 剂后，颜面部疖肿大致消退，疮口脓腐已净，新肉始长，四周红肿已退，疼痛已消。故守前方，减乳香、没药，加生黄芪 6g、白术 10g 以健脾益气、托毒外出，继服 1 周以巩固疗效。3 个月后来院复诊，患者颜面部疖肿已消，皮肤愈合如常。嘱患者忌食辛辣厚腻之物，避免复发。

案例点评：本案例患者时值壮年，素体血热，外感风热邪毒，凝聚肌表，以致营卫不和，气血凝滞而成疖。证属火毒炽盛，热盛肉腐。治宜清热泻火，解毒散结，故使用黄连解毒汤合仙方活命饮加减。方中黄连、黄芩、黄柏、栀子，清泻三焦火热，泻火解毒；金银花味甘性寒，旨在清热解毒疗疮；当归尾、赤芍、乳香、没药、陈皮行气活血通络，消肿止痛；防风、白芷通滞散结，透邪外出；浙贝母、天花粉清热化痰散结，消未成之脓；穿山甲、皂角刺通经活络，透脓溃坚。诸药合用，共奏清热解毒、消肿溃坚、活血止痛之效。

三、犀角地黄汤

1. 组成

水牛角 30g，生地黄 24g，牡丹皮 12g，芍药 9g。

2. 功效

凉血，清热，解毒。

3. 主治

用于一切疮疡热毒内攻，热在血分者。

4. 组方特色

本方出自《外台秘要》。本方治证由营热不解，深陷血分所致。心主血，又主神明,热入血分,一则热扰心神,致躁扰昏狂;二则热邪迫血妄行,致使血不循经,上溢则见吐血、衄血,下出则见便血、尿血,外溢肌肤则见发斑;三则血分热毒耗伤血中津液,则舌紫绛而干,又与热互结,致蓄血瘀热,喜忘如狂,但因邪居阴分,热蒸阴液上承,故漱水不欲咽。此不清其热则血热不宁,不散其血则瘀血不去,不滋其阴则火热不熄,正如叶天士所谓"入血就恐耗血动血,直须凉血散血",治以清热解毒,凉血散瘀。方中犀角(现以水牛角代)咸寒,直入血分,清心、凉血、解毒,使热清血宁,为君药;生地黄清热凉血,养阴生津,既助君药清解血分热毒,又可复已伤之阴血,为臣药;赤芍、牡丹皮清热凉血,活血散瘀,既能增强凉血之力,又可防止留瘀之弊,共为佐药。本方四药相合,清热、养阴、凉血、散瘀并用,使热清血宁而无耗血动血之虑,凉血止血而无留瘀之弊。

5. 方证要点

本方主要适用于疔疮热毒、热入血分证。具体方证要点如下。

(1)热扰心神,身热谵语,舌绛起刺,脉细数。

(2)热伤血络,斑色紫黑,吐血,衄血,便血,尿血等,舌红绛,脉数。

(3)蓄血瘀热,喜忘如狂,漱水不欲咽,大便色黑易解等。

6. 加减变化

见蓄血、喜忘如狂者,系热燔血分,邪热与瘀血互结,可加大黄、黄芩,以清热逐瘀与凉血散瘀同用;郁怒而夹肝火者,加柴胡、黄芩、栀子,以清泻肝火;治热迫血溢之出血证,可酌加白茅根、侧柏炭、小蓟等,以增强凉血止血之功。

7. 使用禁忌

(1)阴斑、虚斑者不宜使用。叶天士谓:"淡红色,四肢清,口不感渴,脉不洪数,非虚斑即阴斑。"

(2)阳虚失血者、脾胃虚弱者不宜使用。

8. 经典案例

病案一

陈某某，男，36岁。初诊日期：2001年5月20日。

主诉：左颊部见一绿豆大小疖肿，伴肿痛5天。

现病史：患者于5天前无明显诱因左颊部生一疖，肿如龙眼大小，挤压后肿胀更甚，且见恶寒发热，就诊于当地诊所，予口服西药（具体不详）后，疖肿未消，肿势渐大，红肿热痛加剧，昨日疮顶忽见陷黑无脓，肿势迅速向周围扩散，皮色暗红，全身高热寒战（体温40.1℃），遂来我院急诊科就诊。辰下症见壮热烦躁，恶心呕吐，神志不清，时有谵语，大便5天未解。

检查：体温40.1℃，患者神志不清，时有谵语；左颊部见一红肿，顶端陷黑无脓，肿势散漫，皮色暗红；舌质红绛，脉洪数。化验检查示，白细胞计数为19.8×10^9/L，中性粒细胞比例为86%，血培养结果为金黄色葡萄球菌阳性。

脉象：脉洪数。

舌象：舌质红绛，苔黄燥。

西医诊断：①左颊脓肿；②脓毒血症。

中医辨证：疔疮走黄（热入营血证）。

立法：凉血、清热、解毒。

处方：犀角地黄汤加减。水牛角粉30g、生地黄12g、牡丹皮12g、金银花15g、连翘12g、黄连9g、黄芩6g、黄柏6g、栀子9g、大黄（后下）10g、赤芍12g。

水煎服。每日1剂，早、晚分服，连服4剂。另配紫雪丹冲服；六神丸每次10粒，每日2次。局部皮损外敷玉露散。

同时给予足量抗生素治疗。

二诊：上方4剂后体温下降至38.2℃，大便1日2~3次，面部漫肿稍退，脓液通畅，精神转好。舌质红，苔黄，脉数。拟守前法，前方减去紫雪丹，大黄改 6g，每日 1 剂，连服 4 剂。

三诊: 药后体温恢复正常，面部漫肿缩小，疮面脓水渐尽。仍感疲乏无力，口干舌燥，口渴喜饮，偶感潮热，舌红苔少，脉细数。证属气阴亏虚。中药加强滋阴益气之品，上方去水牛角、大黄，加玄参 9g、天花粉 12g、南沙参 12g、北沙参 12g、黄芪 15g，每日 1 剂，连服 7 剂。外用药改金黄膏外敷。

四诊: 随证加减治疗 2 周后，体温正常，面部漫肿消退，疮面脓水已尽，疼痛消散。继守前方，去黄连、黄芩、黄柏、栀子等苦寒之药，再服 7 剂。外用药改生肌散。再次复诊时，面部漫肿已全然消退，一切恢复正常而告愈。

案例点评: 疔是一种发病迅速、易于变化而危险性较大的急性化脓性疾病。多发于颜面和手足等处。疔疮疮形虽小，但根脚坚硬，有如钉状，病情变化迅速，容易造成毒邪走散。尤其是发于颜面部的疔疮，如若治疗不当或失治误治，疔毒未能及时控制而走散入营，内攻脏腑，进而引起一种全身性危急疾病，即疔疮走黄。中医学认为本病多因火毒炽盛，毒邪不能外泄而致走散，疔毒客入营血，内攻脏腑而成。早期失治误治，未能控制毒势；或挤压碰伤，过早切开；或误食辛热之药及膏粱厚味等发物；或妄用艾灸，均为其主要病因。

本案例系疔疮未能及时治疗，运用错误手法挤压后导致疔毒走散，火毒炽盛，毒邪内入营血的证候。火毒内盛，故见寒战、高热、烦躁等全身症状；热入营血，故舌质红绛，苔黄；患者神志不清，时有谵语，说明毒邪入心，蒙蔽心神。治当凉血清热解毒，醒神开窍。故方中水牛角清热凉血，解毒定惊；生地黄、牡丹皮旨在凉血解毒；黄连、黄芩、黄柏、栀子清泻三焦火热，泻火解毒；金银花、连翘，清热解毒，外散毒邪；赤芍养血敛阴；生大黄通腑泻热。全方共奏清热凉血解毒之功。另配"凉开"之品紫雪丹以开窍醒神，六神丸以清热解毒、消肿止痛、敛疮生肌。

一诊治疗后，毒热已减，大便已通，精神转好，故继守前方，清余热。二诊治疗后，患者面部漫肿已大致消退，但见疲乏无力，口干舌燥，口渴喜饮，偶感潮热，舌红苔少，脉细数等，说明气阴亏虚，故加入玄参、天花粉、南沙参、北沙参、黄芪等益气养阴之品，清热解毒而不伤阴，"益水之源，以制阳光"。切中病机，故邪毒得清。

病案二

黄某某，男，32岁。初诊日期：2010年9月11日。

主诉：全身红斑丘疹鳞屑伴瘙痒8年余，加重10天。

现病史：患者于8年前四肢及背部皮肤出现少数斑块，皮损色鲜红，上覆银白色鳞屑，且有痒感。起初未重视，未予处理，斑块逐渐扩大增多，小如钱币，大如地图样，斑块可相互融合成片，斑片色鲜红，边缘略高，上覆多层银白色临床，瘙痒明显。曾于多家医院就诊，诊断为银屑病，经各种药物治疗后，短期内症状有所缓解，但未治愈，仍反复不断，时轻时重。10天前饮酒后，斑块突然散发至全身，瘙痒剧烈，影响睡眠，遂来我院就诊。辰下症见口干唇燥，心烦易怒，夜寐不安，小便黄，大便干。

检查：前胸、腹部、背部、四肢散见片状斑块，色鲜红，斑块大小不一，形态不一，可相互融合成斑片，小如钱币，大如地图，上覆多层银白色鳞屑，剥去银屑如云母，层层脱落，可见光滑薄膜，刮去薄膜，则见细小筛状出血。

脉象：脉弦滑。

舌象：舌质红绛，苔薄黄。

西医诊断：银屑病。

中医辨证：白疕（血热证）。

立法：清热凉血，散瘀消斑。

处方：犀角地黄汤加减。水牛角30g、生地黄24g、牡丹皮12g、芍药9g、黄芩9g、黄连6g、黄柏9g、栀子9g、生石膏20g、知母6g、丹参30g、紫草10g。

水煎服。每日1剂，早晚分服，连服7剂。外用外洗方（黄芩10g、黄柏10g、黄连10g、栀子10g、地肤子30g、紫草20g），水煎外洗，每日1剂，每日 1 次。

二诊：2010 年 9 月 20 日。患者中药内服配合外洗治疗 1 周后，皮损由鲜红色转淡红，未见新发皮疹，瘙痒减轻，夜寐欠安。照上方去生石膏、知母，加珍珠母（先煎）30g、生牡蛎（先煎）30g，继服 7 剂，服法同上。外用药照旧。

三诊：2010 年 9 月 29 日。经治半月后，躯干四肢皮损逐渐消退，痒感有所缓解。故照上方去黄芩、黄连、黄柏、栀子，加用太子参 10g、玄参 9g、北沙参 9g、甘草 3g 以益气养阴，继服 14 剂，外用法同上。半月后患者复诊，周身皮损大致消退，未见新发皮疹，瘙痒消失而愈。

案例点评：银屑病，中医称之为松皮癣、白疕、干癣、白癣等，是一种临床常见的、易反复发作的红斑鳞屑性皮肤病，皮损特点是在红斑上覆有层层银白色鳞屑。本病多因外感六淫邪气，如风寒、风热、风湿、秋燥之邪，外邪入里化热、化毒；或情志内伤，气郁化火；或性情急躁，肝火亢盛；或大量进食辛辣发物，生热上火，导致体内热毒炽盛，热入血分，血热外发于肌肤。故见急性发病，皮肤起红斑、瘙痒；血热生风，故见层层鳞屑。

本案例患者患病 8 年有余，素体血热内蕴，营卫不和，复感酒毒邪气外侵，体内热毒蕴结，热入营血而发斑。故治宜清热凉血，散瘀消斑。犀角地黄汤具有清热凉血、解毒活血之功效。方中水牛角咸寒，直入血分，清心、凉血、解毒，使热清血宁；生地黄清热凉血，养阴生津，既增强水牛角清解血分热毒之效，又可复已伤之阴血；赤芍、牡丹皮清热凉血，活血散瘀，既能增强凉血之力，又可防止留瘀之弊；生石膏、知母、黄芩、黄柏、黄连、栀子清热泻火，凉血解毒；丹参、紫草凉血活血，化瘀消斑。诸药合用，清热、养阴、凉血、散瘀兼顾，使热清血宁而无耗血动血之虑，凉血止血而无留瘀之弊。

此外，在疾病过程中也应注意加减变化。本案例初期以热毒蕴结，热入营血为主，治疗重点在清热凉血解毒，疾病后期热毒得解，气营两虚，故去水牛角、黄芩、黄连、黄柏、栀子、生石膏、知母等寒凉之品，加用太子参、玄参、北沙参、甘草等益气养阴之品以收获善效。

四、龙胆泻肝汤

1. 组成

龙胆草 6g、黄芩 9g、栀子 9g、柴胡 9g、泽泻 12g、木通 9g、车前子 9g、当归 9g、生地黄 15g、甘草 3g。

2. 功效

清肝火，利湿热。

3. 主治

用于肝胆经实火湿热所致的带状疱疹、乳痈、乳发、丹毒、阴肿、囊痈等。

4. 组方特色

本方出自清代汪昂《医方集解》，曰："治肝经实火，湿热、胁痛、耳聋、胆溢口苦、筋痿、阴汗、阴肿阴痛、白浊溲血。"该方由龙胆草、栀子、当归、生地黄、黄芩、泽泻、木通、车前子、柴胡、生甘草组成，具有泻肝胆实火、清下焦湿热功效，主治肝胆实火上炎证，或肝胆湿热下注证。方中龙胆草归肝、胆经，性味苦寒，清肝胆湿热为君药；黄芩归肺经、栀子归心经，性味苦寒，清热燥湿泻火，助龙胆草清热除湿、泻火解毒；柴胡归肝、胆经，与黄芩相合，既泻肝胆之热，又增清上之力，又作为引经药，使药物直达病所；车前子、泽泻、木通清热利湿，使湿热从小便而出，共为臣药。肝藏血，体阴而用阳，肝内必须储存一定的血量，以制约肝的阳气升腾，勿使肝阳过亢。生地黄凉血滋阴，当归养血补血，一方面因肝胆湿热，肝火旺盛耗伤肝脏阴血，使肝阴不足，用生地黄、当归滋阴补血；另一方面生地黄、当归滋补肝阴，以制约肝阳，使肝疏泻功能正常，冲和条达，共为佐药。甘草为使，调和诸药。整个处方组方严谨，清中有补，补中有清，驱邪不伤正，扶正不留寇。降中有升，使肝脏疏泄正常，气机条达，三焦同治，诸证皆除。

5. 方证要点

本方对辨证为肝胆实热或肝胆湿热导致的皮肤病如带状疱疹、乳痈、乳发、丹毒、囊痈等最为相宜。具体方证要点如下。

（1）皮损红肿热痛，或见脓疱，或有渗出，瘙痒明显。

（2）伴头痛目赤、胁痛口苦、耳聋耳肿等肝胆实火上炎证。

（3）伴阴肿、阴痒、筋痿、阴汗、小便淋浊或妇女带下黄臭等肝经湿热下注证。

（4）舌质红，苔黄或黄腻，脉弦滑或弦数。

6. 加减变化

翁氏中医皮肤科使用此方主要针对肝胆经实火或肝胆经湿热所致皮肤病，如带状疱疹、乳痈、乳发、丹毒、囊痈等。临床上不拘泥于某一疾病，凡是因肝胆实火或肝胆经湿热所致的疾病，均能使用。若肝胆实火较盛，可去木通、车前子，加黄连以助泻火之力；若湿盛热轻者，可去黄芩、生地黄，加滑石、薏苡仁以增强利湿之功；若玉茎生疮或便毒悬痈，以及阴囊肿痛、红热甚者，可去柴胡，加连翘、黄连、大黄以泻火解毒。

7. 使用禁忌

本方中药物大多数属于苦寒泻火药，苦寒容易损伤胃气，因此需嘱咐患者饭后服药，且中病即止。服药期间禁食荤腥海味、寒凉伤胃之品。

8. 经典案例

病案一

陈某某，男，35岁。初诊日期：2010年3月9日。

主诉：右腰胁部皮肤出现成簇水疱伴疼痛4天。

现病史：患者4天前右腰胁出现簇状水疱，局部灼热刺痛，伴见口苦咽干，心烦易怒，夜寐不宁，大便干，溲黄。

检查：右侧腰胁部皮肤鲜红斑片上簇集成群水疱，粟粒至黄豆大小，疱壁紧张，疱液清亮，呈带状排列。

脉象：脉弦滑。

舌象：舌质红，苔薄黄。

西医诊断：带状疱疹。

中医辨证：蛇串疮（肝火湿热证）。

立法：清肝泻火，利湿解毒。

处方：龙胆泻肝汤加减。龙胆草6g、柴胡6g、生地黄15g、泽泻15g、车前子15g、黄芩10g、栀子10g、紫草10g、当归6g、板蓝根15g、甘草3g、全蝎（研末冲服）3g、乳香10g、没药10g。

水煎服。每日1剂，早晚饭后分服，连服5剂。同时，外用青黛散调糊状外涂皮损处，每日3次。

二诊：用药5天后复诊，水疱已大部分干瘪，红斑已退，诸症减轻，但仍有刺痛。前方去车前子、泽泻，加川楝子10g、延胡索10g，再服7剂。

三诊：再服7剂后疼痛减轻，疱疹结痂脱落，继投上方4剂痊愈。

案例点评：《医宗金鉴》云，此证俗名蛇串疮，有干湿不同，干者属肝心二经风火，治宜龙胆泻肝汤。蛇串疮相当于现代医学的带状疱疹，本例患者因肝气郁结，久而化火妄动，湿热内蕴，外溢皮肤；亦因外感毒邪，以致湿热火毒循经外发肌肤而成。厥阴经脉，循于腰胁之侧，正是本例患者的发病部位，证属肝火湿热型，"虚则补之，实则泄之"，故以龙胆泻肝汤直泻肝胆火毒，方中龙胆草大苦大寒，既泻肝胆实火，又利下焦湿热，泻火除湿，两擅其功，为君药。黄芩、栀子苦寒泻火，清热燥湿，助君药清泻实火，共为臣药；泽泻、车前子清利湿热，使湿热之邪从小便排出，另肝经有热，本易耗伤阴血，且方中苦燥渗利之品居多，恐再耗其阴，故用当归、生地黄养血益阴以顾肝体，使苦燥清利不伤阴，上四味为佐药；柴胡疏达肝气以顾肝用，并引诸药入肝经；乳香、没药消肿生肌，活血止痛；全蝎攻毒散结，通络止痛；甘草益气和中，调和诸药，共兼佐使之用。另加紫草、板蓝根、川楝子等凉血和络以使郁滞之气血通畅，火泄毒解而愈。

病案二

吴某某,男,44 岁。初诊日期:2010 年 6 月 5 日。

主诉:阴囊部反复丘疱疹伴瘙痒 1 年余。

现病史:患者 1 年前饮酒后阴囊部出现红色丘疹,瘙痒难忍,搔破流黄色汁水。自行服用西替利嗪片、外用皮炎平等西药治疗,病情时轻时重。1 天前出汗受风后,阴囊瘙痒,部分溃破流水。伴心烦易怒,口苦咽干,大便干,溲黄。

检查:阴囊部皮肤潮红,密集丘疱疹,部分脂水淋漓,浸淫成片。

脉象:脉弦略数。

舌象:舌质红,苔黄微腻。

西医诊断:阴囊湿疹。

中医辨证:肾囊风(湿热浸淫证)。

立法:清热利湿止痒。

处方:龙胆泻肝汤加减。龙胆草 6g、柴胡 6g、泽泻 15g、当归 10g、黄芩 10g、车前子 15g、栀子 9g、黄柏 10g、马齿苋 15g、绵茵陈 15g、苦参 6g、地肤子 10g。

水煎服。每日 1 剂,早晚饭后分服,连服 7 剂。

二诊:用药 7 天后复诊,患处丘疱疹减少,瘙痒明显减轻,舌质红,苔薄黄,脉弦略数。再以前方减地肤子,加蝉蜕 15g、牡丹皮 10g、生地黄 10g,再服 7 剂。

三诊:再服 7 剂后,阴囊丘疹消退,自觉纳少腹胀,舌质淡红,苔薄白,脉弦。上方加茯苓 10g、白术 6g,服 5 剂,诸症悉除。随访 3 个月,未再复发。

案例点评:肾囊风出自《外科正宗》,亦称"绣球风",以阴囊瘙痒,泛生疮痍,滋流黄水,缠绵反复为病症,相当于现代医学的阴囊湿疹。多因平素嗜食辛辣之品伤及脾胃,助湿生热;或因外感湿热之邪蕴结肝胆,注于下焦而致。本例因饮酒,湿热内酿,熏蒸肝胆,伤及脾胃,致湿浊内生,而湿性趋下，易袭阴位，循厥阴经脉所络，下注阴器。"肝胆厥阴之脉……循股阴，入毛中，过阴器，挟胃，属肝络胆。"治宜清化湿热。故方选龙胆泻肝汤加减有良效。

病案三

张某某，男，17岁。初诊日期：2010年7月18日。

主诉：面部密集红色丘疹脓疱5年余。

现病史：5年来患者双侧面颊、下颌部开始出现红色丘疹，颜面、胸背部皮肤油腻，皮疹红肿疼痛，或有脓疱，时轻时重。曾于外院就诊，予罗红霉素口服，外涂阿达帕林凝胶（达芙文），未见明显改善，伴口干口苦，目赤肿痛，两胁作胀疼痛。

检查：颜面部散见红色粟粒样丘疹、丘疱疹，部分顶端有脓疱，互不融合，局部皮脂溢出。

脉象：脉弦滑。

舌象：舌质红，苔黄腻。

西医诊断：痤疮。

中医辨证：粉刺（肝胆湿热证）。

立法：清热利湿，凉血解毒。

处方：龙胆泻肝汤加减。龙胆草15g、夏枯草12g、车前子15g、黄芩10g、牡丹皮10g、赤芍15g、马齿苋15g、金银花15g、栀子10g、皂角刺10g、当归6g、泽泻10g。

水煎服。每日1剂，早晚饭后分服，连服7剂。

二诊：用药7天后复诊，诸症大减，未见新发皮疹，舌红苔腻已除，脉象和缓，续服7剂。皮损消退，遗留暗红色炎症后色沉皮损，续以养阴活血方治疗。

案例点评：粉刺相当于现代医学的痤疮。《黄帝内经·素问》"生气通天论"篇云："膏粱之变，足生大丁。"本例患者处于青春期，正是人体阳气旺盛之时，气有余便是火，再加上平素嗜好辛辣油腻食物等，可助湿化热，湿热互结，气血郁滞，郁阻肌肤而发丘疹、脓疱等损害。故用龙胆泻肝汤加减以清泻肝胆实火，服药14剂后，患者面部皮疹消退，症状消除，热毒已祛，中病则止，故停用龙胆泻肝汤，以免耗伤胃气，续以养阴活血化瘀淡斑。

以上所列医案，病症不同，但病机相同，均为肝经实热与湿热为患所致，故投龙胆泻肝汤收良效，体现了中医学异病同治的原则。翁氏中医皮肤科认为，临床上运用本方需注意洞察病症，参考发病部位、临床症状，考虑是否为肝胆之湿热。本方中药物大多数属于苦寒泻火药，苦寒容易损伤胃气，因此须嘱病人饭后服药，且中病即止。为顾存正气，方中可酌情使用扶正药。总之，应用龙胆泻肝汤应做到"师其法而不泥其方"，方可取得满意效果。

五、六神丸

1. 组成

牛黄、麝香、蟾酥、雄黄、珍珠、冰片。

2. 功效

清热解毒，消肿止痛，敛疮生肌。

3. 主治

用于烂喉丹痧，口疮，口腔溃疡，咽喉肿痛，喉风喉痈，乳蛾，小儿热疖，痈疡疔疮，乳痈发背，无名肿毒等热毒壅盛证。

4. 组方特色

六神丸是来源于《雷允上诵芬堂方》，是我国著名的传统国药精粹，主要由牛黄、麝香、蟾酥、雄黄、珍珠、冰片6味中药组成，具有清凉、解毒、消炎止痛、敛疮生肌之功效。方中牛黄能清心开窍，清热解毒，珍珠具有解毒生肌的作用，两药合用，清热解毒、化腐生肌作用增强，共为君药；臣以蟾酥、雄黄解毒除秽，散结止痛；佐以冰片、麝香芳香走窜，活血消肿止痛。全方配伍，共奏清热解毒、消肿止痛、敛疮生肌之功效。

5. 方证要点

本方对肝火旺盛、湿热内蕴或外感毒邪导致的湿热火毒蕴积肌肤而成的疾病，即根本病机为热毒壅盛的一切疾病均能使用，如烂喉丹痧、口疮、口腔溃疡、咽喉肿痛、喉风喉痹、乳蛾、小儿热疖、痈疡疔疮、乳痈发背、无名肿毒等。具体方证要点如下。

（1）发病迅速。

（2）皮损多红热赤肿，伴灼热疼痛。

（3）身热炽盛，口干舌干。

（4）小便黄赤，大便干结。

（5）舌红，苔黄，脉数。

6. 使用禁忌

内服时，若外邪束肺郁而发热，或肝肾阴亏、虚火上炎，或肝气郁结之咽喉疼痛，不宜用本药；若遇气血虚衰、脾胃不足之体质，即患热毒之证，亦不宜用本药；由于六神丸性香燥，易败胃，凡脾胃不足、身体虚弱者应慎用或禁用；对本品过敏者应忌用；有小毒，两岁以下婴儿及孕妇禁用；禁止长期大量服用；不宜与酶制剂、硫酸盐类、腌制食品同服。外敷时，疮疖化脓溃烂者不可用。

7. 经典案例

张某某，男，27 岁。初诊日期：2018 年 4 月 3 日。

主诉：左侧胸、背部群集性水疱伴疼痛 5 天。

现病史：患者于 5 天前无明显诱因下左侧胸背部皮肤疼痛并发疹，水疱呈条带状分布且数量逐渐增多，时有热感，疼痛剧烈，故前来就诊。辰下症见患者表情痛苦，身热烦躁，口苦咽干，小便黄赤，大便干结。

检查：患者痛苦表情，前胸、背部皮肤可见簇状散在米粒至绿豆大小水疱，水疱基底潮红，部分水疱融合，水疱大致沿条带状分布，疱液清亮。

脉象：脉滑数。

舌象：舌红，苔黄厚腻。

西医诊断：带状疱疹。

中医辨证：蛇串疮（热毒壅盛证）。

立法：清热解毒，消肿止痛，敛疮生肌。

处方：六神丸内服加外用。

饭后半小时温水送服。每次含服 10 粒，每日 2 次。先服 3 日。外用将绿茶用开水冲泡成中等浓度的茶叶水，滤出茶叶，待水凉后，再根据疱疹范围大小将适量的六神丸磨碎与茶叶水调成糊状外敷。每次敷上薄薄一层，待干后用清水或生理盐水洗净后再敷。清洗时需注意不要令疱疹破损。每日早晚换药。

二诊：患者复诊，水疱大部分干涸结痂，红略退，未见新发丘疹，患处疼痛减半，但夜间仍有阵发刺痛，影响睡眠。内服药停用六神丸，改用龙胆泻肝汤加减［龙胆草 6g、黄芩 9g、栀子 9g、柴胡 9g、泽泻 12g、木通 9g、车前子 9g、当归 9g、生地黄 15g、甘草 3g、酒大黄 6g、五灵脂 12g、丹参 30g、夜交藤 18g、珍珠母（先煎）30g］。再服 7 剂。外用药同前。

三诊：患处皮疹均已结痂脱落，遗留淡红色色素沉着，疼痛感明显减轻，夜寐如常，二便自调。守前方，去酒大黄、五灵脂、夜交藤、珍珠母、龙胆草、柴胡，加黄芪 12g、赤芍 9g、香附 9g、郁金 9g 以巩固疗效。再服 1 周。外用药停用。1 周后来院复查，皮疹均已消退，色沉斑变淡，未再疼痛。

案例点评：带状疱疹，中医属蛇丹、缠腰火丹等范畴，中医认为蛇串疮发病机制的内因为湿热内蕴、肝气郁结，外因为外感火毒、久郁化火，进而使邪毒壅滞，并溢于皮肤，致该病发生。总的来说，热毒壅盛为其基本病机。治宜清热解毒、消肿止痛、敛疮生肌。六神丸虽最初是治疗咽喉肿痛的药物，但其具有消肿、止痛作用，配合茶水调糊外敷可拔毒化瘀，迅速阻断病毒蔓延，改善局部血液循环，促使阻滞的神经畅通。另外，茶叶可以消炎、抑菌，故六神丸用茶叶水调敷还具有消炎的作用，也可使疱疹的疼痛症状明显减轻；同时对热证引起的疱疹还具有解毒之功效。二诊时，患者热毒得清，因六神丸有小毒，不宜过服，故收效即止，改用龙胆泻肝汤加减口服以清热利湿，泻火解毒，散瘀止痛。三诊时，皮损均已消退，遗留色素沉着斑，故在后期酌加黄芪益气托毒，赤芍、香附、郁金等行气活血散瘀，最终邪去正安，疾病得以痊愈。

六、五神汤

1. 组成

茯苓 30g、金银花 90g、牛膝 15g、车前子 30g、紫花地丁 30g。

2. 功效

清热利湿。

3. 主治

用于委中毒、附骨疽等证属湿热凝结者。

4. 组方特色

五神汤出自清代陈士铎《辨证录》，本方主要用于治疗湿热蕴毒之证，清利湿热、兼益气血为其主要立方之意。《洞天奥旨》记载："五神汤，统治多骨痈。茯苓一两，车前子一两，金银花三两，牛膝五钱，紫花地丁一两，水煎服，六剂骨消，再服十剂愈。"《辨证录》对本方进行了简单解读："此方用茯苓、车前以利水，紫花地丁以清热，又用金银花、牛膝补中散毒。"《洞天奥旨》中对金银花的使用进行了特别论述："其毒之至者，皆火热之极也。金银花最能消火热之毒，而又不耗气血，故消火毒之药，必用金银花也。"又云："盖此药为纯补之味，而又善消火毒。"方中重用金银花，为主药，金银花性寒味甘，能清热解毒、透散表邪；紫花地丁性寒味苦辛，助其清热解毒，凉血消肿，为臣；茯苓性平味甘淡，利水渗湿，健脾益气，车前子味甘性寒，利水清下焦湿热，二者共为佐使之药；牛膝味苦、甘、酸，性平，归肝、肾经，既具有补肝肾、强筋骨及逐瘀通经之效，增强全方补益之力，又性善下行，能导热下泻，引血下行，故为使药。全方补泻兼施，以泻为主，清透与渗下同施，共收热毒清、湿热去之效。五药合用，使湿热清，毒邪祛，经络通，痈肿退。

5. 方证要点

翁氏中医皮肤科认为本方所治病的病因是由于过食生冷寒凉之物损伤脾胃，导致脾胃运化失司，痰湿内生，日久蕴而化热，湿热熏蒸，蕴结成毒，毒火流窜，蕴脓腐骨，总为本虚标实之证，证属湿热蕴结，具体方证要点如下。

（1）慢性病程，经久不愈。

（2）疼痛剧烈，甚者彻骨。

（3）局部胖肿，皮色不变。

（4）皮肤灼热或微热。

（5）舌红，苔黄，脉数。

6. 加减变化

对于湿重于热型，临床多见自觉身体沉重乏力，伴纳谷不香或恶心呕吐，或小便不利者，加用清热祛湿之品。例如，加萆薢，祛水湿，分清浊；加泽兰，走血分，治水肿，除痈毒；加泽泻，善"渗湿热，行痰饮"，与牛膝合用，又可泻相火，保真阴。对于热重于湿型，临床多见患处局部红赤肿胀，灼热疼痛，甚者可见水疱、紫斑者，加黄芩、黄柏之类直折火势，以泻相火而除蒸；加牡丹皮、赤芍、虎杖之类善走血分，以散疮疡而凉血。表证甚者，临床多见病起突然，恶寒发热，头痛频作，酌加牛蒡子、荆芥之品除风伤、解肿毒、消疮疡。肿胀甚者，临床多见下肢皮肤肿胀，兼及全身水肿，甚则已成大脚风者，加用防己、猪苓之品苦以燥湿、寒以清热，以泻丹毒血分湿热。

7. 使用禁忌

服用本方时注意清淡饮食，忌食辛辣厚腻之品；孕妇慎用，儿童与老年人酌情减量。

8. 经典案例

病案一

王某某，男，56 岁。初诊日期：2018 年 12 月 11 日。

主诉：左下肢坏死性溃疡伴疼痛 1 月余。

现病史：患者 1 个月前因被电动车剐蹭后，左下肢出现开放性伤口，伴疼痛。曾于外院就诊，予多次清创及换药治疗后，伤口始终无法愈合，近日来左下肢出现肿胀，局部皮肤微红，伴灼热疼痛。左下肢疮面晦暗，脓水浸淫，秽臭难闻。辰下症见患者行走困难，午后常乏力汗出，身热不扬，口渴不喜饮，小便黄赤，大便时干时稀。

检查：左下肢小腿肿胀，可见一疮面，大小约 4.0cm×6.0cm，形态不规则，疮面腐暗，脓水浸淫，秽臭难闻，疮周漫肿，皮肤色红，皮温稍高。

脉象：脉濡滑。

舌象：舌红，苔黄、微腻。

西医诊断：下肢慢性溃疡。

中医辨证：臁疮（湿热下注证）。

立法：清热利湿，和营消肿。

处方：五神汤加减。茯苓 30g、金银花 90g、牛膝 15g、车前子 30g、紫花地丁 30g、苍术 10g、黄柏 9g、白术 10g、泽泻 10g、赤芍 9g、丹参 20g、薏苡仁 20g。

水煎服。每日 1 剂，连服 7 剂。外用予三黄洗剂加减方（大黄 10g、黄芩 10g、黄柏 10g、苦参 10g、蛇床子 30g、金银花 30g、地肤子 30g）泡洗。

二诊：中医内服外洗配合治疗 1 周后，患者疮面脓水渐净，疮周腐肉已脱，疮面周围肉芽组织红活，倾向愈合。故守前方，加乳香 3g、没药 3g、鸡血藤 30g，以加强清热利湿、活血消肿之效。继服 7 剂。外用药改用生肌散加琥碧膏外敷患处。

三诊：中医内外调治 14 剂后，疮面范围缩小，疮周红肿消退，灼热痛缓解，疮面干燥，未再流脓水。故暂停中药外洗方，改用生肌散外敷疮面。内服药同上方，去金银花、紫花地丁、黄柏等苦寒之品，加黄芪6g、北沙参10g、玄参10g以益气健脾，托毒外出。继服14剂。

四诊：患者中药内服外敷1月余，疮面已大致愈合，疮周红肿全消，灼热痛消失，能正常行走站立。继续口服中药7剂以巩固疗效。嘱其近月来多在家休养，避免长久站立及远足。半年后患者来院复查，左下肢溃疡已完全愈合，未再复发。

案例点评：臁疮是发生在小腿下部的慢性皮肤溃疡，相当于西医的下肢慢性溃疡。《医宗金鉴》中明确记载："此证生在两胫内外臁骨……有湿，兼血分虚热而成。"阐述了本病与湿邪的密切关系。陈文治《疡科选粹》云："臁疮由湿热下注，瘀血凝滞，日久气多不堕，是以经年不愈，变而成顽。"《证治准绳》亦载："此湿热下注，瘀血凝滞于经络……即臁疮也。"说明瘀血与湿热是导致臁疮发生的主要病机。中医学认为臁疮多由湿、毒、瘀，或跌扑损伤、虫毒咬伤等外邪导致，日久累及脏腑；或脏腑本有湿毒，内外合邪，经久不愈，阴阳失调，终成顽疾。总的来说，其病因病机是外感湿邪与瘀血阻滞脉络，瘀久化热，败而溃烂，流脓淌水，日久肝肾阴亏，气血不足。较难治愈。

本案例患者长期生活于东南沿海地区，气候湿热，复因左下肢外伤，湿热邪毒侵入机体，蕴滞肌肤而成。湿性重着，故见身热不扬，肢体乏力；湿邪黏滞，故疮面经久难愈。治宜清热利湿，和营消肿。五神汤主要用于治疗湿热蕴毒之证，清利湿热，兼益气血为其主要立方之意。故用于湿热蕴结所致臁疮，恰对其证。方中金银花味甘性寒，清热解毒，透散表邪；紫花地丁、黄柏味苦性寒，清热解毒，消痈凉血；茯苓、苍术、白术、泽泻、薏苡仁性平味甘淡，利水渗湿，健脾益气；车前子味甘性寒，利水，清下焦湿热；丹参、赤芍活血散瘀，凉血消肿；川牛膝味苦酸性平，活血祛瘀，利尿通淋，又性善下行，能导热下泻，引血下行。诸药合用，使湿热清，毒邪祛，经络通，痛肿退。配合三黄洗剂外洗，内外同治，共奏清热利湿、凉血解毒、化瘀通络、消肿散结之功，故取得良好临床疗效。

一诊后局部红肿消退，灼热缓解，效不更方，在原方基础上加用乳香、没药、鸡血藤，以加强清热利湿、活血消肿之效。三诊时局部皮肤红肿已消，疮面开始愈合，说明热毒已清，湿毒仍在，湿毒内蕴，气滞血瘀，故去金银花、紫花地丁、黄柏等疏解清热之品，加黄芪、北沙参、玄参以益气健脾，托毒外出。疮面腐肉脱落，脓水消失，故外用药改用生肌散合琥碧膏以促进愈合。诊疗过程中，湿热同清，内外共治，故能取得善效。

病案二

陈某某，女，43 岁。初诊日期：2010 年 8 月 29 日。

主诉：左下肢红肿疼痛反复发作 1 年余，加剧 5 天。

现病史：患者缘于 1 年前无明显诱因足部真菌感染后，每当感冒、劳累或步行多时，左下肢即红赤肿胀，灼热疼痛，反复发作，常伴全身低热。曾于多家医院就诊，每予抗生素治疗后，症状消失，但时复发。5 天前，外出爬山后上述症状复发，遂来我院就诊。辰下症见低热，乏力重着，口渴喜冷饮，胃纳不香，夜寐欠安，小便黄，大便干。

检查：左下肢见一片状红斑，略高出皮肤，边界清楚，压之皮肤红色消退，去除压力后重复出现红斑，患部皮肤肿胀，触之灼手，触痛明显。双足趾间见浸渍及渗液。

脉象：脉滑数。

舌象：舌红，苔黄腻。

西医诊断：丹毒。

中医辨证：丹毒（湿热下注证）。

立法：利湿清热，化瘀解毒。

处方：五神汤合萆薢渗湿汤加减。萆薢 30g、黄柏 10g、赤芍 10g、薏苡仁 30g、牡丹皮 10g、泽泻 10g、滑石 10g、通草 6g、金银花 15g、紫花地丁

10g、茯苓 10g、车前子 6g、牛膝 6g。

水煎服。每日 1 剂，连服 7 剂。外用予三黄洗剂加减方（大黄 10g、黄芩 10g、黄柏 10g、苦参 10g、蛇床子 30g、金银花 30g、地肤子 30g）泡洗。

二诊：治疗 1 周后，局部疼痛明显减轻，皮色转暗，不红不热，但仍肿胀；全身低热症消，但仍感乏力重着，胃纳不香，舌红，苔黄腻，脉滑数。故仍宗上法而略变其制，在原方基础上去金银花、紫花地丁等疏解清热之品，加秦艽 9g、乳香 3g、没药 3g、鸡血藤 30g，以加强清热利湿、活血消肿之效。继服 7 剂。外用药同上。

三诊：服药 14 剂后，左下肢红赤肿胀已消退，触之不热不痛。嘱其积极治疗足部真菌感染，忌食辛辣厚腻之味，避免远足，平素在家可充分饮水，适时抬高患肢。随访半年未见复发。

案例点评：丹毒是由火邪侵袭血分，湿热毒邪留注皮肤，热盛血瘀肉腐而成。《圣济总录》指出："热毒之气，暴发于皮肤间，不得外泻，则蓄热为丹毒。"本案例患者系素体血热，复有足部真菌感染，湿热毒邪瘀结于下肢，郁阻肌肤，经络阻塞发而为斑。证属湿热内蕴，化毒下注。故治宜清热利湿，化瘀解毒。方中萆薢利水祛湿，分清化浊；黄柏清热利湿，解毒疗疮；泽泻渗湿泻热；薏苡仁利水渗湿，赤茯苓分利湿热；滑石利水通泄；牡丹皮清热凉血，活血化瘀，清膀胱湿热，泻肾经相火，辅助萆薢使下焦湿热从小便排出；通草清热滑窍，通利小便，使湿热随小便而出；金银花、紫花地丁清热解毒，凉血消痈；茯苓健脾益气，利水渗湿；车前子利水渗湿，清利下焦湿热；川牛膝活血祛瘀，利尿通淋，又能导热下泻，引血下行。诸药合用，共奏导湿下行，利水清热之功。热邪得散，湿热得清，经络通畅，肿毒自消。

一诊后局部红赤消退，皮色转暗，但仍肿胀，说明虽热毒已清，但湿毒仍在，湿毒内蕴，气滞血瘀，故去金银花、紫花地丁等疏解清热之品，加秦艽、乳香、没药、鸡血藤等清热利湿、活血消肿之品。配合三黄洗剂外洗，内外同治，共奏清热利湿、凉血解毒、化瘀通络、消肿散结之功，故取得良好临床疗效。

七、萆薢渗湿汤

1. 组成

萆薢 15g、薏苡仁 15g、黄柏 6g、赤芍 10g、牡丹皮 10g、泽泻 10g、滑石 10g、通草 10g。

2. 功效

清利湿热。

3. 主治

湿热蕴结或湿热下注所致的脚湿气，下肢丹毒，湿疮，下肢瘀积性皮炎，肛周瘙痒，外阴瘙痒等。

4. 组方特色

萆薢渗湿汤一方出自清代高秉钧《疡科心得集》，为皮肤科临床常用方之一，主治湿热内蕴或湿热下注所致的臁疮、脚湿气、外阴瘙痒及湿疮等。全方渗湿化浊，清热解毒，性较平和，多无苦寒伤胃之忧。方中萆薢性平味苦，入肝、胃、膀胱经，利湿去浊，祛风通痹。《本草纲目》载："萆薢，足阳明、厥阴经药也。厥阴主筋属风，阳明主肉属湿，萆薢之功，长于去风湿，所以能治缓弱顽痹、遗浊、恶疮诸病之属风湿者。"薏苡仁味甘、淡，性微寒，归脾、胃、肺经，健脾渗湿，清热排脓，除痹，利水。泽泻味甘、淡，性寒，归肾、膀胱经，利水渗湿，泄热通淋。《药性论》载："主肾虚精自出，治五淋，利膀胱热，宣通水道。"《本草正义》载："通草……此物无气无味，以淡用事，故能通行经络，清热利水，性与木通相似，但无其苦，则泻降之力缓而无峻厉之弊，虽能通利，不甚伤阴，湿热之不甚者宜之。"《本草经疏》载："滑石，滑以利诸窍，通壅滞，下垢腻。甘以和胃气，寒以散积热，甘寒滑利，以合其用，是为祛暑热、利水除湿、消积滞、利下窍之要药。"《本草纲目》载："赤茯苓，泻心、小肠、膀胱湿热，利窍行水。"《本草经疏》载："牡丹皮，其味苦而微辛，其气寒而无毒，辛以散结聚，苦寒除血热，入血分，凉血热之要药也。"《长沙药解》载："黄柏，泻己土之湿热，清乙木之郁蒸，调热利下重，理黄疸、腹满、伤寒。"萆薢、薏苡仁共为本方君药；泽泻、滑石、通草为臣药，助君药增强清热利湿之功效；赤茯苓、牡丹皮、黄柏为佐药。共奏清热解毒、利湿之功效。

5. 方证要点

本方由萆薢、薏苡仁、黄柏、茯苓、牡丹皮、泽泻、滑石、通草组成，具有清热解毒、渗湿化浊之功。主治湿热内蕴或湿热下注所致的臁疮、脚湿气、外阴瘙痒及湿疮等。具体方证要点如下。

（1）发病部位多位于下部或下肢。

（2）病程反复，缠绵不愈。

（3）皮损以丘疹、丘疱疹、水疱、糜烂为主。

（4）患部红肿热痛，渗流滋水。

（5）舌红，苔黄腻，脉滑数。

6. 加减变化

临床见湿盛者，加黄芩、黄连、苍术；湿热均盛者，加龙胆草、栀子；热炽者，加生地黄、赤芍；剧痒者，加浮萍、白蒺藜、地肤子、白鲜皮；小便黄赤者，加车前子、木通；大便秘者，加生大黄。

7. 使用禁忌

服用本方时注意清淡饮食，忌食辛辣厚腻之品。孕妇慎用；儿童与老年人酌情减量。

8. 经典案例

病案一

黄某某，男，35岁。初诊日期：2016年5月18日。

主诉：双下肢丘疹、水疱，伴瘙痒1周。

现病史：患者 1 周前双下肢出现丘疹，伴轻度瘙痒。起初并未重视，丘疹逐日增多，部分滋水渗液，皮损相互融合，形成斑片，色鲜红，局部灼热疼痛，瘙痒剧烈。小便黄赤，大便质黏。

检查：双下肢见丘疹、丘疱疹、红斑，对称分布，部分融合成片，红斑上可见糜烂、渗出及抓痕。

脉象：脉滑数。

舌象：舌红，苔黄腻。

西医诊断：湿疹。

中医辨证：湿疮（湿热下注证）。

立法：清热利湿，解毒消斑。

处方：萆薢渗湿汤加减。萆薢 15g、薏苡仁 15g、黄柏 6g、赤芍 10g、牡丹皮 10g、泽泻 10g、滑石 10g、通草 10g、黄柏 9g、苦参 10g、黄连 9g、川牛膝 9g。

水煎服。每日 1 剂，连服 7 剂。外用三黄洗剂加减方（大黄 10g、黄芩 10g、黄柏 10g、苦参 10g、蛇床子 30g、金银花 30g、地肤子 30g）泡洗。

二诊：糜烂面趋于愈合，瘙痒减轻，疹色变淡，纳少，便溏。继用上方减苦参、蒲公英，加苍术、白术各 15g。连服 14 剂。

三诊：原发皮损基本消失，遗留暂时性色素沉着斑。继上方加生地黄 15g、丹参 20g，再服 14 剂以巩固疗效，嘱其饮食禁忌。随访半年未复发。

案例点评：湿疹是一种具有明显渗出倾向的过敏性、炎症性皮肤病。临床表现为多形性损害，对称分布，瘙痒糜烂，流滋结痂，反复发作，易演变为慢性湿疹。《医宗金鉴》云："遍身生疮，形如粟米，瘙痒无度，搔破时，津脂水，浸淫成片。"中医称其为湿疮、浸淫疮等。本病的发生虽形于外而实发于内，湿热相搏郁于体内，外不能宣泻，内不能利导，泛于肌肤腠理所致。本案患者双下肢红斑、丘疹、丘疱疹，搔抓后见糜烂、渗液，辨证当属湿热浸淫，外走肌肤。舌红，苔黄腻，脉滑数此乃湿热蕴结之候。四诊合参后遂投以萆薢渗湿汤加减。"良医不废外治"，辨证选用三黄洗剂外洗，内外同治，共奏清热利湿、凉血解毒、化瘀通络、消肿散结之功，故取得良好临床疗效。

二诊时，药后邪盛之势已折，见脾虚湿滞之证故减苦寒败胃之苦参、蒲公英，加苍术辛苦温燥湿健脾；白术益气健脾截断生湿之源。三诊时，皮损大致已消，遗留炎症后色沉斑，酌加丹参、生地黄养阴凉血活血以善其后。临床诊治时，详审病情，辨证用药，方药切中病机，疗效颇佳。

病案二

叶某某，男，36岁。初诊日期：2019年6月11日。

主诉：肛周皮肤瘙痒，时轻时重，反复发作10月余。

现病史：患者10个月前无明显缘由出现肛门处皮肤瘙痒，瘙痒剧烈，夜间尤甚，影响睡眠。自行外用湿疹药膏后，症状未缓解。瘙痒时轻时重，遂来就诊。辰下症见口苦口干，胃纳不香，夜寐欠安，小便黄赤，大便燥结。

检查：肛门未见肿物脱出，以肛门为中心约4cm×3cm肤色暗红，皱褶增宽，肛周潮湿，滋水淋漓。直肠指诊提示，直肠内未触及异常硬性肿物，指套无血迹黏附。直肠触诊提示，肛缘潮湿。

脉象：脉濡滑。

舌象：舌红，苔黄腻。

西医诊断：肛周皮肤瘙痒。

中医辨证：肛痒风（湿热浸淫证）。

立法：清热利湿，疏风止痒。

处方：萆薢渗湿汤加减。萆薢15g、薏苡仁15g、黄柏6g、赤芍10g、牡丹皮10g、泽泻10g、荆芥9g、防风9g、黄柏9g、苦参6g、黄连9g、川牛膝9g、苍耳子10g、地肤子10g。

水煎服。每日1剂，连服14剂。外用三黄洗剂加减方［大黄10g、黄芩10g、黄柏10g、苦参10g、金银花30g、地肤子30g、冰片（烊化）6g］泡洗。

二诊：患者肛门瘙痒症状较前缓解，但夜间瘙痒仍较甚，奇痒难耐，夜寐不宁，食纳一般，大便成形，每日 1 次，舌尖红，苔黄腻，脉濡滑。继守前方，再加炒刺蒺藜 12g、白芷 12g、制何首乌 20g、乌梢蛇 20g、白鲜皮 20g，以养血润肤，疏风止痒。再服 14 剂。外用药同前。

三诊：前后中医调治 1 个月后，瘙痒较前明显缓解，夜间不痒，夜寐如常。上药继服 1 周以巩固疗效。并嘱患者每次大便后清水冲洗肛门并保持肛门干燥与清洁。忌腥荤炙煿、醇酒厚味之品，同时保持心情舒畅。后电话随访，患者肛门瘙痒消失，未再复发。

案例点评：肛周皮肤瘙痒，中医称之为谷道痒、肛痒风、肛门湿疡等。肛门瘙痒的病位在肛门，与脾、胃、大肠密切相关。本病的内因是多数患者平素喜食辛辣之品，日久致脾胃受损，湿热内生，下注蕴结肛肠，使肛周肌肤失养；外因是风邪侵蚀肌肤，湿邪下注肛门，导致营卫失和，皮肤受损，产生瘙痒。

本案例患者肛门皮肤瘙痒属湿热浸淫所致。治宜清热利湿，疏风止痒，故选用萆薢渗湿汤。配合三黄洗剂外洗，内外同治，共奏清热利湿、凉血解毒、化瘀通络、消肿散结、透皮生肌之功，故取得良好临床疗效。

需要注意的是，肛周皮肤瘙痒的治疗过程中，还应找准病因，对于部分继发性的肛周皮肤瘙痒，积极治疗原发病，去除继发因素后，肛门瘙痒往往可自行随病而解。一般对女性患者应考虑与妇科疾病的相关性，如真菌性阴道炎、滴虫性阴道炎等。肛肠科疾患所引起的继发性肛门瘙痒，需注意与腹泻、肛隐窝炎、结直肠炎、肛裂、肛瘘、混合痔等进行鉴别诊断。同时，应排除性传播疾病，如尖锐湿疣、淋病等引起的继发性瘙痒；常见皮肤病，如接触性皮炎、神经性皮炎、牛皮癣等引起的继发性瘙痒；全身性疾病，如淋巴瘤、糖尿病、异型球蛋白血症、缺铁性贫血、甲状腺功能亢进或低下等继发引起的肛门瘙痒。

八、温胆汤

1. 组成

半夏 9g、竹茹 6g、枳实 6g、陈皮 9g、甘草 3g、茯苓 12g，生姜 6g，大枣 3 枚。

2. 功效

祛湿化痰，行气散结。

3. 主治

主治痰、湿、瘀互结所致痤疮，酒渣鼻，神经性皮炎等。

4. 组方特色

温胆汤出自南北朝《集验方》，最早记载于唐代孙思邈《千金方》中，而目前常用的温胆汤记载于南宋陈无择《三因极一病证方论》中，《三因极一病证方论》云其主治"心胆虚怯，触事易惊，梦寐不祥，或异像感惑，遂致心惊胆摄，气郁生涎，涎与气抟，变生诸证"。由此可知，温胆汤主治为"胆郁痰扰"。

汪昂《医方集解》中提到此方："此足少阳、阳明药也。橘、半、生姜之辛温，以之导痰止呕，即以之温胆；枳实破滞；茯苓渗湿；甘草和中；竹茹开胃土之郁，清肺金之燥，凉肺金即所以平肝木也。如是则不寒不燥而胆常温矣。"方中半夏辛温，燥湿化痰，和胃止呕，为君药；臣以竹茹，取其甘而微寒，清热化痰，除烦止呕；半夏，与竹茹相伍，一温一凉，化痰和胃，止呕除烦之功备；陈皮辛苦温，理气行滞，燥湿化痰；枳实辛苦微寒，降气导滞，消痰除痞，与陈皮相合，亦为一温一凉，而理气化痰之力增；佐以茯苓，健脾渗湿，以杜生痰之源；煎加生姜、大枣调和脾胃，且生姜兼制半夏毒性；以甘草为使，调和诸药。

5. 方证要点

皮肤科部分慢性疑难性疾病患者，因久病情志失调，胆气郁结，日久成痰，痰浊阻滞，胶着难解，因此从"胆郁痰扰"之病机着手，以温胆汤治之多获良效。具体方证要点如下。

（1）皮损以结节、囊肿等为主。

（2）患部皮色不变，红热不明显。

（3）胆怯易惊，头眩心悸，心烦不眠。

（4）呕恶呃逆，饮食不香。

（5）舌淡，苔白腻，脉滑。

6. 加减变化

合并瘀血者，加牡丹皮、赤芍活血化瘀；兼有虚烦失眠者，合用栀子豉汤，栀子、淡豆豉清热除烦；脾虚神疲乏力，大便溏泻者，加苍术、白术益气健脾；阴虚肝旺，情志抑郁者，加白芍柔肝养阴，香附疏肝理气；外感风邪，痤疮痒痛者，加蜂房祛风止痛，或荆芥、防风增强祛风之力；皮损呈脓疱脓点，结节质硬者，加浙贝母清热，化痰，散结；面部油腻者，加桑叶以清肺热。

7. 使用禁忌

服用本方时注意清淡饮食，忌食辛辣厚腻之品。孕妇慎用；儿童与老年人酌情减量。

8. 经典案例

王某某，男，21 岁。初诊日期：2021 年 10 月 7 日。

主诉：颜面部多发丘疹，结节，囊肿 5 年余。

现病史：患者于 5 年前颜面部发现红色丘疹，且皮肤油脂分泌较多。起初未注意，继而出现脓疱、囊肿、结节，范围从双颊部扩散至双下颌，皮损数量不断增加，伴轻度压痛，部分皮损消退后遗留瘢痕疙瘩及暗红色色素沉着。皮损此起彼伏，迁延不已。每当劳累，睡眠不足或进食油腻、辛辣、鱼虾之品，则上述症状加重。辰下症见少许恶心欲呕，口稍干不苦，纳眠欠佳，夜间易惊醒，大便干，小便色黄。

检查：颜面部多发绿豆大红色丘疹、囊肿、结节，毛孔粗大，双面颊及下颌角见萎缩性瘢痕及肥大性瘢痕疙瘩。面部皮脂溢出明显。

脉象：脉弦滑。

舌象：舌红，苔白腻。

西医诊断：聚合性痤疮。

中医辨证：疖病（痰瘀互结证）。

立法：祛湿化痰，活血散结。

处方：温胆汤加减。半夏 9g、竹茹 6g、枳实 6g、陈皮 9g、甘草 3g、茯苓 12g、浙贝母 10g、丹参 30g、桃仁 9g、红花 9g、夏枯草 15g、金银花 20g。

水煎服。每日 1 剂，早晚分服，连服 14 剂。囊肿、结节采用毫火针刺法，每周 1 次。

二诊：患者用药 14 剂后，皮疹明显减少，囊肿结节趋平，未见新发皮疹，大便通畅。继守前方，加穿山甲 3g、皂角刺 10g，继服 14 剂。外治法同上。

三诊：患者前后中药内服外治 1 个月后，皮疹基本消退，囊肿大部分消退或缩小，瘢痕疙瘩周围红晕消退，皮肤油脂分泌得到控制。于前方去穿山甲、皂角刺、金银花、桃仁、红花，加薏苡仁 30g、山药 10g、白术 10g，再服 14 剂以巩固疗效。

四诊：1 个月后，患者来院复查，颜面部丘疹、囊肿、结节均已消除，瘢痕疙瘩未再增大，皮肤油腻消失。半年后随访未见复发。

案例点评：痤疮是一种毛囊皮脂腺的慢性炎症，其发病机制较为复杂。现代医学认为主要与雄激素、皮脂分泌增多、毛囊口上皮过度角化、痤疮丙酸杆菌及遗传因素等有关。聚合性痤疮是痤疮中最严重的一型，包括各种类型损害，临床上皮损以黑头粉刺、囊肿、脓疱及结节居多，愈合后易形成显著的瘢痕或瘢痕疙瘩，严重影响患者的美观及生活质量。

痰是体内水液停聚凝结而形成的一种质稠浊而黏的病理产物。血瘀是指瘀血内阻、血行不畅的病理状态。痰瘀在痤疮的发病中具有普遍性，青年正值发育时期，阳气偏旺，热邪易起。叶天士云："盖因邪热相攻，血蓄不行，故此瘀也。若饮食内伤，情志失调，气机不畅，则致水停血阻，成痰成瘀。"王肯堂《证治准绳》言："饮食起居失其宜，皆能使血滞不行。"李用粹《证治汇补》云："喜怒不节，起居不时，饮食自倍，营血乱行，内停则蓄血，外溢则渗血。"历代医家指出，饮食起居、情志所伤皆可致瘀。从临床表现看，皮疹颜色暗红，以结节、脓肿、囊肿、瘢痕为主，或见窦道，经久难愈，月经有血块，舌质暗红等都为痰瘀互结的症状和体征。

聚合性痤疮中医辨证属痰瘀结聚，多由于日久不愈，气血郁滞，经脉失畅；或肺胃积热，久蕴不解，化湿生痰，痰瘀互结，致使粟疹日渐扩大，或局部出现结节，累累相连，其病理产物多归属于瘀、痰。湿热瘀毒是聚合性痤疮的主要病因病机。翁氏中医皮肤科通过多年来对聚合性痤疮机制和临床治疗的研究，总结出其病因病机主要是饮食辛辣、膏粱厚味，湿热内蕴，湿聚成痰，湿热瘀互结于肌肤所致。湿为致病因素中六淫之一，因湿邪黏滞，来缓去迟，缠绵不已，湿聚成痰，阻于肌肤形成结节、囊肿，故拟清热化痰，活血散结法为治疗大法。临床常用温胆汤加减来治疗痰瘀互结所致的聚合性痤疮。患者发病日久，久病致血热久瘀，痰湿交结，经络瘀阻。叶天士有"久病成瘀""久病入络"之说。聚合性痤疮患者病程可长达数年，热毒之邪入于经络，气血凝结，血液因之而蓄结。瘀血不去，新血不生，病情缠绵难愈。因此，治疗中可酌加活血化瘀之品。在温胆汤基础上，加桃仁、红花、丹参行气活血，散瘀消肿；夏枯草、浙贝母软坚散结，消肿止痛。诸药相合，化痰而不燥，清热而不过寒，使痰热得化，瘀血得清。共奏理气化痰，去瘀散结之功。配合火针疗法，以热引热，泻热排脓，消肿散结。

一诊治疗后，患者皮损消退，大便通畅，说明辨证准确，故效不更方，加穿山甲、皂角刺活血通络，加强消肿散结之功。前后中药内服配合毫火针刺法外治3周后，患者皮损已基本消退，故去掉攻窜苦寒之穿山甲、皂角刺及金银花、桃仁、红花之品，加薏苡仁、山药、白术等健脾化痰、祛湿理气之品以调理肺脾功能。配合毫火针刺法，以热引热，消肿排脓。内外合治，往往能缩短病程，加速皮损消退，达到事半功倍之效果。

九、逍遥丸

1. 组成

柴胡 10g、白芍 10g、当归 10g、白术 10g、茯苓 10g、炙甘草 6g、生姜 6g、薄荷 3g。

2. 功效

疏肝解郁，调和气血。

3. 主治

用于肝郁不舒所致乳癖，瘰疬，失荣，黄褐斑等。

4. 组方特色

逍遥丸出自《和剂局方》，方中以柴胡疏肝解郁为君药；白芍酸苦微寒，养血敛阴，柔肝缓急；当归味甘辛温，养血和血，且气香行气，为血中之气药。归、芍与柴胡相合，养血柔肝调气，共为臣药。木郁则土衰，肝病易传脾，故以白术、茯苓、炙甘草健脾益气，非单实土以抑木，且使营血生化有源；薄荷疏散郁遏之气，透达肝经郁热；生姜温胃降逆和中。三者共为佐药。柴胡又为肝经引经药，可兼使药；炙甘草益气补中，调和诸药，亦为使药。诸药相合，可使肝郁得疏，血虚得养，脾弱得复，共奏疏肝健脾，养血调经之功。

5. 方证要点

逍遥丸为疏肝养血的代表方，其又是妇科调经常用方，具有疏肝解郁、养血健脾之功，临床上常用于肝郁血虚所致诸证，如乳癖、瘰疬、失荣、黄褐斑等。具体方证要点如下。

（1）神疲食少，嗳气叹息。

（2）两胁作痛，乳房胀痛。

（3）月经不调。

（4）脉弦。

6. 加减变化

肝郁气滞较甚者，加用香附、郁金、合欢皮、陈皮疏肝解郁；血虚甚者，加用熟地黄滋阴养血；肝郁化火者，加用牡丹皮、生栀子清热凉血；月经不调者，加用仙茅、仙灵脾、菟丝子等调理冲任；斑色深褐、面色晦暗者，加桃仁、红花；大便不畅者，加枳实、瓜蒌。

7. 使用禁忌

服药期间忌食寒凉、生冷食物。孕妇禁用。

8. 经典案例

林某某，女，39 岁。初诊日期：2019 年 10 月 12 日。

主诉：双颊发现深褐色斑片 2 年，加重 3 个月余。

现病史：患者 2 年前发现颜面部出现深褐色斑片，斑片多集中在双面颊，对称分布，表面光滑，未见鳞屑，无明显瘙痒感及疼痛感，常在日晒与情绪不佳时加重，且有季节性，夏季斑片颜色加深，冬季斑片颜色减轻。近 3 个月来因生活压力较大，夜寐不安，双颊色斑颜色加深，范围有所扩大，遂来我院就诊。辰下症见平素心烦易怒，时感胸胁胀痛，满闷不舒，口干口苦，饮食正常，二便自如，月经不调，经期不规则，时有痛经，月经色暗、夹血块。

检查：患者面部颜色较晦暗，颜面部见深褐色色素沉着斑，色斑融合成片，以双颧颊部为主，对称分布，斑片大小不等，形态不规则，表面光滑，未见鳞屑。

脉象：脉弦。

舌象：舌红，苔薄白。

西医诊断：黄褐斑。

中医辨证：黄褐斑（肝气郁结证）。

立法：疏肝理气，活血消斑。

处方：逍遥丸加减。柴胡 10g、白芍 10g、当归 10g、白术 10g、茯苓 10g、炙甘草 6g、生姜 6g、薄荷 3g、香附 9g、郁金 9g、木香 6g、陈皮 6g、桃仁 9g、红花 9g、丹参 20g。

水煎服。每日 1 剂，早晚分服，连服 14 剂。

二诊：患者中药内服 14 剂后，面部深褐色色素沉着斑片颜色稍淡，夜寐仍欠安，多梦。效不更方，继守前法，加茯神 10g、夜交藤 15g、合欢皮 15g。水煎服。每日 1 剂，再服 14 剂。

三诊：前后中药内调 1 个月后，患者面部褐黑色色素沉着斑片较前明显消退，面色红润光泽，精神饱满，睡眠良好，二便自如。继守前方巩固治疗。半年后随访，患者诉面部褐色斑片大致消退，疗效满意。

案例点评：黄褐斑在中医学中又称肝斑，《灵枢》云："肝足厥阴之脉……是动则病……面尘脱色。"从经络学上阐述了肝经与黄褐斑的关系。《张氏医通》云："面尘脱色，为肝木失荣。"从病因病机上阐述了肝气郁结与黄褐斑的内在关联。《医宗金鉴》《外科证治全书》中均有"忧思抑郁"可致黄褐斑之说。黄褐斑多发于育龄期妇女，尤其是现代女性，由于家庭及事业的双重压力，长期处于精神紧张状态，极易导致情志失调，加之胎产哺乳伤及气血，致肝之藏血与疏泄功能紊乱，肝郁气滞，气郁化热，熏蒸于面，灼伤阴血而生。现代医学认为，精神因素与黄褐斑发病直接相关，患者存在神经肽系统平衡紊乱。有研究报告显示，超过半年以上情绪不佳是其重要致病因素，这与传统医学肝气郁滞可致黄褐斑的观点相符。此型患者皮损主要分布于眼周、口周，为浅褐色至深褐色斑片，大小不定，呈地图状或蝴蝶状，伴胸痞胁胀，乳房胀痛，小腹胀满，烦躁易怒，纳谷不馨，患者以中青年女性为多，经前色素沉着及伴随症状加重，经后减轻，多兼月经不调病史。治宜疏肝理气，活血退斑。方用逍遥散加减。本型重在调肝，因情志不畅可导致气郁，使肝失疏泄，出现肝气郁结，故应告诫患者保持心情愉快，对治疗很有帮助。此外，在肝气郁结所致的黄褐斑的治疗过程中，调理气血十分重要，故在临床治疗时，应酌加行气活血之药化瘀消斑，临床常用丹参、赤芍、桃仁、红花、川芎、当归、泽兰等。

本案例患者属肝气郁结，日久化热，热瘀互结而发斑。治宜疏肝理气，活血消斑，故选用逍遥丸。另加丹参、桃仁、红花行气活血，散瘀消斑。

十、补肾化斑汤（经验方）

1. 组成

牡丹皮 12g、泽泻 12g、熟地黄 24g、山萸肉 12g、丹参 20g、何首乌 10g、杜仲 10g、菟丝子 10g。

2. 功效

补肾益精，化瘀消斑。

3. 主治

肝肾阴虚型黄褐斑。

4. 组方特色

本方为翁氏中医皮肤科自拟经验方，用于治疗肝肾阴虚型黄褐斑。翁氏中医皮肤科认为妇人经、孕、产、乳均伤肾，肾元亏乏，肾精亏虚，肾阴不足，相火偏旺致阴虚生热，日久郁蒸血液，煎灼而成面部生斑片。因肾属水藏精，肝属木藏血，水木相生，精血同源，故肝肾两脏密切相关。水生木，肾精充盈，肝体得养则疏泄正常，肝木赖肾水涵养才得生发条达，若肾水不足，水不涵木，可直接导致肝阴虚损，肝失所养，又因肝体阴而用阳，肝阴血不足则气机疏泄不利，是以郁而化热，热邪灼伤肾阴，肾阴更亏，日久则气血亏虚不能上华于面而变生褐斑或气滞血瘀于面而成斑，据此病机，故从补肾入手治疗该病，从肾调制以协调肝肾，在补肾益精的基础上协调阴阳。本方中牡丹皮、泽泻、熟地黄、山萸肉、何首乌补益肝肾；杜仲、菟丝子温补肾阳；丹参活血化瘀。肾精充足，肝阴得养，故本方治疗黄褐斑抓住肝肾阴虚为本，诸药合用，通过"滋水涵木"，共达补益元阳、滋养精血、化瘀消斑之效。

5.方证要点

本方对黄褐斑偏于肝肾阴虚型最为相宜。而对于肝郁气滞等因实证引起的黄褐斑不宜用，除非患者素来体虚，伴有肝、脾、肾三脏亏虚，气血不足等虚实夹杂证者，尚可加减使用。具体方证要点如下。

（1）患者素体肝肾亏虚，面色晦暗。

（2）斑色褐黑。

（3）伴头晕耳鸣，腰膝酸软，失眠健忘，五心烦热等。

（4）舌红，苔少，脉细。

6.加减变化

翁氏中医皮肤科认为，本方主要针对肝肾阴虚所致的黄褐斑。心烦失眠，心悸不安，咽干口燥者，加黄芩、黄连、栀子、莲子心、淡竹叶等清降心火，交通心肾；目眩目干，神疲乏力，肢麻者，加白芍、当归、鸡血藤、枸杞子、桑寄生、续断等滋阴，补血，养肝；伴见干咳，或少痰，口渴咽干，咽痛音哑，盗汗者，加黄精、沙参、麦冬、玉竹等滋阴润肺；腹胀，腹泻，腹痛者，加广藿香、佩兰祛湿行气；月经不调者，加女贞子、香附疏肝调经；月经量少、色淡者，加当归、鸡血藤养血活血；五心烦热者，加知母、黄柏滋阴除热；失眠多梦者，加生龙骨、生牡蛎、珍珠母等镇静安神；黄褐斑日久不退者，加丹参、白僵蚕、炮山甲活血通络。

7.使用禁忌

服此方时禁食荤腥海味、寒凉伤脾的食物。孕妇慎用；儿童及老年人酌情减量。

8.经典案例

梁某某，女，46岁。初诊日期：2020年12月23日。

主诉：颜面部见深褐色斑片10余年。

现病史：患者10年前发现颜面部出现褐黑色色素沉着斑，斑片多集中在颧颊部，双面颊对称分布，表面光滑，未见鳞屑，无明显瘙痒感及疼痛感，常在日晒与情绪不佳时加重，且有季节性，夏季斑片颜色加深，冬季斑片颜色减轻。患者曾自行外用祛斑霜，面部色素沉着斑未奏效，经久不愈。辰下症见平素易疲劳，时有头晕目眩，五心烦热，腰膝酸痛，失眠多梦，月经量少，色淡质稀，纳可寐差，二便自如，舌红，苔少，脉细数。

检查：患者表情抑郁，嗳气叹息，疲惫乏力，精神不振，面部颜色较晦暗，颜面部见褐黑色色素沉着斑，色斑融合成片，以双颧颊部为主，对称分布，斑片大小不等，形态不规则，表面光滑，未见鳞屑。

脉象：脉细数。

舌象：舌质红，舌苔少。

西医诊断：黄褐斑。

中医辨证：肝肾阴虚证。

立法：补益肝肾，化瘀消斑。

处方：补肾化斑汤加减。牡丹皮 12g、泽泻 12g、熟地黄 12g、山萸肉 12g、丹参 30g、何首乌 10g、杜仲 10g、菟丝子 10g、当归 10g、鸡血藤 30g、女贞子 15g、墨旱莲 15g。

水煎服。每日 1 剂，早晚分服，连服 7 剂。

二诊：2020 年 12 月 29 日。患者面部褐黑色色素沉着斑片颜色稍淡，范围未见改变，夜寐差，多梦，大便偏干，考虑辨证得当，继守前法，加茯神 10g、夜交藤 15g、生大黄 3g。水煎服，每日 1 剂，再服 7 剂。

三诊：2021 年 1 月 4 日。患者面部褐黑色色素沉着斑片颜色较前稍淡，大便调，去大黄，继守前方。

四诊：守上方随证加减 6 个月余，患者面部褐黑色色素沉着斑片较前明显消退，面色红润光泽，精神饱满，睡眠良好，二便自如。继守前方巩固治疗半月后停药。

案例点评：黄褐斑属传统医学黧黑斑、蝴蝶斑等范畴，虽发于皮，然其根必源于内。肝、脾、肾三脏功能失司是导致本病发生的关键，多种原因使肝、脾、肾亏虚，气血不足，气滞血瘀，致面部肌肤失养，皮肤失其润泽而发生色斑。翁氏中医皮肤科在长期的临床研究中发现，在黄褐斑患者中，肾虚证占不小比例。肾藏精，肾精源于先天，养于后天，故女子二七，先天之精得后天水谷精微之养而天癸至，月事下，乃有经、孕、产、乳，若肾虚，天癸衰少，《素问》曰，"女子七七肾气衰……任脉虚，太冲脉衰少"，则"黧黑斑者，水亏不能制火，血弱不能华面，以致火燥结成黑斑，色枯不泽"。可见肾虚导致黄褐斑有其内在的生理病理基础。本病以内因为主，内治相当重要。但是，"汤药不足尽病"，外治法可以直接作用于病变局部，更具针对性，本病病位在皮肤，且受到许多外界的理化因素的影响，因此翁氏中医皮肤科根据多年临床经验，采用内外并治、中西医结合的综合疗法。在辨证论治内服中药的前提下，配合中医特色疗法及现代科技治疗本病。常用中医特色外治疗法如中药面膜、面部穴位按摩等。中药面膜选取调和气血、祛风活血消斑的中药白及、白芷、白茯苓、白僵蚕、白附子、益母草、防风、藁本等用蜂蜜调和外敷于面部。并配合面部穴位按摩，患者仰卧位，首先点、揉、按印堂、攒竹、四白、颊车、迎香、水沟、承浆穴，每次顺时针揉按15圈，再逆时针揉按15圈，然后用食、中指螺纹面沿攒竹、鼻根、四白、鱼腰及颊车、地仓、迎香、下关、耳前轻快地边按边移动，来回往返10遍，然后在起斑处轻拍至微红为止。对黄褐斑等色素沉着、色素不均匀，质感较为粗糙的皮肤病变均可使用，一般每周1次，12周1疗程。二者配合可疏通经络，畅通气血，有利于促进皮肤对药物的吸收。同时，外用药物可配合超声波导入仪进行临床治疗，提高临床疗效。外用药物的疗效与药物的透皮吸收密切相关，而超声波导入仪是目前提高药物经皮吸收的物理方法之一，它主要是通过超声波的致热作用、机械影响等机制促进药物的渗透吸收。临床采用中药制剂联合超声波导入，有效促进了中药有效成分的渗透吸收。

日常防护对本病至关重要，翁氏中医皮肤科认为，黄褐斑患者的精神状态与本病有密切关系。过度疲劳、休息不足、半年以上的情绪不佳、精神负担过重，以及抑郁、神经衰弱等可诱发黄褐斑，而情绪的变化又加重黄褐斑的病情。因此，本病应注意患者的心理治疗。不少患者存在不同程度的焦虑、抑郁、易怒、精神衰弱等不良情绪，应予心理疏导，使患者保持愉悦的精神状态。生活调理方面，则要加强营养，忌食辛辣煎炸与酒类；保证充足的睡眠；忌纵欲无度；要尽量避免诱因，患者外出或夏日受阳光照射时要使用遮光剂；慎用口服避孕药物；合理使用护肤品，不宜使用含有重金属的化妆品，避免重金属物质如金、银、汞、铅、砷等对皮肤的损害；积极治疗致使黄褐斑发生的各种原发疾病。

十一、神应养真丹（改良版）

1. 组成

天麻 12g、羌活 10g、当归 15g、白芍 10g、菟丝子 11g、熟地黄 10g、何首乌 30g、黑芝麻 30g、川芎 10g、牡丹皮 10g、珍珠母 30g。

2. 功效

滋养肝肾，养血生发。

3. 主治

肝肾不足、气血亏虚所致斑秃、脂溢性脱发等。

4. 组方特色

神应养真丹出自陈实功《外科正宗》，原方由当归、川芎、白芍、熟地黄、天麻、羌活、木瓜、菟丝子等药物组成，《外科正宗》称："血脉不能荣运肌肤，虚痒发生，眉发脱落，皮肤光亮者服之。"此方由四物汤加味而成，其中熟地黄主补血滋阴，《本草纲目》言其"填骨髓、长肌肉、生精血、黑须发"，四物相合，滋养阴血兼能活血；天麻可通经活络，配伍辛温之羌活，祛风通络，引诸药上行巅顶；木瓜祛风除湿；菟丝子补肾固精。诸药合用，功在活血祛风、养血生发。翁氏改良版神应养真丹在原方基础上去木瓜，加入何首乌、黑芝麻、牡丹皮、珍珠母等药，何首乌、黑芝麻养血生发，以黑补黑；牡丹皮凉血活血，配合补血药可养血生发而不滋腻；珍珠母重镇安神。诸药共用，达到滋养肝肾、养血生发的作用。

5. 方证要点

本方对斑秃、脂溢性脱发等脱发证属肝肾不足、气血亏虚者最为相宜，而对于实证如血热风燥、脾胃湿热、气滞血瘀等引起的脱发不宜用。具体方证要点如下。

（1）素体虚弱，气血亏虚、肝肾不足。

（2）脱发时间长，或头发稀疏、干燥枯黄。

（3）常伴面色少华、头晕心悸、乏力气短，或面色苍白、肢冷畏寒、头晕耳鸣、腰膝酸软等气血不足、肝肾亏虚症状。

（4）舌淡，苔薄，脉细。

6. 加减变化

翁氏中医皮肤科认为，本方主要针对发病日久、肝肾不足、气血亏虚所致的顽固性脱发诸证，如斑秃、脂溢性脱发等。瘙痒明显者，加白鲜皮、首乌藤疏风止痒；头部烘热者，加地骨皮、牡丹皮滋阴清热；烦躁易怒者，加生栀子、黄芩清肝热泻火；乏力气短明显者，加黄芪、党参健脾益气；腰膝酸软明显者，加杜仲、续断、桑寄生补肝肾、强筋骨；头晕耳鸣者，加天麻平肝息风；心神不宁、失眠多梦者，加首乌藤、炒酸枣仁养血安神。

7. 使用禁忌

服此方时禁食荤腥海味、寒凉伤脾的食物。孕妇慎用；儿童及老年人酌情减量。

8. 经典案例

侯某某，女，21岁。初诊日期：2019年4月20日。

主诉：后枕部头发大片脱落1个月余。

现病史：患者近1年来因学习压力大，精神紧张，导致夜寐不安，睡眠不足。1个月前无明显外伤原因后枕部多处脱发，脱发区边界清楚，类圆形，脱落处皮肤光滑，未见鳞屑，无明显痒痛。曾于外院就诊，经口服及外用西药（具体不详）治疗后，上述症状未缓解，反而有加重趋势，脱发区不断扩大，遂来我院就诊。辰下症见头发稀疏，干燥枯黄，精神疲惫，倦怠乏力，面色少华，夜寐欠安，二便尚调，月经量少、色淡，舌淡，苔薄白，脉细。

检查：患者精神疲惫，头发稀疏，干燥枯黄，后枕部见多处脱发区，边界清楚，类圆形，直径 2.0~3.0cm，脱发区内皮肤光滑，未见鳞屑，边缘头发松动，容易拔出。

脉象：脉细。

舌象：舌质淡，苔薄白。

西医诊断：斑秃。

中医诊断：油风。

中医辨证：肝肾不足，气血亏虚。

立法：滋养肝肾，养血生发。

处方：神应养真丹加减。天麻 12g、羌活 10g、当归 15g、白芍 10g、菟丝子 11g、熟地黄 10g、何首乌 30g、黑芝麻 30g、川芎 10g、牡丹皮 10g、珍珠母 30g、黄芪 6g。

水煎服。每日 1 剂，早晚分服，连服 7 剂。局部予毫针围刺及梅花针叩刺，每隔 3 天治疗 1 次。

二诊：前后调治半个月后，脱发症状较前减轻，原脱发区可见纤细新发长出，睡眠质量明显改善，仍辨证为肝肾不足、气血亏虚证，上方再服 14 剂，配合局部毫针围刺及叩刺。

三诊：治疗 1 个月后，脱发处大量细软毛发长出，精神愉悦，纳可寐佳，二便自如，月经量色趋于正常。上方去珍珠母，改加党参 10g，再服 14 剂。

四诊：中药调治 2 个月后脱发区毛发已大致长出，毛发逐渐变粗、变黑，患者精神愉悦，睡眠明显得到改善，月经量色趋于正常。半年后随访，症状未复发而告愈。

案例点评：斑秃为一种局部性脱发的皮肤病，常突发起病。本病属传统医学油风范畴，《医宗金鉴》载："此证毛发干焦，成片脱落，皮红光亮，疮如虫行，俗名鬼剃头。"斑秃好发于青年，病程缓慢，有自愈倾向，易复发，可持续数月或数年。目前，本病病因尚不明确，可能与精神、内分泌、应激、自身免疫、过度劳累及遗传等有关。

传统医学认为，肝藏血，发为血之余，肾藏精，其华在发，精血同源。肝肾不足，精不化血，血液生化不足，血虚不能濡养肌肤，以致腠理不固，风邪乘虚而入，风盛血燥，发失所养而脱落，可见毛发的生长和润泽不仅靠肾中精气的充养，还有赖于血液的濡养。《外科正宗》载："油风乃血虚不能随气荣养肌肤，故毛发根空，脱落成片，皮肤光亮，痒如虫行，此皆风热乘虚攻注而然。"《素问》载："发为肾精之外候，精血充足则发浓密而光泽。"《诸病源候论》载："若血盛则荣于须发，故须发美；若血气衰弱，经脉虚竭，不能荣润，故须发秃落。"此皆表明肝肾精血不足、阴阳失和、气血失调为斑秃的病机，治疗上应重视补肝肾、调气血。

本案患者精神压力大、用脑过度、情志不舒，因肝肾不足、气血亏虚而出现脱发。治宜滋养肝肾，养血生发。故采用改良版神应养真丹治疗。

《黄帝内经》提到"有诸于内，形诸于外"。翁氏中医皮肤科认为，内外同治、针药合用可提高本病的临床疗效。因此，除了内服中药以外，还配合毫针围刺法及梅花针叩刺法等外治手段。具体操作为嘱患者坐位，针刺部位碘酊常规消毒后，对局部阿是穴采用围刺法，沿脱发区边界向中心方向斜刺，留针30分钟后取下毫针，再行梅花针叩刺，以右手示指拇指捏住针柄尾端，均匀地运用腕部力量轻叩患部，使针尖叩击方向垂直于皮肤，从边缘开始向中央方向呈回旋状反复叩击，频率为每分钟100~120次，叩刺至局部皮肤潮红，微微出血即可。《素问》载："凡十二经络脉者，皮之部也，是故百病之始生也，必先于皮毛。"围刺法可直接干预病变部位，防止病邪向外周组织扩散，汇聚血气，通达此处脉络，以加强脱发区组织的修复与重生。阿是穴为斑秃的病变反应区，刺激此处可以疏通头皮经络气血运行，改善毛囊活性，促进毛囊干细胞再生。梅花针叩刺具有通达经络，舒张患处毛细血管，增加局部血流量，调节免疫及神经应激反应等作用，并能刺激人体的自我修复功能，改善秃发区毛乳头营养和代谢，通过局部皮肤刺激，恢复神经调节，促进血液循环，促使毛囊生长，达到较好的治疗效果。

十二、六味地黄丸

1. 组成

熟地黄 24g、山茱萸 12g、山药 12g、牡丹皮 9g、白茯苓 9g、泽泻 9g。

2. 功效

补肾水，降虚火。

3. 主治

由肾阴虚引起的黄褐斑、瘙痒、慢性荨麻疹等皮肤病或皮肤衰老、面色暗沉等。

4. 组方特色

六味地黄丸由宋朝钱乙创立，记载于《小儿药证直诀》。方中重用熟地黄味甘性微温，主入肾经，长于滋阴补肾、填精益髓，为补肾滋阴之上品，属君药。《张元素医学全书》谓其"活血气，封填骨髓；滋肾水，补益真阴。"《本草纲目》云："填骨髓，长肌肉，生精血。补五脏内伤不足，通血脉，利耳目，黑须发。"辅以山茱萸酸温，主入肝经，滋补肝肾，并能涩精、养肝血，血足可以转化为精，取"肝肾同源""精血同源"之意。《医学衷中参西录》谓其"能收敛元气，振作精神，固涩滑脱。"山药甘平，主入脾经，补益脾阴，亦能固精，补脾以助后天生化之源，脾运化水谷精微以养五脏，故用山药健脾益肾，这样使肾精有来源。三药配合补后天以充先天，肾、肝、脾三阴并补称为"三补"，因此，六味地黄丸为三阴并补之方，但熟地黄用量是山茱萸与山药二味之和，故仍以补肾阴为主，补其不足以治本，体现了"壮水之主，以制阳光"之法。凡补阴精之法必当泻其浊，方可存其清，使阴精得补。肾为水脏，肾虚则水泛，常导致虚火上炎、水浊内停，故佐以泽泻以泻肾湿浊，并防熟地黄滋腻恋邪之弊。阴虚则阳失所制，故以牡丹皮清泻相火，清肝中虚火，消肾中瘀血，兼制山茱萸之温涩酸收。《本草纲目》谓其："和血、生血、凉血，治手足少阴、厥阴四经血分伏火。"茯苓淡渗脾湿，既助泽泻以泻肾浊，又助山药健运以充养后天之本。泽泻、茯苓二药合用引浊邪下行，起推陈致新之用。泽泻、牡丹皮、茯苓三药称为"三泻"，泻上炎之虚火，渗下趋之湿浊，平其偏胜以治标，均为佐药。六药合用，三补治本，针对肾、肝、脾之阴补其不足；三泻治标，针对标证泻其有余。"有熟地黄之腻补肾水，即有泽泻之宣泻肾浊以济之；有萸肉之温涩肝经，即有丹皮之清泻肝火以佐之；有山药之收摄脾经，即有茯苓之淡渗脾湿以和之"。三补三泻，补泻结合，标本兼顾，补中有泻，寓泻于补，相辅相成，其中补药用量重于"泻药"，以补为主；而肝、脾、肾三阴并补，以补肾阴为主。因此，六味地黄丸为通补开合之剂，组方科学合理，其显著特点是"三补三泻、补中有泻、寓泻于补"。

5. 方证要点

本方对于慢性皮肤病偏于肾阴虚者最为相宜。而对于肾阳虚或实证患者不宜用。具体方证要点如下。

（1）素体肾阴亏虚或发病日久致肾阴不足者。

（2）伴见腰膝酸软、头晕目眩、视物昏花、耳鸣耳聋、盗汗、遗精、消渴、骨蒸潮热、手足心热等肾阴不足症状。

（3）舌红，少苔，脉沉细。

6. 加减变化

六味地黄丸为治疗肾阴不足的基础方，当加入知母、黄柏时，名知柏地黄丸，主治阴虚火旺证；加枸杞子、菊花时，名杞菊地黄丸，主治肝肾阴虚证；

加磁石、陈皮、菖蒲时，名为耳聋左慈丸，主治肾阴虚耳鸣耳聋目眩；加五味子后，名都气丸，主治肾虚气喘；加山栀子、柴胡、大枣，名为滋水清肝饮，主治肾虚肝郁证；加枸杞子、菊花、当归、白芍、蒺藜、煅石决明时，名为明目地黄丸，主治肝肾虚损，阴血不足之眼目病；加柴胡、当归、五味子时，名益阴肾气丸，主治肾阴不足之视物昏暗；加麦冬、五味子时，名麦味地黄丸，主治肺肾阴虚之喘咳。

翁氏中医皮肤科认为，单方在临床上应用时，若患者骨蒸潮热，可加黄柏、知母等增强清热降火之功；腰膝酸软患者，可加杜仲、牛膝、桑寄生等益肾壮骨；头晕目眩者，可加生龙骨、生牡蛎、石决明等平肝潜阳；兼见食少乏力者，加白术、砂仁、陈皮等健脾和胃。

7. 使用禁忌

服此方时禁食荤腥海味、寒凉伤脾的食物。肾阳虚者慎用；孕妇慎用；儿童及老年人酌情减量。

8. 经典案例

侯某某，女，38 岁。初诊日期：2019 年 11 月 10 日。

主诉：颜面部晦暗，细纹，干燥 3 年余。

现病史：患者 3 年前发现面部皮肤干燥，面色晦暗，面部细纹相比同龄人更明显。曾于外院就诊，做过各类激光美容治疗，效果均不理想。辰下症见时感乏力，腰膝酸软，偶感头晕目眩，平素容易烦躁，尤其午间，潮热明显，夜间盗汗，饮食正常，夜寐欠宁，二便自如，月经经量少，经期不规则。

检查：患者颜面肤色晦暗，面部皮肤干燥、粗糙，额部、双眼角可见细纹。

脉象：脉细数。

舌象：舌红，少苔。

西医诊断：早衰。

中医辨证：肾精不足证。

立法：补肾益精，滋阴润颜。

处方：六味地黄丸加减。熟地黄 24g、山茱萸 12g、山药 12g、牡丹皮 9g、白茯苓 9g、泽泻 9g、桃仁 9g、红花 9g、香附 9g、郁金 9g、生地黄 12g、泽兰 9g。

水煎服。每日 1 剂，连服 14 剂。

二诊：中医调治半月余，患者精神愉悦，肤色转亮，潮热盗汗消失。效不更方，再加益母草 12g，丹参 20g，活血调经，散瘀润肤。继服 14 剂。

三诊：患者前后中医调治 1 个月余，自诉精神愉悦，未再烦躁。颜面部皮肤恢复亮泽红润，诸证消失。

案例点评：早衰是指各种原因导致的中壮年人过早地出现生理上衰老，体制上衰退和心理上衰弱的现象，所以又称为早衰综合征。早衰主要表现为未到老年便开始出现衰老的征象，如精力神智的改变有精神耗减，寐少健忘，情志不畅；五官容颜的改变有头倾目眩，视物昏花，发白牙落，面焦色败，面皮生皱；形体体态的改变有肌肤干痒，溲不利而自遗，便不通或泻；对气候变化的耐受力改变有未风先寒，未暑先热；消化吸收能力的改变有食则易饥，饱则难化。

皮肤老化的临床表现主要包括皮肤干燥、粗糙、松弛、萎缩，生皱纹，花斑状色素沉着，毛细血管扩张，癌前病变等。皮肤衰老的原因包括自然因素和非自然因素。自然因素是指进入中年后，皮肤的老化渐渐明显，老化程度因人而异。非自然因素包括：各种慢性消耗性疾病，如肝病、肺结核、甲状腺疾病、妇科疾病、肿瘤等；精神因素，如心情不畅、过度紧张、工作压力大等，可能导致内分泌失调；营养因素，如营养失衡或营养不当；内分泌紊乱，如妇女绝经后，雌激素分泌减少，从而影响皮肤的充实度和弹性；生活习惯，如起居失常，生活不规律，嗜好烟酒，皮肤保养不当，常用热水、碱性肥皂洗烫；外环境因素，如过度风吹日晒，造成皮肤损伤，以及滥用化妆品或皮肤病治疗药造成皮肤的损伤。

目前，对于衰老产生的确切机制尚未明了，研究者们曾先后提出了数十种有关衰老的学说，如自由基学说、线粒体 DNA 损伤学说、衰老的端粒学说、交联学说、生物膜损伤学说、遗传程序学说、染色体突变学说、差错学说、免疫学说、内分泌学说及限食延寿机制的非酶糖化假说、失衡中毒学说等。其中，对自由基学说的研究特别活跃，该学说认为，机体吸收氧气进行新陈代谢能产生大量含氧元素的自由基，引起不饱和脂肪酸氧化成超氧化物，形成脂褐素、老年斑，并能使细胞中毒、蛋白质和酶变性，从而产生 DNA 突变、诱发肿瘤和降低免疫力等。而抗氧化酶、抗氧化剂能清除细胞内过多的自由基，防止脂褐素的形成，延缓细胞衰老过程，并能防止自由基对 DNA、RNA 及生物膜的损害作用。因此，提高抗氧化酶活性，降低自由基代谢产物的生成，是延缓衰老的重要途径。

虽然医学界规定 60 岁是进入老年期的年龄界线，但是由于人们各自的生活环境、条件、状况不同，有的人虽然年近古稀，但仍然精力充沛，而有的人就已形衰力竭。中医认为早衰多属虚证，或先天肾气不足，或后天久病体弱，耗伤精血，致使肾气日衰，肾精不足，从而导致一系列病理变化。

根据《黄帝内经》所云，女子"七岁，肾气盛，齿更发长。二七，而天癸至，任脉通，太冲脉盛，月事以时下，故有子。三七，肾气平均，故真牙生而长极。四七，筋骨坚，发长极，身体盛壮。五七，阳明脉衰，面始焦，发始堕。六七，三阳脉衰于上，面皆焦，发始白。七七，任脉虚，太冲脉衰少，天癸竭，地道不通，故形坏而无子也"。男子"八岁，肾气实，发长齿更。二八，肾气盛，天癸至，精气溢泻，阴阳和，故能有子。三八，肾气平均，筋骨劲强，故真牙生而长极。四八，筋骨隆盛，肌肉满壮。五八，肾气衰，发堕齿槁。六八，阳气衰竭于上，面焦，发鬓颁白。七八，肝气衰，筋不能动，天癸竭，精少，肾脏衰，形体皆极。八八，则齿发去"。由此可见，人体由盛到衰主要是肾气的盛与衰。肾虚衰老说应是中医衰老学说的核心。

据此，翁氏中医皮肤科认为，临床中，女性抗衰老应从 35 岁开始，男性抗衰老应从 40 岁开始。人体衰老与肝、脾、肾三脏最为密切，其中肾精衰落为其核心要点。因此在治疗上应多从健脾脏，补益肝肾入手。张介宾在《景岳全书》中提到："善补阳者，必于阴中求阳，则阳得阴助而生化无穷；善补阴者，必于阳中求阴，则阴得阳生而泉源不竭。"故在早衰的治疗上，应从补肾阳肾阴入手，根据阴阳互根互用理论，用药可于补阴药中少佐补阳之药，以达到阳中求阴的目的；补阳药中少佐补阴之药，以达到阴中求阳的目的。

本案例患者系先天肾精不足，再加上人至中年，肾精亏损，肝肾阴虚，虚火上炎，颜面不得荣润，则见皮肤干燥、细纹产生；肾藏精，为先天之本，肝为藏血之脏，精血可互相转化，肝肾阴血不足又常可相互影响。腰为肾之府，膝为筋之府，肾主骨生髓，齿为骨之余，肾阴不足则骨髓不充，故腰膝酸软无力；脑为髓海，肾阴不足，不能生髓充脑，肝血不足，不能上荣头目，故头晕目眩；阴虚生内热，甚者虚火上炎，故骨蒸潮热、盗汗、舌红、少苔、脉细数。治宜补肝益肾，滋阴润燥。故选用六味地黄丸加减。

十三、阳和汤

1. 组成

熟地黄 30g、白芥子 6g、炮姜炭 3g、麻黄 3g、甘草 3g、肉桂 3g、鹿角胶 9g。

2. 功效

温经散寒，化痰补虚。

3. 主治

用于流痰及一切阴疽，漫肿平塌，不红不热者。

4. 组方特色

阳和汤出自清代王洪绪《外科证治全生集》，原为治疗阴疽而设。方中重用熟地黄滋补阴血，填精益髓，此为"阴中求阳"之法，使阳气生化有充足的物质基础；鹿角胶，补肾助阳，强壮筋骨。两药合用，养血助阳，以治其本，共为君药。寒凝湿滞，非温通而不足以化，故用肉桂、姜炭温阳散寒通血脉，以治其标，共为臣药。少量麻黄，开腠理，以宣散体表之寒凝；白芥子祛痰除湿，宣通气血，可除皮里膜外之痰。两药合用，既宣通气血，又令熟地黄、鹿角胶补而不滞，共为佐药。生甘草解毒，调和诸药，为使药。综观全方，补阴药与温阳药合用，辛散药与滋补药配伍，使寒湿得宣而不伤正，精血得充而不恋邪，用治阴疽，可化阴凝而布阳和，故名"阳和汤"。

5. 方证要点

本方适用于慢性顽固性皮肤病偏于阴寒证者，不适用于实证、热证者。具体方证要点如下。

（1）患处漫肿无头，皮色不变。

（2）患部不红、不热。

（3）伴酸痛，重着感。

（4）舌淡苔白，脉细。

6. 加减变化

素体痰湿，湿邪在上者，可加陈皮、法半夏；湿邪在下者，可加薏苡仁、牛膝、车前子；风寒盘驻体内较久者，可加羌活、独活祛风寒，消顽痰；寒邪偏驻太阳经，伴背痛、腰痛、颈项痛者，可加葛根、桂枝、赤芍；发病部位在上者，可加桔梗；发病部位在下者，可加怀牛膝；病情重者，常加细辛祛风散寒，加地龙、蜈蚣、乌梢蛇祛瘀散结通络，加川芎行气活血。

7. 使用禁忌

患处红肿热痛明显的阳证疮疡忌用。

8. 经典案例

林某某，女，54岁。初诊日期：2001年11月12日。

主诉：右大腿外侧胀痛反复发作5年余，加重1个月。

现病史：患者5年前无明显诱因右大腿外侧肿胀疼痛，屈伸困难。曾于外院就诊，拍摄X线片提示右腿骨膜炎。予抗生素等西药（具体不详）治疗后，症状有所缓解，但仍反复。1个月前外出爬山归来淋雨受凉后，上述症状复发，右大腿酸痛隐隐，皮损处皮色不红，触之不热，稍肿胀。患者起初未重视，自行在家休息后，症状未缓解，今日右大腿疼痛加剧，患肢屈伸不利，行走困难，遂来我院就诊。辰下症见怕冷畏寒，肢体重着乏力，夜寐欠佳，饮食尚可，二便自如。

检查：右大腿稍肿胀，皮色如常，皮温正常。右腿屈伸转动受限。

脉象：脉弦。

舌象：舌淡，苔白。

西医诊断：慢性骨膜炎。

中医辨证：附骨疽（风寒湿蕴证）。

立法：温经散寒，祛风化湿。

处方：阳和汤加减。熟地黄30g、白芥子6g、炮姜炭3g、麻黄3g、甘草3g、肉桂3g、鹿角胶9g、当归10g、独活10g、桑寄生15g、白芍10g、茯苓10g、川芎10g、防风10g、杜仲10g、牛膝10g、秦艽10g、细辛6g。

水煎服。每日1剂，连服7剂。

二诊：治疗1周后，患者诉右腿疼痛有所缓解，畏寒症状消失，继守前法，再服7剂。

三诊：患者连服14剂后，右腿疼痛感明显减轻，可正常行走，右大腿肿胀全消而告愈。

案例点评：附骨疽是一种毒气深沉附着于骨的化脓性疾病。其临床特点是局部胖肿，附筋着骨，推之不移，疼痛彻骨，溃后脓水淋漓，不易收口，易形成窦道，损筋伤骨。多发于四肢长骨，以胫骨最为常见，股骨次之。传统医学认为，本病多因疔、疖、痈等邪毒未清，素体湿热壅盛，或因金刃、刀石伤，筋骨伤损等，复感邪毒，邪毒深窜入里，留着筋骨，以致经络阻塞，气血凝滞，血凝毒聚，腐筋蚀骨，蕴郁成脓。外伤侵袭，感受邪毒等是发病的主要诱因。附骨疽属于本虚标实，虚实夹杂之证，治疗时当辨其阴阳、寒热、虚实。翁氏中医皮肤科认为，湿毒在本病中起重要作用，湿邪重着凝滞，故病情反复，迁延不愈。故临证中，祛湿为第一要务。湿热毒盛者，当清热化湿，通经活络；风寒湿盛者，当温经散寒除湿通络。随证论证，方能取得善效。

本案例系因风、寒、湿三气侵袭，附着筋骨，闭阻经络，故见筋骨酸痛隐隐，肢体疼痛；风、寒、湿蕴滞肌肤，营卫不和，故见恶寒发热；郁滞日久，经络不通，气血瘀滞，故见痛如锥刺；损伤筋骨，故见肢体屈伸不利。治宜温经散寒，祛风除湿。阳和汤为治外科阴证之痈疽疮疡的著名方剂，故采用阳和汤加减。重用熟地黄，滋补阴血，填精益髓；配以血肉有情之鹿角胶，补肾助阳，益精养血，两者合用，温阳养血，以治其本，共为君药；少佐以麻黄，宣通经络，与诸温和药配合，可以开腠里，散寒结，引阳气由里达表，通行周身；独活辛苦微温，善治伏风，除久痹，且性善下行，以祛下焦与筋骨间风寒湿邪；细辛温经散寒，除湿通络；秦艽祛风湿，舒筋骨，利关节；肉桂温经散寒，通利血脉；防风能祛一身之风而胜湿；桑寄生、杜仲、牛膝补益肝肾，强壮筋骨，活血化瘀，通利肢节；当归、川芎、地黄、白芍养血和血；茯苓、甘草健脾益气。甘草生用为使，解毒而调诸药。综观全方，补血与温阳并用，化痰与通络相伍，益精气，扶阳气，化寒凝，通经络，温阳补血以治本，化痰通络以治标。

十四、健脾润肤饮（经验方）

1. 组成

党参 12g、茯苓 12g、白术 12g、甘草 3g、麦芽 9g、谷芽 9g、马蹄金 10g、苍耳子 6g、地肤子 12g、防风 9g。

2. 功效

健脾和胃，祛风润肤。

3. 主治

慢性瘙痒性皮肤病，如慢性湿疹、慢性荨麻疹、特应性皮炎、慢性唇炎、慢性单纯性苔藓（慢性神经性皮炎）、结节性痒疹、老年皮肤瘙痒、冬季瘙痒等。

4. 组方特色

本方为翁氏中医皮肤科自拟经验方，功在健脾和胃，祛风润肤，主要治疗脾虚湿蕴日久，外感风燥毒邪凝聚而引起的慢性以瘙痒为主要症状的皮肤疾病。从药物组成来看，党参、茯苓、白术、甘草为改良版四君子汤，其中党参味甘性平，补中益气，养血生津；白术味甘苦性温，益气健脾，燥湿化痰，能加强党参益气助运之力；茯苓味甘淡性平，健脾渗湿，苓术相配，则健脾祛湿之功益著；甘草味甘性平，健脾益气和中，调和诸药。四药相伍，既能益气健脾，托毒外出，又能助脾运化以祛湿毒，且脾为后天之本，气血生化之源，脾气健运，则气血生化有源，体现了"治风先治血，血行风自灭"的原则。麦芽、谷芽味甘性平，能消食化积，健脾和胃，增强健脾之功效；马蹄金、苍耳子、地肤子、防风疏风，除湿，止痒。诸药合用，既能健脾和胃、行气祛湿以治其本，又能祛风、润肤、止痒以治其标，标本兼治，组方精妙，配伍合理，寓意较深。

5. 方证要点

本方对慢性瘙痒偏于脾虚风燥的虚实夹杂者最为相宜，具体方证要点如下。

（1）慢性病程。

（2）素体脾胃虚弱或发病日久，精神不振，倦怠乏力。

（3）皮肤瘙痒呈阵发性，干燥。

（4）舌质淡，苔白或白腻，脉缓或偏细弦。

6. 加减变化

翁氏中医皮肤科运用本方主要针对病程日久的慢性顽固性瘙痒，其主要辨证为脾虚风燥，虚实夹杂，如局限性或泛发性慢性湿疹、慢性荨麻疹、特应性皮炎、慢性唇炎、慢性单纯性苔藓（慢性神经性皮炎）、结节性痒疹、老年皮肤瘙痒、冬季瘙痒等。瘙痒剧烈，夜寐不安者，加酸枣仁、珍珠母、远志、茯神、夜交藤、生牡蛎、生龙骨等镇静安神；偏风寒者，加桂枝、麻黄等散寒解表；偏风热者，加薄荷、蝉蜕等清热解表；湿热甚者，加黄芩、萆薢、茵陈等清热利湿止痒；寒湿甚者，加吴茱萸、肉桂温里散寒；偏阴虚者，加生地黄、牡丹皮、延胡索、玄参等清热凉血；偏血虚者，加当归、赤芍、阿胶等养血润肤；血瘀者，加赤芍、丹参活血祛瘀；冲任不调者，加仙茅、仙灵脾、淫羊藿、益母草、菟丝子等调和冲任；病程日久，用药不应，且皮损肥厚或形成结节者，加乌梢蛇、蜈蚣、地龙等虫类药搜风止痒。

7. 使用禁忌

服用此方时，禁食荤腥海味、辛辣动风的食物。孕妇慎用；儿童与老年人酌情减量。

8. 经典案例

病案一

陈某某，男，6岁。初诊日期：2009年3月17日。

主诉：四肢丘疹，丘疱疹，红斑反复发作，伴瘙痒2年余。

现病史：患者2年前四肢开始出现丘疹、丘疱疹，可相互融合成片，形成红斑，以肘窝、腘窝最为严重，偶有渗出，皮肤干燥起鳞屑，瘙痒剧烈。曾于外院就诊，予口服西替利嗪滴剂，外用0.03%他克莫司软膏，症状短暂缓解，常又复发。辰下症见：形体偏瘦，面色苍白，倦怠乏力，食欲不振，夜寐欠安，大便稀溏。

检查：周身皮肤较干燥，四肢散见暗红色斑丘疹，相互融合成片，稍高于皮肤，有苔藓样变趋势，皮损以双侧肘窝、腘窝为主。

脉象：脉细缓。

舌象：舌质淡，苔白腻。

西医诊断：特应性皮炎。

中医辨证：四弯风（脾虚风燥证）。

立法：健脾和胃，祛风润肤。

处方：健脾润肤饮加减。党参6g、茯苓6g、白术3g、甘草2g、麦芽6g、谷芽6g、马蹄金6g、苍耳子3g、地肤子6g、防风4.5g。

水煎服。每日1剂，早晚分服，连服14剂。同时，外用润肤止痒外洗方（蒺藜30g、苍耳子30g、地肤子30g、防风15g、绿茶适量），水煎外洗，每日1剂，每日1次。

二诊：服药1周后，皮损部分消退，周身未见新发皮疹，皮肤干燥有所缓解，仍偶感瘙痒。大便仍不成形。效不更方，继守前方，加山药6g、薏苡仁10g，再服14剂。外用药同上。

三诊：患者前后中药内服加外洗1个月后，周身皮损大部分消退，皮肤光泽润滑，未再瘙痒。面色润泽，乏力症消，大便成形。饮食仍不香。故前方去防风、马蹄金、苍耳子，加山楂6g增强健脾和胃之功。再服14剂以巩固疗效。2周后来院复诊，周身皮损已消，未见新发丘疹，皮肤润泽，诸症消失。半年后随访，未再复发。

案例点评：特应性皮炎属于中医学湿疮、浸淫疮、四弯风范畴。本病多因禀赋不耐，脾失健运，或因饮食不当，如食腥发动风之品，助湿化热，湿热内生；外感风、湿、热诸邪相搏于皮肤，内外合邪而发病。病情反复发作，久病耗伤营血津液，不足以濡养皮毛肌表，生风化燥，皮损加重，愈加瘙痒干燥，呈现苔藓样变等改变，病程迁延难愈。根据小儿生理病理特点"纯阳之体，阳常有余，阴常不足"，"脏腑娇嫩，形气未充"，"脾常不足，肾常虚"，患儿禀性不耐、先天之本较虚，加之小儿脾胃脆弱，饮食不节，或长期蛋白乳食，致后天乏源，脾失健运，脾肾俱虚，先后天均不足，发为本病。《外科正宗》记载："奶癣，儿在胎中，母食五辛，父餐炙煿，遗热于儿，生后头面遍身发为奶癣，流滋成片，睡卧不安，瘙痒不绝。"鉴于小儿的病理生理特点，很多古代医家都强调调理脾胃的重要性。万全在《幼科发挥》中指出："人以脾胃为本，所当调理，小儿脾常不足，尤不可不调理也。"

翁氏中医皮肤科根据中医治病求本的原理，自拟方以健脾和胃为主，配合疏风、润肤、止痒之法。方中党参、茯苓、白术、甘草为四君子汤，健脾补中；谷芽、麦芽消食和胃；马蹄金、苍耳子、防风、地肤子疏风，止痒，除湿。诸药共奏健脾和胃、祛风止痒之功。

治疗期间注意事项：患儿宜清淡饮食，食易消化食物，忌辛辣，应避免食用易致敏和刺激性食物，同时还要避免饮酒；患儿的饮食定时定量，不宜过饱；不让患儿接触易致敏物质，如毛线、丝织品、油漆等；剪短患儿指甲，避免抓挠，头部可戴柔软布帽以减轻后枕部的摩擦，勤换内衣或尿布保持皮肤清洁、干燥；不可用热水洗涤患处；不要穿得过暖，以免出汗加重瘙痒。

病案二

王某某，男，66 岁。初诊日期：2010 年 11 月 21 日。

主诉：全身皮肤瘙痒 10 余年。

现病史：患者 10 年前周身皮肤瘙痒，时轻时重，反复发作，尤其秋、冬季瘙痒明显，夜间瘙痒剧烈，影响睡眠。曾于多家医院就诊，予口服抗过敏药（具体不详）治疗后，瘙痒可暂时缓解，但不痒数日后又发作，从未治愈。近年来，瘙痒不断加重，四季皆可发作，多以夜间为甚，严重影响睡眠。辰下症见精神不振，神情倦怠，面色少华，心悸乏力，夜寐不安，饮食不香，二便自如。

检查：周身皮肤干燥，有鳞屑，四肢躯干散见不规则抓痕及血痂。

脉象：脉细弦。

舌象：舌质淡，苔薄白。

西医诊断：老年皮肤瘙痒。

中医辨证：风瘙痒（脾虚风燥证）。

立法：健脾和胃，祛风润肤。

处方：健脾润肤饮加减。党参 12g、茯苓 12g、白术 12g、甘草 3g、麦芽 9g、谷芽 9g、地肤子 12g、防风 9g、蒺藜 9g、大血藤 12g、夜交藤 18g、珍珠母（先煎）30g、当归 9g、白芍 9g、熟地黄 12g、白鲜皮 12g。

水煎服。每日 1 剂，早晚分服，连服 7 剂。同时，外用润肤止痒外洗方（蒺藜 30g、苍耳子 30g、地肤子 30g、防风 15g、绿茶适量），水煎外洗，每日 1 剂，每日 1 次。外涂润肤膏，每日 2 次。

二诊：患者治疗 1 周后，瘙痒明显减轻，夜间能安静入睡，饮食正常，精神转好。故守前法化裁追之。去麦芽、谷芽，加制首乌 12g、丹参 12g。继服 14 剂后皮肤已基本不痒，抓痕大多消退，周身皮肤逐渐润泽光滑。

案例点评：本案例为老年皮肤瘙痒，系脾虚风燥、肌失濡养所致。治宜益气健脾，养血润肤，祛风止痒。故采用健脾润肤饮加减。

第五节 外用剂

一、润肌膏

1. 组成

当归身 45g、生甘草 30g、白芷 24g、血竭 18g、紫草 15g、白蜡（切片）60g。

2. 功效

调和营卫，益气养血，祛风润燥，和血解毒。

3. 主治

治风寒侵袭皮肤，血不荣于肌表，致酸痛，手足似无皮之状，偶触衣物，或以手捺，疼痛连心者。或用于燥邪伤肺、阴虚津亏、肌肤不润。

4. 组方特色

用麻油 240mL，先将当归身、白芷、甘草熬至深黄色，滤去滓；再入血竭熬化，又滤清；再入紫草、白蜡片略沸十数滚，即起火，滤去紫草滓，其色即鲜明、可爱，若熬过则紫黑矣。润肌膏方中当归身、紫草以 3 : 1 配比，当归身为主药，其性甘温质润，治痈止痛，和血补血。重用当归身以润为要，可润肠胃筋骨皮肤。《本草纲目》称当归长于补血，为补血之圣药，又善于活血，行滞止痛，且可和血，养血润肤，治疗肌肤燥痒，养血活血以润燥。紫草为辅药，甘咸性寒，入肝经血分，清热凉血，活血解毒。《名医别录》云其"疗小儿疮及面齄"。《本草纲目》又载其能"治斑疹、痘毒，活血凉血，利大肠"。二药共以活血润肤为法，治疗干燥脱屑。白芷辛散温通，对疮疡初起，红肿热痛者，有散结消肿止痛之功，且可祛风止痒。甘草生用药性偏凉，能清解热毒，适用于热毒疮疡。血竭味咸，入血分，既能助当归活血化瘀，又可消肿止痛，止血化腐，敛疮生肌，可治疮疡久溃不敛。麻油味甘性微寒，《本草纲目》记载其有润燥解毒、止毒消肿之功。生油可摩疮肿，生秃发。《名医别录》载："陈油煎膏则生肌长肉、止痛、消痈肿、补皮裂。"《日华子本草》记载，在高温炮制药物的过程中，麻油的寒凉之性可转化为平和之性，于肌肤无温燥之伤，亦无寒凉之遏。麻油中具有浓郁芝麻香味者又称为香油。《外科精要》强调，气血闻香则行。香药可行气、活血、除秽，气血得行则生肌长皮。麻油外用，补气，健脾，生肌。所制油膏可带领药物由玄府进入气血，充养滋润皮肤，又有很好的赋性作用。柔软润滑，无板结、黏腻、不适之感。基质白蜡，味甘淡，性平微温，生肌止痛，收涩敛疮。《神农本草经》载："可续绝伤，金创，益气。"《本草求真》中称白蜡作为基质的作用为"凡荡除下焦之药，以此裹丸，亦免伤上焦之意"。白蜡能使其趋于固体而成膏剂，又免于硬结，给药膏贮存带来方便。

5. 方证要点

治风寒侵袭皮肤，血不荣于肌表，致酸痛，手足似无皮之状，偶触衣物，或以手捺，疼痛连心者。或用于燥邪伤肺、阴虚津亏、肌肤不润之证。具体方证要点如下。

（1）因风寒侵袭所致的肌肉酸痛。酸痛隐隐，难以用力，肤色不红或苍白，肤温不高或稍低。

（2）凡皮肤干燥作痒有裂纹者均宜外用润肌膏。

（3）年老体衰，或素体脾胃气虚，或瘀血阻滞。

（4）舌质淡红，苔白或腻，脉软无力或涩。

6. 使用禁忌

本方以温通、祛瘀、润燥为主，适用于阴证肌肉酸痛、肌肤不荣。故不宜用于疮痈初起、热毒炽盛的阶段。皮肤瘙痒的患者使用润肌膏后要避免用手搔抓、摩擦及热水烫洗等方法来止痒，避免使用花露水等含酒精止痒剂。忌烟、酒、浓茶及食用辛辣食品，烟、酒、浓茶及辛辣的食物会对患者胃肠道造成负担，也是导致皮肤变干燥的原因之一。

7. 经典案例

李某，女，69 岁。初诊时间：2010 年 9 月 21 日。

主诉：全身皮肤瘙痒半年，加重 4 天。

现病史：患者于半年前无明显诱因出现全身皮肤瘙痒，受热、洗浴后及夜间尤甚，曾多次于卫生所及当地医院就诊，大多予以外用糖皮质激素软膏，配合抗组胺药物口服、中草药口服。症状时轻时重，反反复复，间断发作。3 天前，在无明显诱因的情况下出现全身瘙痒，以胸背、双下肢明显，瘙痒症状逐渐加重，夜间明显，严重影响睡眠，遂来本院门诊就诊。

检查：就诊时患者由家属用轮椅推入，神志清，形体偏瘦，面色不华，精神欠佳，少气懒言，语声偏低，全身皮肤未见红斑、丘疹、风团等皮损，可见较多点线状抓痕、血痂，皮肤干燥、瘙痒。自述瘙痒在夜间更为明显，纳可，眠差，大便干，小便可。有高血压病史 5 年，最高血压可达 170/100mmHg，平素口服硝苯地平缓释片每日 1 片，现血压控制平稳，当日门诊测 125/75mmHg，有老年性退行性双膝关节病史，行走时双膝关节疼痛，否认糖尿病、冠心病、肾病等慢性疾病病史。

脉象：脉细弦。

舌象：舌淡苔白。

西医诊断：老年性皮肤瘙痒。

中医辨证：风瘙痒（血虚风燥证）。

立法：补益肝肾，养血活血，兼以祛风润燥。

处方：嘱患者使用润肌膏外涂，每日 3 次，如夜间瘙痒明显可加量。因患者疾病较为复杂，肝肾不足、血虚风燥的表现明显，且睡眠质量差已经成为患者不适的主要原因之一，单用润肌膏外敷恐病情反复，不能取效，故同时配合中药汤剂内服，内服方剂以：黄芪 30g、党参 15g、山萸肉 15g、白术 15g、熟地黄 12g、生地黄 12g、当归 12g、白芍 12g、川芎 12g、白鲜皮 15g、防风 15g、乌梢蛇 15g，黄精 15g，红花 10g，磁石（先煎）15g，酸枣仁 20g，大黄（后下）6g，甘草 9g，每日 1 剂，水煎服。嘱患者勿食辛辣刺激、鱼虾等发物，勿频繁洗澡，水温不宜过高，洗后外涂润肤乳剂，做好保湿护肤工作。

二诊：半个月后，患者遵医嘱使用药物后，瘙痒症状明显减轻，全身皮肤未见红斑、丘疹、风团等皮损，抓痕、血痂，较前减少，睡眠好转，大便仍稍干，舌淡，苔薄白，脉细滑，内服方去磁石，加火麻仁 10g、玉竹 15g，以润肠通便，继续内外用药配合。

三诊：患者使用上药后已连续 3 天无明显瘙痒症状，余症明显减轻，大便通畅，情绪较佳。内服方去黄精、乌梢蛇，加鸡血藤补血行血，养血荣筋。

四诊：患者服用上药后瘙痒症状已消失，停内服药，续用 15 日润肌膏以巩固疗效。告知患者不要用花露水等含酒精止痒剂，温水清洗后立即涂抹润肌膏对皮肤进行保护，可减轻皮肤瘙痒；忌烟、酒、浓茶及食用辛辣食品：烟酒及辛辣的食物对老年患者胃肠道造成负担，同时是导致皮肤干燥的原因之一。秋冬季每周洗澡 1~2 次，避免使用碱性成分大的沐浴露或肥皂，尽量使用温和的皮肤清洁剂。平时可以使用一些养血的药膳调整体质，如四物汤；若瘙痒复发及时就诊。按现代医学认为皮肤瘙痒症的发病原因，主要与睡眠不足、年龄的增长、环境的影响以及不正常的饮食习惯等因素有关。睡眠不足使得血液循环变差，肌肤就会失去活力和滋润，导致皮肤干燥和粗糙；随着年龄的增长，皮脂分泌就会慢慢减少，从而导致皮肤保存水分的能力降低；环境的变化，尤其是在秋冬季，由于空气干燥，汗液和皮脂的分泌都会减少，而皮肤表面的水分也会大量地蒸发和流失，从而加速皮肤干燥的现象发生。不正常的饮食习惯也会使得皮肤无法得到充分的营养支撑，逐渐失去水分和弹性，变得干燥、脆弱。而该例患者的症状，从传统医学的角度分析，为血虚风燥引起的皮肤瘙痒，故以润肌膏来调和营卫、益气养血、祛风润燥，配合中药内服养血祛风，最终取得令人满意的疗效。

二、如意金黄散

1. 组成

天花粉 5kg、大黄 2.5kg、黄柏 2.5kg、姜黄 2.5kg、白芷 2.5kg、天南星 1kg、苍术 1kg、紫厚朴 1kg、陈皮 1kg、甘草 1kg。

2. 功效

消肿止痛，清热解毒。

3. 主治

疮疡初起，红肿热痛，痈疽发背，诸般疔肿，跌扑损伤，湿痰流毒，漆疮火丹，天疱疮，肌肤赤肿，干湿脚气，乳痈，小儿丹毒。

4. 组方特色

方中天花粉为君药，位列方首，用量最大，用以苦寒泻火，排脓消肿。大黄苦寒泻火，兼活血散瘀；姜黄辛苦偏温，行气活血止痛；白芷辛温燥湿，兼可排脓。三药共为臣药。厚朴、陈皮行气燥湿消痰；苍术芳香性烈燥湿；天南星外用消肿止痛，且有箍集围聚作用，有利于疮疡面积缩小。三药共为佐药。甘草甘平解毒，调和诸药，为佐使药。"百病由火而生"。疮疡多由火而起，故全方以清热、泻火、解毒为主，与《黄帝内经》中"诸痛痒疮皆属于心"理论思想相契合。诸疮因气血凝滞而成，切不可纯用凉药，冰凝肌肉，反致难腐难敛，故方中加辛温之药散滞、行瘀，当活血药用。

5. 方证要点

本方对辨证为一切疮疡急性阳证及局部有红、肿、热、痛诸症者，如带状疱疹、静脉炎、下肢丹毒、痛风性关节炎、急性乳腺炎、阑尾周围脓肿、流行性腮腺炎、睾丸炎等最为相宜。具体方证要点如下。

（1）皮损红肿热痛，或见脓疱，或有渗出，瘙痒明显。

（2）伴头痛目赤，胁痛口苦，耳聋耳肿等肝胆实火上炎证。

（3）伴阴肿，阴痒，筋痿，阴汗，小便淋浊，妇女带下黄臭等肝经湿热下注证。

（4）舌质红，苔黄或黄腻，脉弦滑或弦数。

6. 加减变化

根据不同病情用葱汁、酒、醋、麻油、蜜、菊花露、金银花露、凉茶、丝瓜叶捣汁调敷。醋调散疲解毒止痛，酒调行其药力，葱汁调辛香散邪，菊花露、丝瓜叶汁、金银花露调清凉解毒，蜜调解毒止痛消疮。在《奇方类编》中，改姜黄为僵蚕，提高方剂祛风止痛、化痰散结之功效。《外科方外奇方》在《外科正宗》的基础上，加入石菖蒲、川郁金、生半夏，提高了方剂的行气燥湿、消痞散结功效。

7. 使用禁忌

不可内服。阴疽者不可用；孕妇、过敏体质者慎用。用药期间忌食辛辣、油腻食物及海鲜、羊肉等发物。疮疡化脓或破溃时，应及时去医院就诊。

8. 经典案例

病案一

刘某，男，43岁。初诊时间：2009年5月7日。主诉：右侧臀部皮肤红肿伴疼痛6天。

现病史：患者自述6天前饮白酒后，右侧臀部起一红疙瘩，微痒微痛，逐渐加重，伴有恶寒发热。曾在当地村卫生所就诊，使用青霉素注射数天，病情不轻反重，故来就诊。

检查：体温38.2℃，右侧臀部见一肿物，大小约7cm×9cm，患处皮温升高明显，压痛明显，拒按，触之稍软，但无明显波动感，右下肢活动稍受限。

舌象：舌质红，苔黄厚腻。

脉象：脉数。

西医诊断：臀痈。

中医辨证：臀痈（热毒炽盛证）。

立法：清热解毒，消肿止痛。

处方：如意金黄散外敷配合内服五味消毒饮（金银花 20g、蒲公英 15g、紫花地丁 15g、紫背天葵子 15g、野菊花 15g。每日 1 剂，水煎服）。

二诊：右臀部痈肿溃破，流出少许脓液，痈肿缩小高突，范围约 3cm×3cm，余症皆消，继续用如意金黄散换药贴敷，2 周后痊愈。

案例点评：本例由患者素体湿热，又加饮酒，湿热内蕴外发肌表所成。发作时疼痛剧烈，热象明显，用如意金黄散外敷可奏清热解毒、消肿止痛、透脓外出之功效，由于热象明显，故配合五味消毒饮内服增强清热解毒、消散痈疽之功，用药对证，臀痈自去。

病案二

王某，男，50 岁。初诊时间：2012 年 9 月 3 日。

主诉：颈部肿块伴疼痛半个月。

现病史：患者自述于半个月前右颈部起一肿块，疼痛明显，就诊于当地县医院。县医院确诊为右颈部淋巴结炎。经口服乙酰螺旋霉素、肌内注射青霉素等药物治疗，病情不见好转，故转我院治疗。

检查：右颈部有一肿块，大小约 3cm×4cm，皮色不变，皮温略有升高，疼痛难忍，并伴有头痛，恶寒发热，烦躁。

舌象：舌质红，舌苔薄黄。

脉象：脉滑数。

西医诊断：颈痈。

中医辨证：颈痈（热毒炽盛证）。

处方：如意金黄散贴敷患处。3 天换药 1 次，因患者热象明显，并用黄连解毒汤（黄连 9g、黄柏 6g、黄芩 6g、栀子 10g）3 剂内服配合治疗，以苦寒直折亢盛之火，三焦兼顾，上下俱清，泻火解毒。

二诊：右颈部肿块已缩小，约 0.5cm×1cm 大小，余症基本消失，效不更方，继续金黄如意散调配外贴患处，因内服药苦寒，取中病即止之意，停用。

三诊：患者右颈部肿块消失，精神佳，获痊愈。

案例点评：颈淋巴结炎主要有感染性和非感染性的病因，其中感染性的病因最为常见，主要感染源为金黄色葡萄球菌和溶血性链球菌。而从中医的角度，多由热入血分、血热互结、气郁痰瘀引起。如意金黄散中既具清热之天花粉、大黄、黄柏；又有天南星、苍术燥湿化痰，能奏软坚散结之效。因疾病初起热象明显，以清热解毒之黄连解毒汤内服配合治疗，但恐苦寒之药伤及脾胃，故中病即止。

三、手足癣洗剂

1. 组成

苦参 30g、白矾 30g、大枫子 30g、蒲公英 18g、连翘 18g、白花蛇舌草 18g、黄柏 18g、白鲜皮 18g、地肤子 18g、蛇床子 18g、苦楝皮 18g、硫黄粉（待药煎好后再放入并搅匀）18g、花椒 18g。

2. 功效

解毒清热，杀虫止痒燥湿。

3. 主治

湿热虫毒引起的鹅掌风、田螺疮、湿脚气，以及皮肤真菌感染引起的各种手足癣。

4. 组方特色

真菌癣病种类繁多，大致可分为头癣、面癣、手癣、足癣、甲癣、股癣、体癣等七大类，但真菌癣病的发病机制是相近的。中医认为，癣病多表现为由湿热内蕴，湿盛瘙痒，热盛生风生燥，毒邪相染，肌肤失荣所致的皮肤皮厚燥裂、糜烂、脱屑、斑秃、爪甲失养、畸形等。如体癣（圆癣），最早出现在隋代《诸病源候论》中，曰："癣病之状，皮肉隐疹如钱文，渐渐增长，或圆或斜，痒痛，有匡郭，里生虫，挠之有汁。此由风湿邪气，客与腠理，复值寒湿，与气血相搏，则气血否涩，发此疾也。"现代医学认为，致病原因为絮状表皮癣菌、红色毛癣菌、石膏样毛癣菌、铁锈色小孢子菌、白色念珠菌等。本病多由自身感染或交叉感染所致。中医对真菌癣病的辨证论治，一般不需内服药物，治宜清热解毒，祛风燥湿，杀虫杀菌，止痛止痒，去腐生肌。手足癣洗剂方用苦参、黄柏、白鲜皮、地肤子、蛇床子利湿止痒，李时珍曰："子午乃少阴君火对化，故苦参、黄柏之苦寒皆能补肾。盖取其苦燥湿、寒除热也。热生风，湿生虫，故又能治风杀虫。"白鲜皮，别名白藓皮，即言其广泛运用于皮肤癣类疾病，《药性论》记载白鲜皮："治一切热毒风、恶风、风疮、疥癣赤烂、眉发脱脆、皮肌急、壮热恶寒，主解热黄、酒黄、急黄、谷黄、劳黄等。"现代研究表明，白鲜皮对多种致病真菌，如堇色毛癣菌、同心性毛癣菌、许兰毛癣菌，均有不同程度的抑制作用。蛇床子温肾助阳，祛风燥湿，杀虫止痒；地肤子清热利湿，祛风止痒。二药同用，寒温并用，能增强止痒的功效。连翘、蒲公英、白花蛇舌草解毒清热。硫黄外用解毒杀虫疗疮，再用百部、白矾、苦楝皮、花椒助其杀虫除癣。大枫子祛风除湿，杀虫止痒。诸药配伍，使湿去、痒止、癣消，从而达到治愈癣病的目的。采用中药外洗治疗真菌病和无菌性炎症，无毒副作用，且不会对皮肤造成损伤。通过临床观察，对各类真菌癣病和无菌性炎症都有较好的效果，有疗程短、愈后不易复发等优势。

5. 方证要点

湿热虫毒引起的鹅掌风、田螺疮或湿脚气，以及皮肤真菌感染引起各种手足癣。具体方证要点如下。

（1）手足掌及指间瘙痒、红肿、糜烂及脱屑，或伴有水疱。

（2）若手癣日久，致手掌皮肤肥厚，疼痛屈伸不利，宛如鹅掌。侵及指甲，甲板增厚或萎缩翘起。

（3）足癣者足部瘙痒、糜烂，伴有特殊臭味。

（4）鳞屑水疱型最常见，常于趾间、足跖及其侧缘反复出现针头大小丘疱疹及疱疹，聚集或散在，壁厚发亮，有不同程度炎性反应和瘙痒，疱干后脱屑，呈小的领圈状或大片形，不断脱落，不断发生。病情稳定时，常以脱屑表现为主。

（5）浸渍糜烂型常见于第四、第五趾间，角质层浸渍、发白、松软，剥脱露出红色糜烂面或蜂窝状基底，可有少许渗液，本型易继发感染，并发急性淋巴管炎、淋巴结炎和丹毒等。

（6）角化过度型常见于足跟、足跖及其侧缘，角质层增厚、粗糙、脱屑、干燥，自觉症状轻微，每到冬季，易发生皲裂，本型常发生于病期较长、年龄较长患者。

6. 加减变化

若患者偏血热，在原方中加生地黄 18g、地骨皮 18g、牡丹皮 18g；若患者瘙痒难忍，在原方中加苍术 18g、败酱草 18g。

7. 使用禁忌

用药期间，忌辛辣食品和兴奋性饮品。辛辣刺激性食物，如辣椒、大蒜、姜等，以及兴奋性的饮料，如酒、浓茶，能影响交感神经的相对平衡，加速汗液的排泄，造成手足多汗。这种潮湿的环境有利于浅表霉菌的生长繁殖，加重病情。忌过食肥甘。本病多由湿热毒邪蕴结皮肤所致，而肥甘食品，如肥肉、油炸食品、白糖等，易蕴湿化热，加重病情，故不宜过食。戒烟。

8. 经典案例

病案一

孙某，男，32 岁。初诊时间：2017 年 6 月 21 日。

主诉：双侧手掌及指间瘙痒、红肿、糜烂及脱屑 10 年。

现病史：患者双侧手掌及指间瘙痒、红肿、糜烂及脱屑 10 年，多处就诊，病情反复，患者痛苦不堪，严重影响患者正常工作与生活，甚至产生自卑心理，不能与人正常交往。后经人介绍，来我院就诊。

检查：患者双侧手掌及手指缝间有散在的数 10 个水疱，皮肤粗糙变厚，破裂脱屑，颜色紫红，阵发性瘙痒。

西医诊断：手癣。

中医辨证：鹅掌风（湿热蕴结证）。

立法：解毒清热，燥湿止痒。

予手足癣洗剂 5 剂，具体方药为苦参 30g、白矾 30g、蒲公英 18g、连翘 18g、白花蛇舌草 18g、黄柏 18g、白鲜皮 18g、地肤子 18g、蛇床子 18g、大枫子 18g、硫黄粉（待药煎好后再放入并搅匀）18g、花椒 18g。并嘱患者用药期间禁酒、鱼虾、羊肉等食物，不要搔抓患处，以避免相互传染。

二诊：1 个疗程后复诊，患者手部患处瘙痒、疼痛、糜烂及渗出明显减轻，继用 3 个疗程后，患处皮肤粗糙、脱皮瘙痒、疼痛等完全消失，皮肤正常。嘱其少食辛辣厚味食物，注意手部卫生。后随访 2 年，未再复发。

案例点评：真菌癣类疾病发病率极高，传染性极强，尤其在炎热潮湿的地区。根据 2005 年"中国护足周"统计的数字，我国仅足癣一项的发病率高达 50%~75%，而且多为团体型（如军队）、家庭型。虽然手足癣并非致命性疾病，但给患者的生活带来了很大的困扰，除了皮肤瘙痒、疼痛等不适外，还带来外观的不美观，以及随之而来的心理问题。用手足癣洗剂解毒清热、杀虫止痒燥湿，方药对应，故取效迅速。

病案二

童某，男，28 岁。初诊时间：2009 年 3 月 18 日。

主诉：左手红斑，脱屑，伴瘙痒半年。

现病史：患者半年前无明显诱因出现左手红斑、鳞屑。皮损逐渐扩大，并延伸到手背，伴有瘙痒，就诊当地诊所，用过多种激素药膏、抗真菌药膏，皮损时好时坏，为进一步治疗，而来我院就诊。平素健康，无其他特殊疾病病史。

检查：患者左手掌角化、鳞屑，手背红斑、丘疹、鳞屑，皮损边缘清晰。

辅助检查：真菌镜检结果为手癣（＋）。

西医诊断：手癣。

中医辨证：鹅掌风（风湿热蕴证）。

处方：予手足癣洗剂。苦参 50g、白矾 50g、蒲公英 18g、连翘 18g、白花蛇舌草 18g、黄柏 18g、白鲜皮 18g、地肤子 18g、蛇床子 18g、苦楝皮 18g、硫黄粉（待药煎好后再放入并搅匀）18g、花椒 18g。以水 5000mL 煮药沸腾后熏洗 20min，每日 2 次。叮嘱患者切忌随意搔抓，搔抓容易使感染扩散，同时容易招致并发症。

二诊：7 剂药后复查，皮损愈合，皮肤如常。

案例点评：手癣是一种常见的浅部真菌感染性皮肤病，临床多同时伴有足癣、甲癣，使用辅助检查真菌镜检可以明确诊断。手足癣洗剂杀虫，止痒，祛湿，对真菌感染的手足癣有良好的疗效，且洗剂有直达病所、方便价廉的优势，于患者而言易于接受。

四、痤疮洗剂

1. 组成

金银花 20g、野菊花 20g、白芷 15g、硫黄 5g、益母草 15g、丹参 30g、皂角刺 15g。

2. 功效

解毒清热，杀虫止痒，去痤疮。

3. 主治

血热偏盛、肺胃积热、外感风热、气血凝塞、血郁痰结等引起的颜面皮肤毛囊样丘疹，以及呈黑头粉刺样或灰白色的小丘疹，周围发红，部分皮疹顶部发生小脓疱，有的形成结节、囊肿及瘢痕等多种形态的损害。

4. 组方特色

《本草纲目拾遗》中记载："舶上硫黄，灭斑，杀虫，治疮通血，止泻痢。"硫黄外用于杀虫、除湿、止痒的历史悠久，现代药理学研究表明，硫黄外用有解角质、杀疥虫、杀菌、杀真菌的作用。在体温状态下，硫黄与皮肤接触，产生硫化氢；或与微生物或上皮细胞作用，氧化成五硫黄酸，从而有溶解角质、软化皮肤、杀灭疥虫等皮肤寄生虫、灭菌、杀真菌等作用。金银花甘寒而芳香疏散，既能清热解毒，又能疏散风热，善治一切痈肿疔疮阳证、外感风热及温病初起；菊花味苦性微寒，有清热解毒之功，可用于疮痈肿毒，二花同用，上行头目，尤善于治疗头面部的痤疮。白芷祛风除湿，消散排脓，对痤疮脓液排出，早日愈合有良好的功效，又因白芷辛香发散，可透邪外出。白芷入阳明经，面额部为阳明经循行部位，故对面额部的痤疮疗效更佳。《本草汇言》中记载皂荚刺拔毒祛风，凡痈疽未成者，能引之以消散；将破者，能引之以出头；已溃者，能引之以行脓。皂角刺于疡毒药中为第一要剂，故可增洗剂穿透之力，拔毒外出。又加益母草和丹参，清热凉血，因痤疮毒热盛，常入血分，用此两药可防热入煎熬血液，防毒邪进一步深入发展成为走黄内陷之危证。全方药简力专，适用于多种痤疮治疗，配合内服药物常取良效。

5. 方证要点

血热偏盛、肺胃积热、外感风热、气血凝塞、血郁痰结等引起的颜面皮肤毛囊样丘疹，以及呈黑头粉刺样或灰白色的小丘疹，周围发红，部分皮疹顶部发生小脓疱，有的形成结节、囊肿及瘢痕等多种形态的损害。具体方证要点如下。

（1）肺热血热型表现为丘疹色红，或有痒痛，或有脓疱。伴口渴喜饮，大便秘结，小便短赤，舌质红，苔薄黄，脉弦滑。

（2）湿热内蕴型表现为颜面、胸部、背部皮肤油腻，皮疹红肿疼痛，或有脓疱。伴口臭、大便秘结，小便黄，舌红，苔黄腻，脉滑数。

（3）痰湿瘀滞型表现为皮疹颜色暗红，以结节、脓肿、囊肿、瘢痕为主，或见窦道，经久难愈。伴纳呆腹胀，舌质暗红，苔黄腻，脉弦滑。

（4）肝经湿热型表现为皮疹颜色暗红，以丘疹、脓疱、囊肿为主。伴口干口苦，目赤肿痛，两胁作胀疼痛，舌质红，苔黄腻，脉弦滑。

（5）肝郁血热型表现为皮疹颜色红，以丘疹、脓疱为主，皮肤油腻。

伴两胁作胀疼痛，月经周期不定、有血块，月经前皮疹加重、乳房胀痛，心烦易怒，性情急躁，舌质红，苔薄白，脉弦数。

6. 加减变化

火毒炽盛者，加菊花、金银花至 60g，再加苦参 15g、黄柏 15g；热与血结，热入血分证者，加生地黄 30g、紫草 15g、玄参 15g。此为外用洗剂，常与内服方加减配合使用，对痤疮疗效更佳。

（1）针对肺热血热型治则为疏风清肺。痤疮洗剂配合内服方药五味消毒饮加减。金银花 15g、紫花地丁 10g、紫背天葵 10g、野菊花 9g、蒲公英 10g、黄芩 10g、马齿苋 10g。

（2）针对湿热内蕴型治则为清热，除湿，解毒。痤疮洗剂配合内服方药茵陈蒿汤加减。茵陈 18g、栀子 9g、大黄 6g、黄芩 10g、黄连 6g。

（3）针对痰湿瘀滞型治则为除湿化痰，活血散结。痤疮洗剂配合内服方药海藻玉壶汤加减。半夏 15g、陈皮 6g、青皮 6g、海藻 12g、昆布 12g、浙贝母 13g、射干 10g、黄芩 10g。

（4）针对肝经湿热型治则为清热除湿，泻肝胆实火。痤疮洗剂配合内服方药龙胆泻肝汤加减。龙胆草 10g、栀子 15g、黄芩 9g、柴胡 10g、生地黄 9g、车前子 10g、泽泻 12g、当归 9g、木通 9g、甘草 3g。

（5）针对肝郁血热型治则为清热凉血，疏肝解郁。痤疮洗剂配合内服方药丹栀逍遥散加减。牡丹皮 10g、栀子 15g、当归 9g、柴胡 10g、茯苓 9g、薄荷 10g、白芍 12g、黄芩 10g、甘草 3g、马齿苋 15g、益母草 15g、丹参 10g。

7. 使用禁忌

此外洗方忌口服。用药期间忌辛辣、酒等刺激性食物，忌鱼虾等鲜腥食物。

8. 经典案例

病案一

患者，男，20 岁。初诊时间：2008 年 5 月 5 日。

主诉：面部密集红色丘疹脓疱5年。

现病史：患者双侧面颊、下颌部开始出现颜面、胸部、背部皮肤油腻，皮疹红肿疼痛，或有脓疱；于外院就诊，予阿奇霉素口服，并自行涂抹"迪豆"，未见明显改善。

检查：面部密集红色丘疹脓疱，并伴口干口苦，目赤肿痛，两肋作胀疼痛。

舌象：舌质红，苔黄腻。

脉象：脉弦滑。

西医诊断：痤疮。

中医辨证：粉刺（肝胆湿热证）

处方：使用痤疮洗剂配合方药龙胆泻肝汤加减以清热除湿，泻肝胆实火。具体内服方药：龙胆草10g、栀子10g、黄芩9g、柴胡10g、生地黄9g、车前子10g、泽泻12g、当归9g、木通9g、甘草3g。内外用药15日后，患者面部皮疹消退，无口干口苦，无目赤肿痛，舌质淡红，苔薄白。续以养阴活血方治疗。

案例点评：辛辣之品属阳属热，偏嗜日久，更易助阳化热；鱼腥、油腻、肥甘之品，过食则中焦运化不周，积久亦可化生火热。积热循足厥阴肝经上熏，血随热行，上壅于胸面，故胸、面生粟疹且色红。口干口苦、目赤肿痛、两肋作胀疼痛、舌质红、苔黄腻，脉弦滑皆为肝经湿热之象。故使用外用洗剂可使药物直达病所，解决其面部痤疮的问题，同时配合龙胆泻肝汤加减以清泻肝胆实热。

病案二

患者，女，25岁。初诊时间：2009年3月4日。

主诉：面部密集红色丘疹1年。

现病史：患者平素喜食辛辣肥甘之品，2009年3月患者双侧面颊、口周、额头开始出现红色丘疹，伴脓疱，时有痒痛，胸背亦发，多方就诊，多予异维A酸外涂，口服维生素B6、维胺酯等，所苦不减，就诊本科。辰下症见口渴喜冷饮，纳可，多梦，大便秘结，小便短赤。

检查：面部密集红色丘疹脓疱。

舌象：舌质红，苔薄黄。

脉象：脉弦滑。

西医诊断：痤疮。

中医辨证：粉刺（肺胃热盛证）。

立法：清热解毒，佐以通下。

处方：外用痤疮洗剂配合方药五味消毒饮合黄连解毒汤加减。金银花15g、紫花地丁10g、紫背天葵10g、野菊花9g、蒲公英10g、黄芩10g、马齿苋10g、大黄6g、黄连6g、枇杷叶10g。服药30剂后，患者面部皮疹消退。

案例点评：本例患者喜食辛辣、煎炸之品，久之胃中积热，上传于肺，热毒壅盛而发病。辨证属肺胃热盛，热极成毒，故使用痤疮洗剂的同时内服药注重清热解毒，佐以通下。

五、苦参洗剂

1. 组成

苦参20g、黄柏20g、地肤子20g、蛇床子20g、贯众20g、川椒20g。

2. 功效

清热解毒，祛风止痒，燥湿杀虫。

3. 主治

湿热蕴结、外感虫毒引起的各种以瘙痒、水疱为主症的皮肤病。

4. 组方特色

苦参具有苦寒清热、祛风止痒的作用。黄柏可泻实火，清热解毒，在《本草拾遗》中记载黄柏："主热疮疱起，虫疮，痢，下血，杀蛀虫。"现代药理研究表明，苦参提取物对金黄色葡萄球菌等多种细菌、真菌具有良好的抑制作用，苦参碱还能抑制红细胞的溶血现象，具有显著的免疫抑制及抗炎作用；而黄柏对多种革兰阳性菌及阴性菌、真菌均有抑制或杀灭作用，还有显著的抗炎作用。地肤子、蛇床子搭配，地肤子性寒，蛇床子性温，二者均有祛风燥湿、杀虫止痒的作用。二者配用，寒温相宜，其祛风燥湿、杀虫止痒作用明显加强。适用于阴部瘙痒、湿疮湿疹、疥癣等，不论寒热皆可使用。再加贯众，《神农本草经》记载其："腹中邪热气，诸毒，杀三虫。"加入辛温走窜之川椒，使杀虫止痒之力更雄。

5. 方证要点

湿邪久蕴化热，湿热内蕴又外感虫毒引起的一系列以皮肤瘙痒为主要症状的疾患。如急、慢性湿疹，疥疮，手足癣，扁平疣，阴虱等。

6. 加减变化

舌红，苔黄腻，湿热重者，加苍术、秦皮、败酱草、金银花各30g；肌肤色白，舌淡，脉弱，血虚生风者，加何首乌、鸡血藤、白蒺藜、生地黄各30g；素体湿热，又感受虫毒者，加百部、槟榔、白鲜皮各20g。

7. 使用禁忌

本方中苦寒之药多，且贯众、川椒有小毒，外用剂量较大，不宜口服。若使用过程中出现荨麻疹、皮肤瘙痒、口唇起疱、面红耳赤等过敏症状，立即停止使用，并及时就诊。

8. 经典案例

病案一

曾某，女，18岁。初诊时间：2008年3月9日。

主诉：双手指缝间，大腿内侧水疱，伴瘙痒3个月。

现病史：3个月前双手指缝，大腿内侧出现水疱伴瘙痒，抓破出水，自行外涂药膏（具体不详）后，症状无好转，遂来我院就诊。

检查：两手指缝间、手腕曲侧，大腿内侧等部见丘疹，水疱及隧道，抓破流水，浸淫湿烂。瘙痒剧烈，以夜间为甚。

脉象：脉滑数。

舌象：舌质红，苔黄腻。

西医诊断：疥疮。

中医辨证：疥疮（湿热蕴结证）。

立法：清热化湿，解毒杀虫。

处方：苦参洗剂加百部 30g、槟榔 30g、白鲜皮 20g、硫黄 30g。水煎洗涤 20~30min，14 剂痊愈配合外用硫黄膏。

案例点评：本病属肌肤湿热，日久蕴毒，化形生虫而致。或经他人传染而得。苦参洗剂加百部燥湿灭疥，槟榔杀虫利水，白鲜皮除湿止痒、硫黄杀虫疗疮。配合硫黄膏外用，湿热得除，疥虫得灭，病自愈。

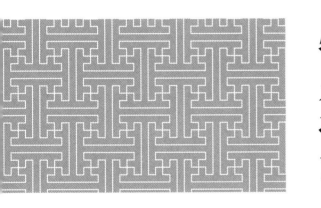

第五章

特别技法

第一节 制药技术

一、拔毒膏

拔毒膏是一种膏药剂，用于治疗痈、疗、疮等外科疾病。几年来，通过百例临床应用，获得较好的疗效。

1. 处方组成

珍珠 10g、琥珀 10g、青黛 18g、冰片 18g。

2. 配制方法

将珍珠捣碎，水飞或研成细粉，与琥珀、青黛、冰片共研成极细粉备用。取生油 100mL，加热炼至滴水成珠，另取黄丹 500g、切入油内搅拌均匀，文火加热至滴入冷水中不粘手为宜，倒入冷水中去火毒。取膏用文火熔化，加入上述细粉搅拌均匀，涂于纸上即得。

3. 作用

消肿排脓，去腐生肌。治痈疽初起，疗疮肿疡等。

4. 用法

加热软化，贴于患处，每日 1 次，一般 2~3 次即可痊愈。

二、生肌散

1. 处方组成

制炉甘石 25kg、滴乳石 9g、滑石 30g、血珀 9g、朱砂 3g、冰片 0.3g。

2. 配制方法

以上药品按《中华人民共和国药典》要求，研制成粗末 12g 和极细末 12g、然后分装成每包均重 0.2g 的小包备用。

3. 作用

生肌止痛。

4. 用法

疮面清洗干净后将生肌散撒在疮面上，每日换药 1~2 次。

三、复方土槿皮酊

1. 处方组成

土槿皮、75% 乙醇溶液、水杨酸、苯甲酸。

2. 配制方法

将 100g 土槿皮捣成粗散，加入 1000mL 75% 的乙醇溶液浸泡 7 日。用工具过滤去渣，获取 10% 的土槿皮酊 1000mL。

取苯甲酸 12g、水杨酸 6g、加入上述已制成的土槿皮酊 40mL 中，用 75% 的乙醇溶液加至 100mL。

3. 作用

杀菌止痒，主要用于真菌感染所致手足癣病。

四、皮炎酊

皮炎酊是由皮炎药水 I 号、II 号经过多次临床应用研究而得，它是将苦参、补骨脂、土槿皮等中药与一些化学药物结合而成的复方制剂，具有抑制表皮细胞增殖、杀菌止痒、收敛止痛的功效，经临床验证，对银屑病、神经性皮炎及各种体癣有显著疗效。

1. 处方组成

苦参 10g、土槿皮 10g、大黄 10g、补骨脂 30g、蛇床子 20g、冰片 5g、苯甲酸 20g、柳酸 60g 等。

2. 配制方法

取苦参、土槿皮、大黄、补骨脂等中草药，粉碎粗颗粒，置容量瓶内，加乙醇适量浸泡 1 周后滤过，药渣再乙醇浸泡 24h 后，压榨过滤，两液合并约 80mL 放置 24h 过滤，依次将苯甲酸、柳酸、雷锁辛等药物加入滤液中溶解，再加乙醇到量，分装为每瓶 10mL 密封即可。

五、中药丸剂

中药丸剂具有药效缓和持久、易携带、服用方便等优点，特别适合慢性病患服用。商品丸剂主要由药厂生产，但这些成品丸剂种类少、处方固定，不易按具体病情增减药物。因此有许多患者要求加工制作适合他们自己病情的丸剂。

配置方法如下。

按照处方，将所需药材炮制合格，准确称量后，用适宜方法粉碎成细粉，过筛，混匀。

（1）炼蜜：炼蜜过程中，首先是看颜色，其次用竹筷蘸取炼蜜拉丝，看拉丝的情况，确定蜜的嫩、中、老程度。一般情况下，生蜜在电炉或火炉上加热沸腾 10~15min，颜色无太大改变，蘸取炼蜜拉丝 1mm 左右，即为嫩蜜；加热煮沸 30~40min，蜜的颜色较深，呈浅红棕色，用竹筷蘸取炼蜜拉丝，丝长 0.5~1cm，即为中蜜，这时炼蜜黏性较强；加热沸腾 40~60min，这时炼蜜的颜色为红棕色，用竹筷蘸取炼蜜拉丝，丝长 2~3cm，即为老蜜。以上所讲的时间按生蜜的浓度差异略有不同，但以拉丝的情况为主要依据。

使用哪种程度的蜜做丸，要看处方中的药材性质而定。但一般情况下均可以用中蜜，即使宜用嫩蜜的处方，也可以用中蜜。除非一些处方，大部分为纤维的药材或含矿物质的药材，这样的处方才用老蜜。用老蜜做出的药丸比较硬，不易服用；用中蜜做的丸剂软硬适中，服用较方便，口感也较好。

（2）合药：药量较少时，中药丸剂的合药可在冲臼或大研钵中进行。将药粉放置消毒过且干燥洁净的冲臼或大研钵内，加适量的炼蜜，加以揉挤，制成均匀的团块。一般炼蜜用量与药粉的重量相等，有时也要看实际情况作适当的增减，即搅拌均匀后，发觉丸剂太软太湿，须添加些药粉；若发觉太松散，太干，就要添加炼蜜。原则上以软硬适中，不粘手为度。合药时还要注意，若处方中含有树脂、胶质和芳香性物质，如乳香、阿胶、麝香、冰片等，则应让炼蜜稍冷后再合药，以防香气散失。

（3）搓丸：丸块制好后，放置一定时间，使蜜充分浸润药料，膨胀，产生一定黏性后，即可搓条制丸。

（4）干燥和包装：丸剂做好以后，要放入干燥箱中使其表面干燥。然后再用药丸纸包裹，装入干燥、洁净的塑料药丸壳或蜡壳中，沾蜡封固即成。

（5）灭菌：药丸包装好以后，要送辐照中心消毒杀菌。

（6）检验：要求符合《中华人民共和国药典》1995 年版丸剂项下的各项要求。

六、白降丹

1. 处方组成

芒硝 75g、皂矾 75g、食盐 75g、白矾 75g、胆矾 25g、硼砂 25g、水银50g。

2. 烧炼方法（师授法）

先将芒硝、皂矾、食盐、胆矾、硼砂、白矾分别研成细面，混合后一起入罐内和水银研均，以水银不见星为度，置微火上逼令干，离火再合一罐，两罐合口处以韧性纸条，沾封口泥糊五六层，并封口泥敷于纸条上面及两侧 1cm 厚。将无药罐端置入水碗内，水碗平放于地面上，以 3 条铁钉固定之。然后把凉草帽式的空心圆铁皮，罩于有药罐底端，上均匀置炭火，不可有空处，先以文火烧炼 1h，后以武火烧炼 1h，最后以文武火烧炼 1h，共计烧炼 3h，冷定开看，即得白降丹。

在今天现代化炼丹工艺的存在下，手工炼丹仍是不可缺少的，在边远乡村，在疗效可观的前提下，手工炼丹仍有它存在的必要性。炼丹工具的选择，古人要求以羊城罐炼丹为好，笔者使用的是耐火常锅，一般陶器也可以，大小型号按条件及药量选用。古人要求炼丹要用桑木炭，东北地区为杏木炭，用柞木炭疗效也很好。虽说柴油、酒精、煤炭也都可以，但习用木炭，其燃烧情况良好，不产生污染，不会出现化学反应，故应以沿用木炭为宜。

结胎要牢。将芒硝、皂矾、食盐、胆矾、白矾、硼砂分别研细面入罐中，合水银研，不见星为度，将罐置微火上，用竹棍不停地搅拌，使药烊化，均匀、牢固地干贴在罐底上叫结胎，以罐底朝上时药胎不脱落为妥。结胎为炼丹术中重要一环。

封口要严。两罐合口处除用韧性纸条糊严外，在烧炼过程中，随时以新毛笔蘸封口稀泥，不断地涂抹封口处及起绿烟处，以保证烧炼过程中不漏气走汞。

火候和时间。古代炼丹因无钟表，一般是以烧香做计算单位。炼丹在夜间人静时烧三炷香进行，因在夜间人们多入睡、干扰小，可准确掌握烧炼时间。三炷香大概 3h，所以说炼丹共用 3h，即 1h 文火、1h 武火、1h 文武火，灵活加减木炭，用蒲扇煽风调节火候。

白降丹宜久陈，越陈越好，炼完丹之后待完全冷定，注意启开两罐合口的泥纸宜轻柔，不宜粗暴，细心去杂物，刷取罐底的结晶白色粉状物即白降丹，有色瓶收藏，越陈久，就能排出越多的毒气，减少使用时的疼痛及副作用。

白降丹作为中医外科的腐蚀剂，两千多年前就应用于临床，通过长期的反复观察，证明白降丹对结核杆菌感染是有疗效的。比较手术摘除淋巴结和白降丹腐蚀，结果发现，单纯手术者复发率较白降丹治疗高得多，白降丹插入病灶后，不但被治疗的病灶肿痛，身体其他部位的结核肿块也同样肿痛，肿痛后，肿块缩小或消失。这就是《中国医学大辞典》中"白降丹深达病根之所在也"的象征。用现代医学理论可解释为白降丹是汞剂，汞对结核杆菌有杀灭作用，对肌体有腐蚀作用；白降丹药条细而长，直插脓腔或窦道，使汞剂直接作用于病灶，将被结核杆菌感染的组织和因纤维组织增生而形成的窦道管壁腐蚀掉，给组织新生创造了有利条件，同时，汞剂随血液、淋巴组织进入病灶周围，杀灭结核杆菌，起到扫荡的作用。这就是白降丹治疗结核病不易复发的道理，也是《中国医学大辞典》的"深达病根之所在"的验证。翁炳南长期临床应用证明验证了白降丹对淋巴结结核、皮肤结核、骨结核有满意的疗效，对基底细胞癌有一定的疗效。使用白降丹，在今后中医外科中，是有广阔前途的疗法。

翁炳南对制作是精益求精的。对于白降丹，他做了很大的改进，如解决了水银的溶解问题。之前有书上介绍是往水银中加食盐，然后用沾湿的草纸把药罐子从下方围起来，他改进了，改用石膏搅成糊状，在药罐子外围包裹起来，效果更好。他做药一丝不苟，药一定要够分量，不然白降丹是做不成的。另外，翁炳南对火候掌握得很好，如果火力太猛，则药膏会燃烧，就做失败了。如果火候太低的话，就不能成膏。现白降丹在翁氏中医皮肤科临床上已较少使用了。

第二节 治疗技术

一、刮痧疗法

1. 作用

刮痧是指用边缘光滑的器具，如水牛角、瓷匙等工具，在体表的某些部位反复刮动，使皮下出现红色或紫色瘀斑以治疗疾病的一种方法。其原理是依据中医十二经络及奇经八脉在体表分布，运用手法刺激经络，使局部皮肤发红充血，从而起到醒神救厥、扶正祛邪、清热解毒、行气止痛、健脾和胃的功效。

2. 操作步骤

操作者持握刮痧板，蘸植物油或清水，与皮肤呈 45°，按照人体血液循环方向，由上而下或由内而外顺序刮拭，以疏通病变部位的血脉。对刮痧部位反复刮拭，力度由轻到重，以患者感受舒适为度，直到刮拭出痧疹为止，每周 2~3 次。

3. 技术要领

（1）刮痧工具应光滑、圆钝，若有破损及毛糙不得使用，以免皮肤受损。

（2）操作时，应单向刮动，用力均匀，轻重以患者能耐受为度。背部、胸腹部刮痧时不宜过多暴露患者，以防受凉。

（3）第二次刮痧应在患处痧疹消退及疼痛消失之后进行。

（4）刮痧时局部疼痛较明显时，应向患者解释，以取得患者合作。

（5）刮痧过程中应观察患者面色、脉象、汗出等情况，如有异常应立即停止操作，及时处理。

（6）出痧后 30min 内忌洗凉水澡，注意保暖，卧床休息。

（7）刮痧出痧后最好饮 1 杯淡盐水或糖水，以补充体内消耗的津液，促进新陈代谢，并休息 15~20min。

（8）面部刮痧以不出痧为宜。

4. 适应证

适用于痤疮（修复期）、黄褐斑、带状疱疹、带状疱疹后遗神经痛等。

5. 禁忌证

（1）孕妇腰骶部、腹部禁刮。

（2）小儿囟门未闭者禁刮。

（3）皮肤有感染、溃疡、瘢痕或有肿瘤部位禁刮。

（4）有出血倾向的疾病慎用此法。

6. 环境条件

刮痧时要注意室内保暖，特别是冬季，应避免寒冷与风口；夏季应避免风扇、空调直吹刮痧部位。

7. 材料

水牛角、瓷匙或刮痧板，以及植物油等刮痧介质。

二、艾灸疗法

1. 作用

艾灸，简称灸疗或灸法，是利用艾叶制成的艾条或者艾炷产生的艾热刺激人体穴位或特定部位，通过激发经气的活动来调整人体紊乱的生理生化功能，从而达到防病、治病目的的一种治疗方法。《灵枢》指出："针所不为，灸之所宜。"传统中医灸法具有行气活血、温经通络、消肿散结、强身健体的作用。在治疗方法上主要通过局部刺激作用、经络调节作用、免疫功能调节作用、药理作用等发挥疗效。灸疗的适应证比较广，内科，外科，各种急、慢性疾病，寒热，虚实，表里，阴阳都为艾灸疗法的适应证。原则上其操作方法是阴、里、虚、寒证多灸，阳、表、实、热证少灸。在皮肤病方面，由于其特殊的功效，可以治疗较多疼痛、瘙痒等疾病。艾灸分类较多，可以通过不同手法及与其他治疗方法结合发挥疗效。悬灸是艾条灸法中的一种，是古代治疗疾病常用疗法之一。悬灸是指将艾条悬空，离开皮肤一定距离施灸。根据操作方法不同，悬灸又分为回旋灸、温和灸和雀啄灸。艾叶气味芳香、性温、味辛苦，具有温通经脉、行气散寒、调理气血等功用，能够使气血调畅，肌腠筋骨得到濡养。艾条又称艾卷，系用艾绒卷成的圆柱形长条，一般长约20cm，直径1.5cm。艾条灸法借助艾条为主要灸材，进行熏熨，借其温热刺激以温通气血，扶正祛邪，达到预防和治疗疾病的目的，对慢性皮肤病有一定的治疗作用。

2. 操作步骤

（1）核对患者姓名、医嘱明细，记录患者皮疹。

（2）关闭门窗，调节室温，必要时用屏风遮挡患者。

（3）依据选穴，帮助患者调整至舒适体位，并充分暴露施灸部位，注意保暖。

（4）点燃艾卷。选用纯艾卷，将其一端点燃，并记录时间。

（5）施灸。术者手持艾卷的中上部，将艾卷燃烧端对准腧穴，距腧穴皮肤2~3cm进行治疗，艾卷与施灸处皮肤的距离应保持相对固定。

（6）把握灸量。灸至局部皮肤出现红晕，有温热感而无灼痛为度，一般每穴灸5~10min。

（7）灸毕熄灭艾火。

（8）为患者清洁局部皮肤，整理床位，开窗通风。

（9）整理用物，洗手。

3. 技术要领

（1）根据患者病情进行定位取穴，嘱咐患者取合适体位以暴露施灸部位。

（2）手持艾卷宜上下调适与皮肤的距离，而非前后左右移动；距患者皮肤2~3cm对选穴处进行施灸，每穴施灸5~10min，以皮肤潮红为度。其间询问患者感受，观察患者表情。若患者感到局部温热舒适可固定不动；若感觉太烫可加大与皮肤的距离；若遇到小儿或老年人、局部知觉减退者，医者可将示、中两指，置于施灸部位两侧，通过医者的手指来测知患者局部受热程度，以便随时调节施灸时间和距离，防止烫伤。治疗过程中观察患者的反应，了解患者感受，若感到不适，应立刻停止。

（3）施灸中注意及时掸除艾灰。

（4）细节决定成败，应根据不同病症、不同性别、不同年龄适当调整治疗时间，提高患者的满意度。

（5）艾灸后可服用米油 200mL，或饮用等量温开水。

4. 适应证

寒冷性荨麻疹、面部带状疱疹引起的面瘫、黄褐斑。

5. 禁忌证

（1）重症高血压，心脏病，脑卒中，急、慢性心功能不全，严重肺源性心脏病，重度贫血，动脉硬化症等忌用。

（2）饭前、饭后半小时内，饥饿，过度疲劳忌用。

（3）妊娠及月经期忌用。

（4）急性传染病忌用。

（5）有开放性伤口、感染性病灶、智力低下、年龄过大或体质特别虚弱的人忌用。儿童治疗时须家属陪同。

（6）要注意全身治疗时，防止出汗过多而导致的站立时虚脱跌倒。

（7）口腔、眼周、外阴不宜操作。

6. 环境条件

舒适、安静、宽敞、明亮的房间，要求通风良好，有取暖设施和病床。

7. 材料

医用一次性使用巾单、治疗盘、艾条、打火机、镊子、清洁弯盘、盛艾灰的容器。

三、梅花针疗法

1. 作用

梅花针是在古代九针中的镵针基础上，经历代医家不断研究、改进而发展起来的一种针法，即《黄帝内经》中的"扬刺"（五星针）。术者右手握住针柄，在人体皮肤（应刺部位）上，运用一定的手法，只叩击皮肤，不伤肌肉，是疏通经络、调节脏腑、祛邪扶正、防治疾病的一种针刺疗法。又因针后皮肤叩刺部位泛起的红晕形状颇似梅花，故称为梅花针疗法。

2. 操作步骤

（1）暴露叩刺部位，以 75% 乙醇溶液棉球充分消毒皮肤。

（2）术者以右手握住针柄后端，示指伸直压住针柄前端，运用腕关节上下弹力由轻到重叩击。

（3）叩刺时要求针尖与皮肤垂直，针尖触及皮肤后迅速弹起，动作连续，一般每分钟 60~90 次。

（4）根据部位大小，掌握叩刺时间，一般每次 5~15min。

（5）叩刺完毕，再用酒精棉球消毒叩刺部位。

（6）将梅花针用棉球擦净，浸入消毒液中。

（7）梅花针针具必须一人一针，严禁交叉使用。

3. 技术要领

（1）叩刺法有压击法和敲击法。①压击法。拇指和中指、无名指握住针柄，针柄末端靠在手掌后部，示指压在针柄上。压击时手腕活动，示指加压，刺激的强度在于示指的压力，适合硬柄针。②敲击法。拇指和示指捏住针柄的末端，上下颤动针头，利用针柄的弹性敲击皮肤，刺激的轻重应根据针头的重量和针柄的弹力，靠颤动的力量来掌握，适合弹性针柄。

叩刺部位须准确，每叩刺一针之间的距离为 0.3~1.0cm。一般每日叩刺 1 次，连续治疗 7~10 日为 1 个疗程。如系慢性顽固性疾病，可持续多治疗几个疗程，疗程之间可间隔3~5日。运用梅花针刺血拔罐法治疗各种痛症疗效特佳。在应用刺血拔罐时，针刺皮肤出血量须适当，每次总量成人以不超过10mL为宜。

（2）叩击技巧。梅花针叩刺时要灵巧地运用手腕部弹力，使针尖叩击到皮肤后，由于反作用力迅速弹起，仅在表皮上一击而起，急刺速离，要有弹性、弹跳、连续、有节律地叩刺，要做到平稳、准确和灵活，叩刺速度要均匀，要避免快慢不一、用力不匀地乱刺。如果持针不牢，提针慢或针尖带钩，都容易产生拖刺，容易划破皮肤，形成"一"字形的伤痕，并使患者产生刺痛和畏针。针尖起落要呈垂直方向，即将针垂直地刺下，垂直地提起，如此反复操作。防止针尖斜着刺入和向后拖拉着起针，这样会增加患者的疼痛。

刺激的强度分3种：①轻。腕力轻，冲力也小，叩打至局部皮肤略有潮红的程度。②重。腕力重，冲力大，叩打至局部皮肤明显发红，并可有轻微出血的程度。③中。介于轻、重之间，叩打至局部有潮红、丘疹，但不出血的程度。

4. 环境条件

舒适、安静、宽敞、明亮的房间，要求通风良好，有取暖设施和病床。

5. 材料

治疗盘、75%乙醇溶液棉球、无菌梅花针（即以5~7枚不锈钢针固定在略有弹性20~30cm长的针杆一端制成）、无菌镊子、弯盘。

6. 适应证

适用于各类皮肤病。如带状疱疹、单纯疱疹等病毒性皮肤病，丹毒、毛囊炎等感染性皮肤病，皮肤瘙痒、结节性痒疹等瘙痒性皮肤病，斑秃、脂溢性脱发等皮肤附属器疾病，白癜风、黄褐斑等色素性皮肤病。

7. 禁忌证

（1）重症高血压，心脏病，脑卒中，急、慢性心功能不全，严重肺源性心脏病，重度贫血，动脉硬化症等忌用。

（2）出血性疾病，如血友病、血小板减少性紫癜、过敏性紫癜等忌用。

（3）妊娠及月经期忌用。

（4）急性传染病忌用。

（5）有开放性伤口、感染性病灶、智力低下、年龄过大或体质特别虚弱的人忌用。儿童治疗时须家属陪同。

四、火针疗法

1. 作用

火针，古称其为燔针、焠刺、烧针、白针、煨针。火针疗法是用火烧红针尖，迅速刺入穴位内，予以一定的热性刺激，具有针和灸的双重作用，即温热作用，集毫针、艾灸之功效于一身，以达到治疗疾病的一种中医外治方法。此法为针灸之传统疗法，临床应用广泛，对许多疾病治疗效果良好。早在两千多年前的《黄帝内经》中就有记载，当时称"焠刺""燔针"，《伤寒论》中称"烧针"。明清以来，在《针灸聚英》《针灸大成》《针灸集成》等著作中均谓"火针"。《医宗金鉴》曰："火针者，即古之燔针也。凡周身淫邪，或风或水，溢于机体，留而不能过关节，壅滞为病者，以此刺之。"

2. 操作步骤

（1）患者安静仰卧，局部皮肤75%乙醇溶液常规消毒，以防感染。

（2）右手拇指、示指及中指持1根长25mm毫针。

（3）烧针是使用火针的关键步骤，必须把针烧红，才能起作用。较为方便的方法是用酒精灯烧针，也可用血管钳夹持乙醇棉球点燃烧针。

3. 技术要领

（1）施术前，应首先解除患者恐惧心理，使其配合治疗。

（2）烧针时，针尖一定要烧至发红、发白，进针要稳、准、快，以减少患者痛苦，提高疗效。火针针刺的深度要根据患者病情、体质、年龄和针刺部位的肌肉厚薄、血管深浅而定。一般四肢、腰腹针刺稍深，可刺

2~4cm；胸背部穴位针刺宜浅，可刺 1~1.5cm。切忌过深，避免刺伤肌腱及内脏器官；不可过浅，浅则治疗无功。烧针针孔要适度，在出针后应与周围皮肤基本平整，局部微红。如果出针时连同皮肤一同黏着拔起，则为操作不当所致。

（3）所刺面积约占皮损面积的 80%，以针点均匀、局部皮肤潮红为度。

（4）施术后，保护好创面，2~3 日不得沾水。每周治疗 1~2 次，疗程视病情而定，连续治疗 2~3 个疗程。

（5）除以上操作规程中所述事项外，应注意面部慎刺；胸背部浅刺。老年人、儿童及孕妇慎刺。应注意饮食起居，调整情绪等。

（6）尽量让患者采取卧位，以避免发生意外。

4. 适应证

"九针之宜，各有所为。"《针灸聚英》中所述火针的适应证包括外科的溃脓、积、结块、风湿痹证、瘫痪等。尤其用于治疗瘫痪，书中评价甚高："凡治瘫痪，尤宜火针，易获功效。盖火针大开其孔，不塞其门，风邪从此而出。"皮肤科常用于带状疱疹、痤疮、扁平疣、白癜风、神经性皮炎、慢性湿疹、冻疮、寻常疣、丹毒、多发性鸡眼、蜘蛛痣等。

5. 禁忌证

（1）重症高血压，心脏病，脑卒中，急、慢性心功能不全，严重肺源性心脏病，重度贫血，动脉硬化症等忌用。

（2）出血性疾病，如血友病、血小板减少性紫癜、过敏性紫癜等忌用。

（3）妊娠及月经期忌用。

（4）急性传染病忌用。

（5）有开放性伤口、年龄过大或体质特别虚弱的人忌用。儿童治疗时须家属陪同。

6. 环境条件

舒适、安静、宽敞、明亮的房间，要求通风良好，有取暖设施和病床。

7. 材料

治疗盘、75%乙醇溶液、一次性毫针、酒精灯、一次性棉签。

五、药浴疗法

1. 作用

药浴疗法是中医外治法中一种特色疗法。它根据不同病症，根据中医辨证论治原则，选取适当的中药，经加工配制成中药浴液，进行全身、半身洗浴或局部浸浴、淋浴、擦浴等，以达到治疗疾病的一种中医外治法。中药浴主要功效是疏通腠理，调和气血，清热解毒，安抚止痒。

2. 操作步骤

（1）根据患者体质、病情，通过辨证论治为患者选择合适的中药饮片，通过煎煮制备药液。

（2）患者充分暴露患处，将药液加温水 3~6kg，水温达 37~45℃，全身浸入药液，或者湿敷患处局部。

（3）每日 1 次或隔日 1 次，每次 10~30min。

3. 技术要领

（1）药液应根据病情需要配制适当浓度。

（2）药液温度要根据患者病情需要及其耐受度灵活调整。对于急性、瘙痒性、感染性皮肤病药液温度适当低一些，不宜超过 37℃；对于慢性、肥厚性皮肤病，药液温度为 38~45℃。

（3）药浴时间可根据患者病情需要及耐受程度灵活掌握，一般控制在 10~30min 为宜。

（4）药浴后，无需再用清水冲洗，保证药物停留在皮损上足够时间，否则将减少药物的作用。

（5）药浴时注意控制好浴室温度，药浴后注意着衣，避免感冒。

4. 适应证

皮肤瘙痒，急、慢性湿疹，神经性皮炎，银屑病，手足癣。

5. 禁忌证

（1）过饥、过饱、极度疲劳、醉酒、剧烈运动后不宜药浴。

（2）药浴期间密切观察患者情况，若出现皮肤过敏、头晕、心跳加速、呼吸急促等不适，应立即停止药浴，并对症处理。

（3）行走不便者、高龄患者、体质虚弱者、儿童须有家属陪同。

6. 环境条件

舒适、安静、宽敞、明亮的房间，要求通风良好，有取暖设施和病床。

7. 材料

治疗巾、无菌纱布等。

六、刺络拔罐疗法

1. 作用

刺络拔罐法，又称刺血拔罐。先在施术部位消毒后，用三棱针点刺出血或用皮肤针扣刺出血，再将火罐吸拔于点刺的部位，以加强刺血治疗的作用。主要功效为抵御外邪、保卫机体，活血化瘀，疏通经络；调整气血、平衡阴阳。

2. 操作步骤

（1）根据患者体质、病情，通过辨证论治为患者取穴。

（2）患者做好体位准备，充分暴露患处，三棱针点刺局部，或皮肤针扣刺局部至轻微出血。

（3）拔火罐、留罐 10~15min 后起罐，起罐手法要轻缓，以一手抵住罐边皮肤，按压一下，使气漏入，罐即脱下，不可硬拉或旋动。

（4）每周 1~2 次。

3. 技术要领

（1）根据所拔部位的面积大小选择合适的罐具。

（2）拔罐时，室内需保持适宜温度，最好在避风向阳处。

（3）体位要适当，一般以俯卧位为主，充分暴露施术部位；拔罐过程中不要移动体位，以免火罐脱落。

（4）拔罐时注意棉球蘸取乙醇不可过多，亦勿在罐口停留，以免罐口烧烫灼伤皮肤。

（5）使用多罐时，注意火罐的排列顺序，不宜太近，以免皮肤被牵拉产生疼痛。

（6）拔罐后出现局部红晕或紫色，无需特殊处理，可自行消退。若留罐时间过长，皮肤出现水疱，小者当敷以消毒纱布，防止擦破；大者须在无菌操作下用注射器将水抽出并包敷，防止感染。

（7）拔罐期间应密切观察患者的反应，若出现头晕、恶心呕吐、面色苍白、出冷汗、四肢发凉等症状，甚至血压下降、呼吸困难等情况，应及时取下罐具，将患者仰卧位平放，轻者可给予少量温开水，重者针刺人中、合谷施救。

4. 适应证

银屑病、慢性湿疹、神经性皮炎、带状疱疹后遗神经痛、痤疮、斑秃等皮肤病。

5. 禁忌证

（1）皮肤有过敏、溃疡、破裂、水肿处，不宜拔罐；在疮疡部位脓未完全成熟时，不宜拔罐；颜面部脓肿未成时，禁忌拔罐。

（2）孕妇及恶性肿瘤患者不宜拔罐。

（3）醉酒、过饥、过饱、过劳及精神失常者不宜拔罐。

（4）有出血倾向者不宜拔罐；高热、抽搐、痉挛患者不宜拔罐。

6. 环境条件

舒适、安静、宽敞、明亮的房间，要求通风良好，有取暖设施和病床。

7. 材料

治疗盘、75%乙醇溶液、95%乙醇溶液棉球、打火机、各种口径火罐、三棱针、皮肤针、梅花针。

七、穴位注射疗法

1. 作用

穴位注射疗法是一种利用针刺作用和药物作用相结合来治疗疾病的方法。它可将针刺刺激和药物的药理性能，以及对穴位的渗透作用相结合，发挥其综合效应，达到治疗疾病的目的。穴位注射疗法初创于 20 世纪 50 年代；20 世纪 60 年代穴位注射疗法得到推广和应用；到了 20 世纪 70 年代，穴位注射疗法应用于临床内、外、妇、儿、皮肤、五官各科的各类疾病治疗中；20 世纪 90 年代中期，穴位注射疗法采用的穴位从少到多，所用的药物扩大到上百种，治疗病症也扩大到数百种。临床资料显示，穴位注射的药效是独特的，临床实践提示穴位注射的疗效也是肯定的。

2. 操作步骤

（1）针具使用。根据使用药物的剂量大小及针刺的深度，选用不同的注射器和针头。常用的注射器为 1mL（用于耳穴和眼区穴位）、2mL、5mL、10mL、20mL。常用针头为 4~6 号普通注射针头。

（2）穴位选择。选穴原则同针刺法，但作为本法的特点，常结合经络、穴位、按诊法以选取阳性反应点。如在背部、胸腹部或四肢的特定穴部位，出现的条索、结节、压痛，以及皮肤的凹陷、隆起、色泽变异等，软组织损伤可选取最明显的压痛点。一般每次 2~4 穴，不宜过多，以精为要。

（3）注射剂量。穴位注射的用药剂量决定于注射部位及药物的性质和浓度。头面部和耳穴等处用药量较小，每个穴位一次注入药量为 0.1~0.5mL；四肢及腰背部肌肉丰厚处用药量较大，每个穴位一次注入药量为 2~2.5mL；中药注射液的一般常用量为 1~2mL。

（4）具体操作。根据所选穴位及用药量的不同，选择合适的注射器和针头。局部皮肤常规消毒后，用无痛快速进针法将针刺入皮下组织，然后缓慢推进或上下提插，探得酸胀等"得气"感应后，回抽一下，如无回血，即可将药物推入。一般疾病用中等速度推入药液；慢性病体弱者用轻刺激，将药液缓慢、轻轻推入；急性病体强者可用强刺激，快速将药液推入。如需注入较多药液时，可将注射针由深部逐步提出到浅层，边退边推药，或将注射针更换几个方向注射药液。

3. 技术要领

（1）辨病辨证，规范化取穴。一般可根据针灸治疗时的处方原则辨证取穴，局部取穴则选用压痛点、皮下结节、条索状物等阳性反应点进行治疗。选穴宜精练，以 1~2 个穴为妥，最多不超过 4 个穴，并宜选取肌肉比较丰富的部位进行穴位注射。

（2）辨病辨证选药。寻求最佳的治疗药物。

（3）最佳的治疗深度。根据穴位所在部位与病变组织的不同要求，决定针刺角度和注射的深浅，如头面及四肢远端等皮肉浅薄处的穴位多浅刺，而腰部和四肢肌肉丰厚部位的穴位可深刺。三叉神经痛于面部有触痛点，可在皮内注射成一"皮丘"；腰肌劳损的部位多较深，故宜适当深刺注射。

（4）最佳治疗周期。每日或隔日注射 1 次，反应强烈者亦可隔 2~3 日 1 次，穴位可左右交替使用。7~10 次为 1 个疗程，休息 5~7 日再进行下一个疗程的治疗。

（5）治疗特点和注射后的正常反应。注射后局部可能有酸胀感，8h 内局部有轻度不适，但一般不超过 1 日。因消毒不严而引起的局部红肿、发热等，应及时处理。注意药物的性能、药理作用、剂量、配伍禁忌，以及过敏反应等情况。

（6）严格无菌操作，防止感染。

（7）在神经干旁注射时，必须避开神经干，或浅刺，不可达神经干所在的深度；如果神经干较浅，可超过神经干之深度，以避开神经干；如果针尖触到神经干，患者有触电感，就须退针，改换角度，避开神经干后再注射，以免损伤神经，带来不良后果。

（8）躯干部穴位注射不宜过深，防止刺伤内脏。背部脊柱两侧穴位针尖可斜向脊柱，避免直刺而引起气胸。

（9）体质虚弱者，轻刺缓慢注药；体质强者，可重刺快速注药。

4. 适应证

穴位注射疗法的适应范围很广，如湿疹、增生性瘢痕、荨麻疹等。

5. 禁忌证

（1）孕妇的下腹部、腰骶部和三阴交、合谷等穴不宜用穴位注射疗法。

（2）年老、体弱者，选穴宜少，药液剂量应酌减。

（3）对注射药物过敏者禁用。

（4）出血性疾病，如血友病、血小板减少性紫癜、过敏性紫癜等忌用。

6. 环境条件

舒适、安静、宽敞、明亮的房间，要求通风良好，有取暖设施和病床。

7. 材料

治疗盘、75%乙醇溶液、一次性注射器（1mL、2mL、5mL、10mL、20mL）、一次性医用棉签、一次性敷料。

八、自血疗法

1. 作用

自血疗法被认为是集中医传统放血、针刺、穴位注射疗法于一体，通过持久刺激穴位以协调机体阴阳，调整脏腑经络功能，从而达到治疗疾病目的的治疗方法。从临床报道资料看，自血疗法近年来在某些皮肤病如痤疮、慢性荨麻疹、湿疹、银屑病、白癜风等治疗中取得一定疗效，但其作用机制尚不明确。推测可能为血液中含有多种微量元素、抗体、激素和酶类，注入体内后，可能刺激机体产生非特异性免疫反应，抑制白细胞游走、溶酶体释放，降低血清 IgE 和白介素 6 等的水平，达到调节机体内环境，降低机体敏感性的目的。

2. 操作步骤

（1）辨病辨证后选择注射穴位，并让患者采用相应的坐位或卧位。

（2）常规消毒后，在严格无菌条件下从患者肘部抽取适量静脉血，通常抽取 4mL。

（3）常规消毒所选穴位后迅速刺入，有针感后注入静脉血，每次每穴位注入 1~2mL。足三里、曲池等均为常用穴位。

（4）棉签按压针眼 5min 以止血。

（5）嘱患者休息 20~30min，如无不适，可结束治疗。

3. 技术要领

（1）治疗部位要充分暴露并严格消毒，防止感染。

（2）操作时，操作者要佩戴帽子、口罩及一次性手套，注意无菌操作，治疗每位患者后要更换手套。

（3）为减轻疼痛，自血疗法进针时宜用手指固定且略撑开被刺部位。

（4）头面部血管丰富，治疗后部分区域可能出现皮下瘀血，向患者充分解释，一般不做特殊处理。

（5）女性患者应避开月经期。

（6）空腹禁止操作，以免患者晕血、晕针。

4. 适应证

痤疮、荨麻疹、湿疹、银屑病。

5. 禁忌证

（1）注射局部皮肤有感染时或分泌物较多时忌用。

（2）出血性疾病，如血友病、血小板减少性紫癜、过敏性紫癜等忌用。

（3）过敏体质者忌用。

（4）孕妇忌用。

6. 环境条件

舒适、安静、宽敞、明亮的房间，要求通风良好，有取暖设施和病床。

7. 材料

治疗盘、75%乙醇溶液、一次性注射器（5mL）、一次性医用棉签、一次性敷料、一次性止血带。

九、富血小板血浆疗法（PRP 疗法）

1. 作用

富血小板血浆疗法（Plateletrichplasma，PRP）是通过抽取一定的静脉血，经过体外离心分离获取的。PRP 的主要成分为血小板、白细胞及纤维黏连蛋白。血小板经激活以后，可以止血并促进组织愈合，释放大量的生长因子和细胞因子，白细胞具有抗感染功能，而纤维黏连蛋白可以提供细胞支架；血浆可以提供细胞营养和生长因子。目前 PRP 应用于临床多个科室，如血管外科、骨科、整形美容科、皮肤科等。

2. 操作步骤

（1）血液采集。皮肤消毒，使用采血针配合专用分离管进行采血，并对胶塞进行消毒（注意在抽取过程中，血液须沿试管壁流入），到分离管黑色标识位置即 8mL。

（2）混匀。抽取后管体翻转 10~20 次，使试管内抗凝剂与血液充分混合，抽取多管血液时，在助手帮助下翻转摇匀，手法要轻柔，防止溶血。

（3）离心分离。试管在微量秤上称重，配平对称，放入离心机中，转速 3500~4000r/min，时间 5~10min。

（4）机器停稳后取出试管，静止 3~5min，使血小板完全沉淀后，使用 10mL 的注射器配合加长针（7cm 以上长度），自上而下逐层抽取 PRP。剩下的 1~2mL 血清（根据需要的浓度留存），采用震荡晃动 20~30 次，把管壁和分离胶上的 PRP 全部清洗干净，管体倒置，用 3mL 注射器抽取剩余所有 PRP。两支注射器有明显对比，PRP 注射器中的颜色更深。

（5）根据患者病情，进行相应的治疗。

3. 技术要领

（1）治疗部位要充分暴露并严格消毒，防止感染。

（2）医者戴一次性外科口罩、无菌手套进行操作。

（3）在皮内注射成皮丘即可。尽量做到注射点分布均匀。

（4）术后患者宜适当休息 10~30min 后离开。

（5）脱发治疗应剃发以暴露头皮，方便操作。为减轻疼痛，注射前可以局部外敷 5% 复方利多卡因乳膏。

（6）女性患者应避开月经期。

（7）空腹禁止操作，以免患者晕血、晕针。

4. 适应证

脱发、黄褐斑，以及部分美容需求（如改善黑眼圈、抗衰老等）。

5. 禁忌证

（1）注射局部皮肤有感染时或分泌物较多时忌用。

（2）出血性疾病，如血友病、血小板减少性紫癜、过敏性紫癜等忌用。

（3）过敏体质者忌用。

（4）孕妇忌用。

6. 环境条件

门诊手术室。

7. 材料

治疗盘、75% 乙醇溶液、一次性注射器（1mL）、一次性医用棉签、一次性敷料、一次性止血带、血液成分分离机、一次性血细胞单采器。

十、中药倒膜疗法

1. 作用

中药倒膜疗法是集中医循经络穴位按摩、药物和理疗为一体，用于治疗面部皮肤病和皮肤保健的一种外治法。本法通过选用不同药物进行按摩，以及利用定型粉冷却过程中的收缩、放热等物理作用，加速皮肤血液循环，增强其渗透性，从而有利于药物的吸收。同时，去除面膜时，可将面部松脱的上皮细胞及皮脂、灰尘等一同清除。其功效为清热消疮、活血理气、疏风清热、解毒利湿、收敛生肌、滋养肌肤等。

2. 操作步骤

（1）患者仰卧，用治疗巾包头，铺巾，再用0.1%新洁尔灭按皮纹方向做面部清洁。

（2）根据不同病情选择相应药物涂于面部，然后运用摩、揉、推、搓、按、扣、梳等手法进行面部按摩约20min，以面部潮红、皮温增高为度。

（3）用油纱条对眼、眉、口做保护性遮盖，然后上面膜，以倒模粉（或医用熟石膏）250~350g、加42~46℃清洁水约200mL调成糊状，从额、鼻根部迅速向下颏部均匀摊成面具型，留出鼻孔。

（4）30min后揭膜，用热毛巾擦净面部，当晚不洗脸。

（5）每周1~2次，10次为1个疗程。

3. 技术要领

（1）面膜倒膜时，眼、鼻、口一定要覆盖纱布，鼻孔不要涂上石膏，以免影响呼吸。

（2）倒模用的石膏粉稀稠宜适中，操作时要迅速而均匀，以免石膏过早凝结成块。

（3）易出现皱纹的部位及皮损部位应重点按摩。

（4）术毕当日勿洗脸，以利药物继续发挥作用。

（5）避免强日光曝晒，暂时不要使用化妆品或护肤品等。

（6）面膜治疗用药仍然遵循辨证论治的原则。

（7）一旦出现面部皮肤发痒、潮红，属于皮肤过敏现象，停用面膜，并及时处理。

4. 适应证

（1）皮脂腺疾病类痤疮、脂溢性皮炎、玫瑰痤疮等。

（2）色素沉着类黄褐斑、黑变病、雀斑等。

（3）色素脱失类白癜风。

5. 禁忌证

（1）皮肤有破损、渗出倾向、感染时禁用。

（2）对药物组成成分或胶布过敏者禁用。

（3）孕妇禁用。

6. 环境条件

舒适、安静、宽敞、明亮的房间，要求通风良好，有取暖设施和病床。

7. 材料

治疗巾、0.1%新洁尔灭、倒膜粉（或医用熟石膏）、一次性油纱条。

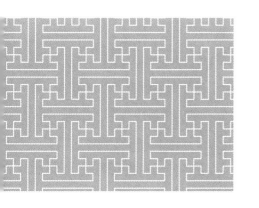

第六章

优势病种诊治经验

第一节 疔疮走黄

（一）疾病认识

疔是一种发病迅速，易于变化而危险性较大的急性化脓性疾病。多发于颜面和手足等处。疔疮疮形虽小，但跟脚坚硬，有如钉丁之状，病情变化迅速，容易造成毒邪走散。尤其是发于颜面部的疔疮，如若治疗不当或失治误治，疔毒未能及时控制而走散入营，内攻脏腑，进而引起的一种全身性危急疾病，即所说的疔疮走黄。疔疮走黄相当于西医学的脓毒败血症。

中医学认为，本病多因火毒炽盛，毒邪不能外泻而致走散，疔毒客入营血，内攻脏腑而成。早期失治误治，未能控制毒势；或挤压碰伤，过早切开；或误食辛热之药及膏粱厚味等发物；或妄用艾灸，均为其主要病因。

中医古籍中常将"走黄"与"黄走"混称。《疮疡经验全书》："疔疮初生时红软温和，忽然顶陷黑，谓之'癀走'，此症危矣。"说明此症发病迅速，常常危急生命。局部症见疔疮初起红肿高突，忽然疮顶凹陷，色黑无脓，肿势软漫，迅速向周围扩散，边界不清，失去护场，皮色转为暗红。如《疡科心得集》述："外症虽有一定之形，而毒气之流行，亦无定位。故毒入于心则昏迷，入于肝则痉厥，入于脾则腹疼胀，入于肺则喘嗽，入于肾则目暗、手足冷，入于六腑亦皆各有变象。兼症多端，七恶叠见。"疔毒走散，故可出现不同见症。疔毒发于皮肤，则见瘀点、瘀斑、风疹块；疔毒入肺，则见咳嗽气喘、胁痛痰黄；疔毒入脾，则见恶心呕吐、便秘腹胀或腹泻；疔毒入肝，则见痉厥昏狂，肢体拘急；疔毒入肾，则见手足发冷，脉沉细数；疔毒入心，则见神昏、谵语。

总之，此病发病迅速，病情危重，属中医外科常见最危重的病症之一。除疮顶陷黑无脓等局部表现外，常伴随寒战、高热、头痛、烦躁、胸闷、四肢软弱无力等全身症状。重者疗毒内攻脏腑,可致神昏谵语、发痉发厥,危及生命。

(二)辨证思路

疗疮走黄属于中医温热病范畴,走黄的发生主要在于火毒炽盛,因此可按温病论治。病情危重时急投重剂清热、解毒、凉血之品,以迅速遏制病情发展,扭转病势,并根据疾病发展不同阶段的病机特点或毒邪内传脏腑不同,随证灵活加减。外治则主要处理原发病灶。以翁树林为代表的翁氏中医皮肤科传人采用中西医结合疗法治疗本病,在急性期提倡联合应用足量、有效的抗生素,以之为主,中药为辅。并及时切开排脓,待疾病初步控制后,尤其是疾病中后期,再以中药为主扶正祛邪,顾护津液。

(三)治疗方案

毒盛入血型

症状:原发病灶处忽然疮顶陷黑无脓,肿势软漫,迅速向周围扩散,边界不清,失去护场,皮色转为暗红;伴寒战、高热、头痛、烦躁、胸闷、四肢酸软无力等全身症状;舌质红绛,舌苔多黄燥,脉洪数或滑数。

辨证:热入营血,血热蕴毒。

治法:凉血清热解毒。

处方:犀角地黄汤、黄连解毒汤、五味消毒饮三方合并加减。水牛角30g、生地黄12g、牡丹皮12g、金银花15g、野菊花10g、天葵子10g、蒲公英10g、紫花地丁10g、黄连9g、黄芩6g、黄柏6g、栀子9g。

加减:神志昏糊者,加紫雪丹或安宫牛黄丸;咳吐痰血者,加浙贝母、天花粉、藕节炭;大便秘结者,苔黄腻,脉滑数有力,加生大黄(后下)、元明粉(分冲);呕吐口渴者,加竹叶、生石膏、生山栀子;阴液损伤者,加鲜石斛、玄参、麦冬;惊厥者,加水牛角、钩藤(后下)、龙齿(先煎);并发黄疸者,加生大黄(后下)、生山栀子、茵陈。

分析:疗疮走黄是疗毒走散、火毒炽盛、毒邪内入营血的证候。火毒内盛,故见寒战、高热、头痛、烦躁等全身症状;热入营血,故舌质红绛,苔黄;毒邪入心,还可见神昏谵语。

方中水牛角清热凉血,解毒定惊;生地黄、牡丹皮凉血解毒;黄连、黄芩、黄柏、栀子清泻三焦火热,泻火解毒;金银花、野菊花、蒲公英、天葵子、紫花地丁均为花药,清热解毒,外散毒邪。全方共奏清热凉血解毒之功。

(四)案例分析

参见第 119 页,案例一。

(五)临证经验

翁炳南在长期临床实践中探索得出,火毒炽盛是本病发生发展的重要病机。患者素体蕴热,外感风毒邪气,以致火热之毒蕴蒸肌肤而生疔疮。早期失治误治,或挤压碰伤,或过早切开,或误食辛热之药及膏粱厚味等发物,或妄用艾灸均会导致毒邪走散,走黄入里。故治疗本病时应内外兼治,内治旨在清热凉血解毒,外治应即时排脓,脓出则毒泻。

翁氏中医皮肤科治疗疔疮走黄方法多样。通过辨脓分期法将疾病过程分为初起、成脓及溃后三期。疔疮初起时尚未成脓,毒邪还无走散,主张箍毒消肿,可外用金黄散、玉露散等以金银花露或水调成糊状外敷,还可用火针作用于皮损局部,以达到以热引热,使郁结之火毒外泻,毒邪得散的作用。待疔疮成脓时,应及时切开排脓。若发现疔疮顶部出现白头或黄头,触中央稍软、有波动感,说明脓已成,此时可切开排脓,外用白降丹、九一丹等外敷以提脓祛腐。待疮口溃后,若脓出清稀,淋漓不尽,继续外用白降丹、九一丹等;若脓已尽,宜用生肌散盖敷。

(六)零金碎玉

翁氏中医皮肤科对疔疮走黄的研究颇有造诣,提出疔疮走黄应讲究药物间的配伍,旨在清热凉血解毒,但同时又要顾护津液,标本同治。以下是本病时常用对药的临床经验及特点。

1. 生地黄、牡丹皮

（1）单味功用：生地黄，性寒，味甘苦，归心、肝、肾经。滋阴清热，养血润燥，凉血止血，生津止渴。牡丹皮，性微寒，味辛苦，归心、肝、肾经。清热凉血、活血化瘀。

（2）伍用经验：生地黄善于滋阴清热、凉血止血、养阴生津；牡丹皮善于清热凉血、活血散瘀。二者同是清热凉血药，生地黄专攻滋阴，牡丹皮专攻活血，二者配伍，不仅清热凉血效果更佳，还能滋阴生津，活血化瘀，行气滞，散热结，使热毒得解，痈肿得散。

2. 金银花、连翘

（1）单味功用：金银花，性寒，味甘，归肺、心、胃经。清热解毒，疏风散热。连翘，性微寒，味苦，归肺、心、小肠经。清热解毒，消痈散结，疏散风热。

（2）伍用经验：金银花质地轻扬，气味芳香，既能清气分之热，又能解血分之毒，为治疗内外痈的常用药；连翘既能解疮毒，又能消散痈肿结聚，素有"疮家圣药"之称。二药合用，除了能清热解毒外，尚能消肿散结之痈。

3. 南沙参、北沙参

（1）单味功用：南沙参，性凉，味甘、微苦，归肺、肝经。养阴清肺，祛痰止咳。北沙参，性凉，味甘、苦、淡，归肺、脾经。亦养阴清肺，祛痰止咳。

（2）伍用经验：沙参有南、北两种。南沙参能清胃、泻火、解毒，但清热力较北沙参弱；北沙参能养阴润肺、益胃生津，清热力较南沙参强。在治疗疔疮走黄及各种疔疖痈疽后期，病情属于邪退正虚，气阴两伤之时，使用二药，可相辅相成，共奏养阴清热、生津止渴、润肺止咳之功效。

第二节　有头疽

（一）疾病认识

有头疽是发生于肌肤间的急性化脓性疾病。其临床特点是初起皮肤上即有粟粒样脓头，焮热红肿胀痛，迅速向深部及周围扩散，脓头相继增多，溃烂后状如莲蓬、蜂窝，范围常超过 9cm，大者可在 30cm 以上。好发于项后、背部等皮肤厚韧之处，多见于中老年人及消渴患者，并容易发生内陷。相当于现代医学的痈。

本病在中医古籍中常以"疽"和"发"共同命名。根据发病部位不同可称为百会疽、鬓疽、脑疽、背疽、膻中疽、少腹疽、臀疽、腿疽等，或根据发病原因称为酒毒发、痰注发，或根据形态称为莲子发、蜂窝发。中医学认为，本病多因素体内有脏腑蕴毒，外感风温、湿热，内外邪毒互相搏结，以致营卫不和、气血凝滞，邪毒凝聚肌肉之内。素体虚弱时，如消渴病患者易并发此病。

《疡科心得集》中提到："对疽、发背必以候数为期，七日成形，二候成脓，三候脱腐，四候生肌。"一候为七日，说明有头疽按局部症状可分为四候。初期局部红肿结块，肿块上有粟粒状脓头，作痒作痛，逐渐向周围和深部扩散，脓头增多，色红、灼热、疼痛，此为一候；溃脓期疮面腐烂形似蜂窝，肿势范围大小不一，常超过 10cm，甚至大逾盈尺，随后脓液畅泄，腐肉逐渐脱落，红肿热痛随之减轻，此为二至三候；收口期见脓腐渐尽，新肉生长，肉色红活，逐渐收口而愈，此为四候。

一般而言，发于四肢者病情较轻，容易透脓，内陷变证少见；发于项背者病情较重，不易透脓，内陷变证多见。若兼见神昏谵语、气息急促、恶心呕吐、腰痛、尿少、尿赤、发斑等严重全身症状者，为合并内陷。久病体虚者或消渴患者易于并发内陷。

（二）辨证思路

有头疽多与风温、湿热相关。外感风温、湿热邪毒，凝聚肌表，以致营卫不和、气血凝滞而成疽；内因则多责之情志内伤，恼怒伤肝，思虑伤脾，肝脾郁结，气郁化火；或房事不洁，恣欲伤肾，劳伤精气，真阴亏损，相火蹈灼；或恣食膏粱厚味，脾胃运化失常，湿热火毒内生，而致毒邪内蕴而成。

翁氏中医皮肤科认为，热、湿、毒三者在本病发生发展过程中占重要作用，应明辨三者之轻重，分期辨证论治，谨防疽毒内陷。本病早期多见实证，偏热者宜清热泻火解毒，夹湿者宜清热利湿；本病中后期邪毒炽盛，可致阴虚、气血虚等表现，此时机体正气不足，无法驱邪外出，故宜补益气血，养阴生津，起到扶正祛邪的效果。

（三）治疗方案

1. 火毒凝结型

症状：多见于壮年正实邪盛者。局部皮损红肿高突，灼热疼痛，根脚收束，可迅速化脓脱腐，脓色黄稠；伴见发热，口渴，尿赤等；舌苔黄，脉数有力。

辨证：火毒炽盛，热盛肉腐。

治法：清热泻火，和营托毒。

处方：黄连解毒汤合仙方活命饮加减。黄连9g、黄芩6g、黄柏6g、栀子9g、金银花15g、穿山甲3g、皂角刺10g、当归尾10g、赤芍10g、乳香6g、没药6g、天花粉10g、陈皮10g、防风10g、浙贝母10g、白芷6g。

加减：恶寒发热者，加荆芥、防风；便秘者，加生大黄、枳实；溲赤者，加萆薢、车前子。

分析：此证型多见于青壮年。病情初起，邪气正盛，故见局部红肿热痛明显；青壮年正实邪盛，正邪相争，故见发热；内热炽盛，故见口渴，尿赤。

方中黄连、黄芩、黄柏、栀子清泻三焦火热，泻火解毒；金银花味甘性寒，旨在清热解毒疗疮；当归尾、赤芍、乳香、没药、陈皮行气活血通络，消肿止痛；防风、白芷通滞散结，透邪外出；浙贝母、天花粉清热化痰散结，消未成之脓；穿山甲、皂角刺通经活络，透脓溃坚。诸药合用，共奏清热解毒，消肿溃坚，活血止痛之效。

2. 湿热壅滞型

症状：局部症状与火毒凝结型相同；伴见全身壮热，朝轻暮重，胸闷呕恶等；舌苔白腻或黄腻，脉濡数。

辨证：湿热蕴结，气血凝滞。

治法：清热化湿，和营托毒。

处方：仙方活命饮加减。金银花15g、穿山甲3g、皂角刺10g、当归尾10g、赤芍10g、乳香6g、没药6g、天花粉10g、陈皮10g、防风10g、浙贝母10g、白芷6g、甘草3g。

加减：胸闷呕恶者，加藿香、佩兰、厚朴。

分析：本证型为有头疽初期，病情初起，邪气正盛，故见局部红肿热痛明显；湿热毒邪炽盛，故见全身壮热；湿热蕴结，阻碍脾胃，脾胃运化失常，则见胸闷呕恶；舌苔白腻或黄腻，脉濡数，亦为湿热之征象。

本方金银花味甘性寒，旨在清热解毒疗疔，故重用为君；当归尾、赤芍、乳香、没药、陈皮行气活血通络，消肿止痛，共为臣药；防风、白芷通滞散结，透邪外出；浙贝母、天花粉清热化痰散结，消未成之脓；穿山甲、皂角刺通经活络，透脓溃坚，均为佐药；甘草清热解毒，并调和诸药，为使药。上药合用，共奏清热解毒，消肿溃坚，活血止痛之效。

3. 阴虚火炽型

症状：多见于消渴患者。局部皮损肿势平塌，根脚散漫，皮色紫滞，脓腐难化，脓水稀少或带血水，疼痛明显；伴见发热烦躁，口干唇燥，饮食少思，大便燥结，小便短赤等；舌质红，苔黄燥，脉细弦数。

辨证：阴虚火旺，热毒内蕴。

治法：滋阴生津，清热托毒。

处方：竹叶黄芪汤加减。人参（单煎）3g、黄芪6g、煅石膏（先煎）

6g、半夏 3g、麦冬 3g、白芍 3g、川芎 3g、当归 3g、黄芩 3g、生地黄 6g、甘草 3g、淡竹叶 6g、生姜 3g、灯心草 3g。

分析：本证型多见于消渴患者。患者素体阴液亏虚，外感热毒之邪，正虚邪盛，正不胜邪，故皮损平塌，根脚散漫，未见护场；虚火内炎，灼阴伤津，则发热烦躁，口干唇燥，大便燥结，小便短赤；舌质红，苔黄燥，脉细弦数，皆为阴虚火旺之征象。

本方中淡竹叶清热除烦，淡渗利尿，石膏清热除烦，生津止渴为君药；生地黄清热生津，润燥凉血，黄芩清热泻火，苦寒燥湿，麦冬滋阴生津，清热除烦为臣药；黄芪补气升阳，利水消肿，当归润燥滑肠，养血补血，川芎行气活血，芍药凉血活血，人参补气生津，半夏燥湿化痰，共为佐药；甘草清热解毒，并调和诸药，为使药。合方共奏清热托毒、养阴生津之功。

4. 气虚毒滞型

症状：多见于年迈体虚、气血不足者。局部皮损肿势平塌，根脚散漫，皮色灰暗不泽，化脓迟缓，腐肉难脱，脓液稀少，色带灰绿，闷肿胀痛，容易形成空腔；伴见高热，或身热不扬，小便频数，口渴喜热饮，精神萎靡，面色少华等；舌质淡红，苔白或微黄，脉数无力。

辨证：气血亏虚，正虚邪恋。

治法：扶正托毒。

处方：托里消毒散加减。人参 3g、川芎 9g、当归 9g、白芍 9g、白术 12g、金银花 15g、茯苓 10g、白芷 9g、皂角刺 10g、甘草 3g、桔梗 6g、黄芪 10g。

加减：身热、口干、便秘者，加黄连、山栀子；患处皮色紫暗者，加延胡索、红花；脓出不畅者，加穿山甲、漏芦；呃逆嗳气者，加淡竹茹、半夏。

分析：本方多见于体虚、气血不足或疾病后期正气不足者。机体正气不足，气血亏虚，故见局部皮损塌陷，根脚散漫，皮色灰暗不泽；气血不足，肌肉无以滋养，故化脓迟缓，腐肉难脱，新肉不生；热毒未清，故见高热或身热不扬，精神萎靡。

本方中人参补脾益肺，大补元气，黄芪补气养血，托毒生肌；芍药养血敛阴，当归补血活血，与黄芪、人参相配，既能养血生血，又能排脓生肌；茯苓健脾利湿，金银花清热解毒，为治疮要药；白芷燥湿止痛，消肿排脓；川芎活血化瘀，为血中之气药，可通达气血；甘草清热解毒，并调和诸药。如此则气血得调，扶正以祛邪外出。

（四）案例分析

张某某，男，52岁。初诊：2008年7月21日。

主诉：患者左背部见一丘疹，周围灼热，伴轻度痒痛1周。

现病史：患者1周前无明显诱因于背部左上方见一米粒大小丘疹，周围灼热，轻度痒痛。起初未在意，2天后丘疹不断增大，疼痛波及左侧肩背，左手臂伸举活动受限，遂来我院就诊。辰下症见发热恶寒，朝轻暮重，胸闷，呕恶，饮食不佳，小便红赤，大便干，舌红，苔黄腻，脉滑数。

检查：体温为38.2℃。患者神志清晰，背部左上方见一肿块，范围约8.0cm×8.0cm，肿块鲜红，疮面见数枚粟粒样脓头，中央有破溃，见黄色稠状脓液排出，有明显压痛，且触摸有灼热感。舌红，苔黄腻，脉滑数。

西医诊断：背部蜂窝织炎。

中医诊断：有头疽。

辨证：湿热壅盛，气血凝滞。

治法：清热化湿，和营托毒。

处方：仙方活命饮加减。金银花15g、穿山甲（先煎）6g、皂角刺10g、当归尾10g、赤芍10g、乳香6g、没药6g、天花粉10g、陈皮10g、防风10g、浙贝母10g、白芷6g、甘草3g、广藿香9g、佩兰9g。

水煎服。每日1剂，连服3剂。同时外敷金黄膏，每日换药1次。

二诊：经治3天后，疮面红而高突，溃破后形成一个疮面，疮口内见腐肉，见少量黄稠脓液，肿痛较前缓解，体温下降至正常，二便自如，饮食欠佳，舌红，苔黄微腻，脉濡滑。故继守前方，继服4剂。

三诊：经治 1 周后，疮面红肿已消，疮口腐肉已脱，脓液渐尽，仍偶感呕恶，舌淡红，苔黄微腻，脉濡滑。故继守前方，去防风、穿山甲、皂角刺、白芷，加厚朴 9g、白术 12g、泽泻 12g。外用药改生肌散。

四诊：疮口脓腐已净，新肉始长，四周红肿已退，疼痛已消，二便自如，饮食恢复，舌淡红，苔腻未化。故继守前方，减乳香、没药，继服 1 周。外用生肌散黑膏药（自制）敷贴。1 周后复诊，疮口大致闭合，疮面开始趋向愈合。嘱患者忌食辛辣厚腻之物，避免复发。

案例点评：本患者时值壮年，素体血热，外感湿热邪毒，凝聚肌表，以致营卫不和，气血凝滞而成疽。证属湿热壅盛，气血凝滞。治宜清热化湿，和营托毒。故采用仙方活命饮加减。因湿热蕴结，阻碍脾胃，脾胃运化失常，则见患者胸闷呕恶，故加用广藿香、佩兰等芳香醒脾之品以达到健脾燥湿之效。

一诊治疗后患者疮口破溃，脓出通畅。二诊后红肿始消，脓液得清，说明毒热得清，说明辨证准确，故守前方，继续治疗。三诊后疮面红肿已消，疮口腐肉已脱，脓液渐尽。仍偶感呕恶，舌淡红，苔黄微腻，脉濡滑。说明湿热未化，故守前方，加厚朴、白术、泽泻以健脾化湿。患者尚值壮年，体质壮实，正气充足，故在一气连服下，取得满意疗效。

（五）临证经验

有头疽的发生，不外乎内外二因。内因系脏腑蕴毒，多由心火烦忧，或七情内郁，气郁化火或由劳伤精气，肾水亏损，阴虚火炽或由恣食膏粱厚味，脾运失常，湿火内生所致；外因是由于风火湿毒入侵，以致经络阻隔，气血失常，毒邪凝聚于肌腠皮肉而成。闽台地区地处东南沿海，常年气候闷热多湿，故当地居民也多见湿热体质，热毒夹湿多贯穿此病发生发展过程。此外，素体气血虚弱或消渴等阴虚体质更易并发此病，且正虚毒滞难化，不能透邪外出，故这类人群多见疽毒内陷，病情危重。

翁氏中医皮肤科经过多年实践，结合地域特点提出此病应注意辨别热、湿、毒三者关系，分期辨证论治，谨防疽毒内陷。在治病过程中还需注意顾护脾胃，健脾利湿，一方面避免寒凉之药损伤脾胃，脾失健运，湿邪内生，缠绵难愈；另一方面脾胃得护，气血生成得源，正气不虚，才能祛邪外出。

外治方面也同样重要。根据辨脓分期法，将疾病过程分为初起、成脓及溃后三期。初起疽毒尚未走散，局部皮损红肿高突，灼热疼痛，根脚收束者，为阳证，宜用金黄膏外敷；局部皮损肿势平塌，根脚散漫，周围皮色紫暗者，为阴证，宜用冲和膏或阳和解凝膏外敷。成脓时，应及时切开排脓，可外敷白降丹、九一丹等；还可运用火针作用于局部皮损，火针疗法能以热引热，促使郁结之火毒外泻，达到透脓外出、毒邪外散的作用。溃后脓液已尽者，可外敷生肌散促进新肉生长；若脓液未尽，则继续外敷白降丹、九一丹，必要时可加引流线或用垫棉法加压包扎。

（六）零金碎玉

翁氏中医皮肤科经过长期临证实践，结合地域特点，总结出此病属本虚标实、虚实夹杂之证，治疗时应辨清孰重孰轻。其中标实以湿、热、毒三气为主，本虚以阴虚、气虚多见，临证应加以辨别，标本兼治。以下是治疗本病时常用对药的临床经验及特点。

1. 金银花、连翘

（1）单味功用：金银花，性寒，味甘，归肺、心、胃经。清热解毒，疏风散热。连翘，性微寒，味苦，归肺、心、小肠经。清热解毒，消痈散结，疏散风热。

（2）伍用经验：金银花质地轻扬，气味芳香，既能清气分之热，又能解血分之毒，为治疗内外痈的常用药；连翘既能解疮毒，又能消散痈肿结聚，素有"疮家圣药"之称。二药合用，除了能清热解毒外，尚能消肿散结之痛。

2. 乳香、没药

（1）单味功用：乳香，性温，味辛、苦，归心、肝、脾经。具有活血行气止痛、消肿生肌之功效。没药，性平，味辛、苦，归心、肝、脾经。具有活血止痛、消肿生肌之功效。

（2）伍用经验：乳香、没药皆为临床常用的活血散瘀、消肿止痛之品。乳香辛苦性温，气香窜，偏入气分而善于调气，止痛力强；没药苦平，气薄偏入血分，而长于散瘀，破泻力大。二药合用，一气一血，气血同治，相使为用，协调为用，相得益彰，共奏活血祛瘀、消肿止痛、敛疮生肌之效。

3. 穿山甲、皂角刺

（1）单味功用：穿山甲，性凉，味咸，归肝、胃经。具有消肿溃痈、搜风活络、通经下乳之功效。皂角刺，性温，味辛，归肺、大肠经。具有消肿排脓、祛风杀虫、祛痰开窍之功效。

（2）伍用经验：皂角刺性极锐利，搜风败毒，消肿排脓；穿山甲活血散瘀败毒，消肿溃坚。二药合用，走窜行散，透达攻通，直达病所，通络搜风，散结攻毒之力益彰。

4. 人参、黄芪

（1）单味功用：人参，性平，味甘、苦，归肺、脾、心经。具有大补元气、补脾益肺、益气生津、安神益智之功效。黄芪，性微温，味甘，归肺、脾经，具有健脾补中、升阳举陷、益卫固表、利尿、托毒生肌之功效。

（2）伍用经验：人参味甘微苦，微温不燥，性禀中和，善补脾肺之气，脾为气血生化之源，肺主一身之气，脾肺气旺，一身之气皆旺，故为大补元气之药；且可益气生津、益气生血，气血津液充足，则口渴可止，精神可安，故有益气生津，安神益智之功，为治虚劳内伤第一品。黄芪甘温，入脾肺，甘补中土，温养脾胃，且补脾益气之中而具升发之性，亦能益气生血、活血、摄血，益气生津，益气助阳，益气除热，凡中土不振、脾胃虚弱、清气下陷、气虚发热、气虚失血、气虚血滞偏枯、津亏消渴者最宜；又脾胃气虚，肺气先绝，脾胃和缓，则肺气旺而肌表固实，故能益卫固表止汗，而治表虚自汗证；脾主肌肉，补脾益气，气血充足，而能托疮生肌，则为治气血不足之疮痈内陷，脓成不溃，溃后不敛的圣药。二药相伍，互相促进，补气之力更强，适用于疾病后期，正虚邪恋阶段，达到补益正气、托毒外出之功效。

第三节 附骨疽

（一）疾病认识

附骨疽是一种毒气深沉附着于骨的化脓性疾病。其临床特点是局部胖肿，附筋着骨，推之不移，疼痛彻骨，溃后脓水淋漓，不易收口，易形成窦道，损筋伤骨。多发于四肢长骨，以胫骨最为常见，股骨次之。多见于气血未充、骨骼柔弱的小儿。相当于现代医学的化脓性骨髓炎。

中医古籍称此病为附骨疽、骨痈疽、骨蚀、骨疽等，或将其发病部位称为附骨疽、咬骨疽、股胫疽等。传统医学认为，此病多因疔、疖、痈等邪毒未清，素体湿热壅盛，或因金刃、刀石伤，筋骨伤损等，复感毒邪，邪毒深窜入里，留着筋骨，以致经络阻塞，气血凝滞，血凝毒聚，腐筋蚀骨，蕴郁成脓。外伤侵袭，感受邪毒等是发病的主要诱因。

如《外科精义》所述："初期则寒热之作稍似风邪，随后臀腿筋骨作痛，不热不红，疼至彻骨，甚则屈伸不能转侧，日久阴转为阳，寒化为热，热甚而腐肉为脓，此疽已成也。"此病初起局部胖肿，皮肤微红微热或红热不明显，但患肢持续剧痛，疼痛彻骨；溃脓期约在患病后 3~4 周间，局部掀红、胖肿，骨胀明显，常伴全身高热持续不退；溃后脓出初多稠厚，渐转稀薄，淋漓不尽，后期形成一个或多个瘘管，反复溢脓，可见朽骨。病程长久，经年难愈。若见高热烦躁，神昏谵语等，则为并发内陷，常危及生命。

（二）辨证思路

附骨疽属于本虚标实、虚实夹杂之证，治疗时当辨其阴阳、寒热、虚实。翁氏中医皮肤科认为，湿毒在此病中起重要作用，湿邪重着凝滞，故病情反复，迁延不愈。故临证中，祛湿为第一要务。湿热毒盛者，当清热化湿，通经活络；风寒湿盛者，当温经散寒除湿通络。疾病后期，经络不通，气血瘀滞，故可适当加入行气活血化瘀之品。

（三）治疗方案

1. 湿热瘀阻型

症状：患肢疼痛彻骨，不能活动，继则局部胖肿，皮色不变，按之灼热，有明显的骨压痛和患肢纵轴叩击痛阳性；伴寒战高热；舌苔黄腻，脉数。

辨证：湿热壅盛，经络瘀阻。

治法：清热化湿，行瘀通络。

处方：仙方活命饮合五神汤加减。金银花 15g、穿山甲 3g、皂角刺 10g、当归尾 10g、赤芍 10g、乳香 6g、没药 6g、天花粉 10g、陈皮 10g、防风 10g、浙贝母 10g、白芷 6g、紫花地丁 10g、茯苓 10g、车前子 6g、牛膝 6g。

加减：有损伤史者，加桃仁、红花；热毒重者，加黄连、黄柏、栀子；神志不清者，加犀角地黄汤，或安宫牛黄丸、紫雪丹。

分析：此证型多见于青壮年。病情初起，邪气正盛，故见局部红肿热痛明显；青壮年正实邪盛，正邪相争，故见发热；内热炽盛，故见口渴、尿赤。

方中金银花味甘性寒，清热解毒，散邪疗疗；当归尾、赤芍、乳香、没药、陈皮行气活血通络，消肿止痛；防风、白芷通滞散结，透邪外出；浙贝母、天花粉清热化痰散结，消未成之脓；穿山甲、皂角刺通经活络，透脓溃坚；紫花地丁清热解毒，凉血消痈；茯苓健脾益气，利水渗湿；车前子利水渗湿，清利下焦湿热；川牛膝活血祛瘀，利尿通淋，又能导热下泻，引血下行。诸药合用，能使热邪得散，湿热得清，经络通畅，痈肿自消。

2. 风寒湿蕴型

症状：患肢筋骨隐隐酸痛，不红不热，胖肿与骨胀不显，或痛如锥刺，患肢不能屈伸转动；伴见恶寒发热或无寒热；舌苔白腻，脉紧数或迟紧。

辨证：风寒湿蕴，经络瘀阻。

治法：温经散寒，祛风化湿。

处方：阳和汤加减。熟地黄 30g、白芥子 6g、炮姜炭 3g、麻黄 3g、甘草 3g、肉桂 3g、鹿角胶 9g。

加减：兼见恶寒、畏寒者，加荆芥、防风、麻黄、桂枝；有肿块者，加丹参、当归；皮色紫暗者，加延胡索、桃仁、红花。

分析：本证型是因风、寒、湿三气侵袭，附着筋骨，闭阻经络，故见筋骨酸痛隐隐，肢体疼痛；风寒湿蕴滞肌肤，营卫不和，故见恶寒发热；郁滞日久，经络不通，气血瘀滞，故见痛如锥刺；损伤筋骨，故见肢体屈伸不利。

方中重用熟地黄，滋补阴血，填精益髓；配以血肉有情之鹿角胶，补肾助阳，益精养血。两者合用，温阳养血，以治其本，共为君药。少佐于麻黄，宣通经络，与诸温和药配合，可以开腠里，散寒结，引阳气由里达表，通行周身。甘草生用为使，解毒而调诸药。综观全方，补血与温阳并用，化痰与通络相伍，益精气，扶阳气，化寒凝，通经络，温阳补血与治本，化痰通络以治标。

3. 热毒炽盛型

症状：起病 1~2 周后，高热持续不退；患肢胖肿，疼痛剧烈，皮肤焮红灼热，内已酿脓；舌苔黄，脉洪数。

辨证：火毒炽盛，热盛肉腐。

治法：清热泻火，和营托毒。

处方：黄连解毒汤合仙方活命饮。黄连 9g、黄芩 6g、黄柏 6g、栀子 9g、金银花 15g、穿山甲 3g、皂角刺 10g、当归尾 10g、赤芍 10g、乳香 6g、没药 6g、天花粉 10g、陈皮 10g、防风 10g、浙贝母 10g、白芷 6g。

加减：便秘者，加生大黄、枳实；溲赤者，加萆薢、车前子。

分析：本证型多见于外感风热毒邪，邪毒进一步入里，里热炽盛，故见全身高热不退；热毒凝结于肌腠皮间，故见皮肤灼热焮红；毒邪入骨，故肢体胖肿，疼痛剧烈；舌苔黄，脉洪数，皆为火毒内盛之征象。

方中黄连、黄芩、黄柏、栀子清泻三焦火热，泻火解毒；金银花味甘性寒，清热解毒疗疮；当归尾、赤芍、乳香、没药、陈皮行气活血通络，消肿止痛；防风、白芷通滞散结，透邪外出；浙贝母、天花粉清热化痰散结，消未成之脓；穿山甲、皂角刺通经活络，透脓溃坚。诸药合用，共奏清热解毒、消肿溃坚、活血止痛之效。

4.脓毒蚀骨型

症状：溃后脓水淋漓不尽，久则形成窦道，患肢肌肉萎缩，可摸到粗大的骨骼，以探针检查常可触及粗糙朽骨；可伴乏力，神疲，头昏，心悸，低热等；舌苔薄，脉濡细。

辨证：气血不足，正虚邪恋。

治法：调补气血，清化余毒。

处方：托里消毒散加减。人参3g、川芎9g、当归9g、白芍9g、白术12g、金银花15g、茯苓10g、白芷9g、皂角刺10g、甘草3g、桔梗6g、黄芪10g。

加减：身热、口干、便秘者，加黄连、山栀子；患处皮色紫暗者，加延胡索、红花；脓出不畅者，加穿山甲、漏芦；呃逆嗳气者，加淡竹茹、半夏。

分析：疾病后期，机体正气不足，气血亏虚，无力祛邪外出，故见脓水淋漓不尽；气血不足，肌肉无以滋养，故患处皮肉不生，形成窦道，患肢肌肉萎缩；热毒未清，故见神疲、乏力、低热等。

本方中人参补脾益肺，大补元气，黄芪补气养血，托毒生肌；白芍养血敛阴，当归补血活血，与黄芪、人参相配，既能养血生血，又能排脓生肌；茯苓健脾利湿，金银花清热解毒，为治疮要药；白芷燥湿止痛，消肿排脓；川芎活血化瘀，为血中之气药，可通达气血；甘草清热解毒并调和诸药。如此则气血得调，扶正以祛邪外出。

（四）案例分析

参见第 163 页，经典案例。

（五）临证经验

传统医学在附骨疽的诊治过程中，应掌握以下几点。

1. 辨明阴阳

附骨疽阳证者，多见起病急骤，局部皮肤微红，灼热，胖肿骨胀，质地坚实，疼痛彻骨，骨骺端压痛明显，附近肌肉痉挛，关节屈曲，周身不适，寒热交作，口渴或恶心呕吐，大便秘结，小便黄，量少，舌质红，苔黄腻；脓成时，可见局部皮肤潮红，肿块明显，疼痛加剧，按之应指，身热不退；破溃后，脓液呈黄白色，质稠，色鲜，红肿疼痛得以缓解，体温下降，全身症状随之减轻，饮食，二便，舌脉渐趋正常，疮口肉芽红活鲜嫩，预后较良。

附骨疽阴证者，多见起病缓慢，酿脓期长久，初期皮色不变，轻微肿胀，时感冷痛，隐痛，得热痛减，经较长时间发展变化后肿胀明显，但肿势平塌，边界不清，质稍硬，或软如棉馒，疼痛仍不明显；直到脓成时，肿块皮肤暗红或青白而中央透红一点，时感灼热，夜痛明显或痛如锥刺，兼见体倦乏力，舌质淡或胖嫩，苔薄白或白腻，脉涩或沉迟；破溃后，脓水清稀，色白不泽或黑绿稀薄有臭味，日久未愈，可见疮口凹陷，形成窦道口，局部肌肉萎缩，全身消瘦，腰膝酸软，头晕耳鸣，面色时白，神疲乏力，食少便溏，小便清长，舌淡苔白，脉弱，病程长久，经年难愈，后期疼痛不明显。

2. 辨明虚实

此病本虚多因气血亏损、阴液不足，标实则责之湿毒、血瘀。疾病初期，气虚血瘀，湿毒客阻着骨，治当攻补兼施，内外同施，攻即祛邪，要清热解毒除湿，或温经散寒祛湿，补即扶正要益气活血健脾。根据辨证选方用药，湿热毒蕴者当清热利湿，行气通络；风寒湿盛者当温经散寒，除湿通络。初期得不到及时有效的治疗，病延日久，气血凝滞壅塞，湿毒愈甚，瘀血湿毒蕴结，又不得内消，伏热盛而化火，热盛肉腐而为脓。疾病后期湿毒蕴结日久，气虚血瘀日甚，正气耗伤，又使湿毒蕴结积聚加深。脓腐肌肤终将溃破，外溃脓出先稠后薄，继而脓水淋漓不尽，持续不断，久不收口。有的此溃愈后，彼处又发，多处复现，有的溃处生成漏管。外溃内染是正邪抗争之果，由于长时间的正邪激烈相搏，导致正邪共同衰落。久病正气亏虚，治当攻补兼施，侧重于补虚养阴，扶正培本，使正盛而邪衰。药以益气血、养阴液、健筋骨之品。久病经络不通，瘀血内生，还应适当投活血化瘀、行气止痛之品，方见奇效。翁氏中医皮肤科认为，此病应以扶正托毒为治疗原则，灵活运用祛湿、活血、通络之法。

3. 注重内外兼治，中西结合

外治应根据发展变化的不同阶段进行治疗。疾病初期，阳证外敷金黄膏，阴证外敷玉露膏，患肢可外用夹板固定，以减少疼痛，防止病理性骨折；成脓后应及时切开排脓引流；溃后可用药线蘸七三丹或二八丹引流；脓尽后外用生肌散。若有窦道形成，可将疮口扩大后，掺入白降丹，外用红油膏或冲和膏盖贴。

此病还应注重中西医结合治疗。现代医学认为，化脓性骨髓炎多系骨、骨膜、骨髓整个骨组织的炎症。病原菌多为金黄色葡萄球菌，溶血性链球菌次之。故临床上，应及早联合足量应用有效抗生素治疗，或根据血培养或病变部位穿刺液细菌培养加药敏试验结果选择抗生素治疗。此外，可根据病情选用切开引流术或骨开窗术、病灶清除术、病变骨切除术、病灶清除后带蒂肌瓣填充腔术及截肢术等。

（六）零金碎玉

翁氏中医皮肤科认为，湿毒是此病关键病机，故临证中，祛湿为第一要务。此外，病久经络不通，气血失调，瘀血内阻，故疾病后期活血化瘀通络也十分重要。以下是治疗本病时常用对药的临床经验及特点。

1. 独活、桑寄生

（1）单味功用：独活，性温，味辛、苦，归肾、膀胱经。具有祛风胜湿、通痹止痛之效。桑寄生，性平，味苦、甘，归肝、肾经。具有补益肝肾、祛风通络、养血安胎之效。

（2）伍用经验：独活、桑寄生二药都有祛风湿、通络止痛之功。唯独活偏于祛在里在下之伏风，桑寄生偏于养肝肾，润筋脉。独活辛温苦燥配以养血柔润的桑寄生，苦燥柔润，相辅为用，可杜其辛燥之弊。二药为《千金方》中独活寄生汤的主要配伍。凡风湿痹证，日久见肝肾不足、筋脉失养、腰胯酸痛、无力等皆为常用之配伍。

2. 杜仲、牛膝

（1）单味功用：杜仲，性温，味甘，归肝、肾经。具有补肝肾、强筋骨，安胎之功。牛膝，性平，味苦酸，归肝、肾经。具有活血通络、舒筋利痹之功。

（2）伍用经验：杜仲、牛膝皆有补益肝肾之功，均能强筋骨而助腰膝。杜仲主下部之气分，长于补益肾气；牛膝主下部之血分，偏于益血通脉。二者配伍，相须为用，协同增强补肝肾及强筋骨之药力。治疗肝肾不足所致腰腿疼痛及两足无力等证。

3. 人参、黄芪

（1）单味功用：人参，性平，味甘、苦，归肺、脾、心经。具有大补元气、补脾益肺、益气生津、安神益智之功效。黄芪，性微温，味甘，归肺、脾经。具有健脾补中、升阳举陷、益卫固表、利尿、托毒生肌之功效。

（2）伍用经验：人参味甘微苦，微温不燥，性禀中和，善补脾肺之气，脾为气血生化之源，肺主一身之气，脾肺气旺，一身之气皆旺，故为大补元气之药；且可益气生津、益气生血，气血津液充足，则口渴可止，精神可安，故有益气生津，安神益智之功，为治虚劳内伤第一品。黄芪，甘温入脾肺。甘补中土，温养脾胃，且补脾益气之中而具升发之性，亦能益气生血、活血、摄血，益气生津，益气助阳，益气除热，凡中土不振、脾胃虚弱、清气下陷、气虚发热，以及气虚失血、气虚血滞偏枯、津亏消渴者最宜；又脾胃气虚，肺气先绝，脾胃和缓，则肺气旺而肌表固实，故能益卫固表止汗，而治表虚自汗证；脾主肌肉，补脾益气，气血充足，而能托疮生肌，则为治气血不足之疮痈内陷，脓成不溃，溃后不敛的圣药。二药相伍，互相促进，补气之力更强，适用于疾病后期，正虚邪恋阶段，达到补益正气、托毒外出之功效。

第四节 瘰疬

（一）疾病认识

瘰疬是一种发生于颈项部，其结核成串，累累如贯珠状的一种慢性化脓性疾病。其临床特点是皮损初起结核如豆，皮色不变，无明显痒痛，逐渐增大，融合成串，成脓时皮色暗红，溃后脓水清稀，夹有败絮状物质，此愈彼溃，经久难愈，形成窦道，愈合后可见凹陷性瘢痕。常见于体弱儿童或青年女性，多发于颈部及耳后。相当于现代医学的颈部淋巴结结核。

中医古籍称本病为疬子颈、老鼠疮、疬串、鼠疬、马刀疮、马刀侠瘿等。《外科精义》中描述："有风毒、热毒、气毒之异，瘰疬、结核、寒热之殊。其本皆由恚怒气逆，忧思过甚，风热邪气内搏于肝。盖怒伤肝，肝主筋，故令筋蓄结而肿，其候多生于颈腋之间，结聚成核。初如豆粒，后若梅李核，累累相连，大小无定。"《外科正宗》也提到："瘰疬者，饮食冷热不调，饥饱喜怒不常，多致脾气不能传运，遂成痰结。"说明情志不畅、饮食不调，可致脾虚失运，痰湿内生，结于颈项而发病。病久则痰湿化热，或肝郁化火，下烁肾阴，热盛肉腐成脓；或溃后脓水淋漓，耗伤气血，虚损难愈。此外，《外台秘要》曰："肝肾虚热则生疬。"《外科证治全书》亦云："肝肾虚损，气结痰凝而成。"可见肺肾阴亏，亦可致阴虚火旺，肺津不能输布，灼津为痰，痰火凝结于颈项而成。如《红炉点雪》载："夫痨者劳也，以劳伤精气血液，遂致阳盛阴亏，火炎痰聚。"

总之，此病病程中可见本虚标实、虚实夹杂之复杂表现，本虚多责之肝郁脾虚、肾阴亏虚，标实多为痰瘀凝结。病变核心在于本虚标实、初病多实，渐为虚实夹杂、久病多虚，故临证需多加辨别。

（二）辨证思路

瘰疬的产生是内外因共同作用的结果，本虚源自肝郁及脾肾不足，标实源自痰浊结块。病变核心在于本虚标实，初病多实，渐为虚实夹杂，久病多虚。在这其中，肝郁、脾肾两虚是其根本，外感邪毒浸淫是其诱因，痰浊结块是其标象。翁氏中医皮肤科认为此病总以扶正祛邪为治疗大法，常用疏肝解郁、健脾化痰、滋补肾阴及补益气血等法。然临证之际，病症多虚实夹杂，单一证型者少，常数个证型相兼为病，应谨遵病机之所在，明辨邪之所成，数证合参，多法联用，多方相合，虚实同治，攻补兼施，共奏祛病防变之功。

（三）治疗方案

1. 气滞痰凝型

症状：多见于本病初期，颈部肿块坚实；无明显全身症状；苔黄腻，脉弦滑。

辨证：肝郁气滞，痰湿凝结。

治法：疏肝理气，化痰散结。

处方：逍遥散合二陈汤加减。柴胡 15g、白芍 12g、当归 12g、白术 12g、茯苓 12g、炙甘草 3g、生姜 6g、薄荷 6g、陈皮 12g、半夏 12g。

加减：肝火偏盛者，加黄芩、栀子；脓成者，加生黄芪、皂角刺、穿山甲。

分析：肝主疏泄，若情志抑郁，日久则气机疏泄失常，肝气郁结，郁久化火，肝气乘脾，脾失健运，痰湿内生，痰火互结，酝酿成核，则见颈项部肿块坚实；舌苔黄腻，脉弦滑亦为痰湿内盛之象。

方中柴胡疏肝解郁；当归、白芍养血柔肝；白术、甘草、茯苓健脾养心；薄荷助柴胡以散肝郁；半夏能燥湿化痰，且又和胃降逆，陈皮，既可理气行滞，又能燥湿化痰，二者相伍，相辅相成，增强燥湿化痰之力，体现治痰先理气，气顺则痰消之意；煨生姜温胃和中，并能解半夏之毒。诸药合用，可肝脾同治，达到疏肝理气，脾胃得健，化痰散结的效果。

2. 阴虚火旺型

症状：核块逐渐增大，皮核相连，皮色转暗红；伴见午后潮热、夜间盗汗等；舌质红，苔少，脉细数。

辨证：阴液亏虚，虚火内炎。

治法：滋阴降火。

处方：知柏地黄丸加减。熟地黄 15g、山茱萸 15g、山药 15g、泽泻 15g、茯苓 15g、牡丹皮 15g、知母 10g、黄柏 10g。

加减：咳嗽者，加川贝母、海蛤壳。

分析：痰核未消，则见颈部肿块逐渐增大；长期情志不畅，肝郁气结，气滞化火，下烁肾阴，阴液亏虚，虚火内炎，则见午后潮热、夜间盗汗等；舌红，苔少，脉细数均为阴虚之象。

本方是由六味地黄丸加知母、黄柏而成。方中重用熟地黄为君药，滋阴补肾，益精填髓；臣以山茱萸、山药补肾固精，益气养阴，而助熟地黄补肾阴；知母甘寒质润，清虚热，滋肾阴；黄柏苦寒，泻虚火，坚真阴，配合熟地黄以滋阴降火；佐以茯苓健脾渗湿，泽泻利水清热，丹皮清泻肝肾，三药合用，使补中有泻，补而不腻。诸药配合，共奏滋阴降火之功。

3. 气血两虚型

症状：溃后脓液清稀，夹有败絮样物；伴见形体消瘦、精神倦怠、面色无华等证；舌质淡，苔薄，脉细。

辨证：气血不足，正气亏虚。

治法：益气养血。

处方：香贝养荣汤加减。香附 10g、浙贝母 10g、人参 6g、茯苓 10g、陈皮 10g、熟地黄 10g、川芎 10g、当归 10g、白芍 10g、白术 10g、桔梗 6g、甘草 3g、生姜 6g、大枣 6g。

分析：久病正气不足，气血亏虚，无力祛邪，则见脓出清稀；气血不足，无以运化全身，故见形体消瘦，精神倦怠，面色少华；舌质淡苔薄，脉细皆为气血不足之象。

方中人参、白术、茯苓、甘草为四君子汤，以之补气；熟地黄、当归、白芍、川芎为四物汤，以之养血，气血两补，匡扶正气；辅以桔梗、茯苓、浙贝母化痰凝，散积滞；此方所主之证，为气血瘀积于肝经，故佐以香附、陈皮行厥阴之气，通调三焦，除滞消肿；生姜、大枣调和脾胃，以助生化气血之用，脾运既健，痰湿化生无源。全方补中寓攻，补为攻设，攻补兼施。

（四）案例分析

陈某某，男，65岁。初诊：1964年4月7日。

主诉：颈部右侧有3个龙眼大肿块疼痛而后破溃，治疗年余未愈。辰下症见：伤口周围皮肤呈暗红色，脓水稀薄，形体消瘦，精神不振，二便正常，舌质红，苔薄白，脉沉细。

西医诊断：颈部淋巴结结核。

中医诊断：瘰疬

辨证：阴液亏虚，痰瘀凝结。

治法：清热滋阴，化痰散结。

处方：消瘰丸加味。煅牡蛎（先煎）30g、生黄芪15g、三棱10g、莪术10g、血竭3g、乳香10g、没药10g、玄参10g、浙贝母10g、山油麻根30g、鸡骨癀15g。

水煎服。每日1剂，早晚分服，连服7剂。外用白降丹黑膏药外敷，换药每日1次。

二诊：患者局部皮肤暗红色改善，脓液较前黏稠，纳可，二便调。舌质淡红，苔少，脉沉细。效不更方，照前方去乳香、没药，加太子参15g、麦冬15g、五味子10g。每日1剂，水煎服，早晚分服，再服20剂。外用药同前。

三诊：伤口红肿消退，脓液排净，疲劳感消除，体重略有增加。照前方去三棱、莪术、山油麻根、鸡骨癀，再服30剂。外用药改生肌散黑膏药外敷，每日换药 1 次。3 个月后患者复诊，颈部皮损已完全消退，伤口已愈合。

案例点评：本案例为老年男性患者，证因肝肾阴亏，虚火内动，灼津为痰，痰火郁结所致。治宜清热滋阴，化痰散结。方中玄参滋阴清热，消散瘰疬、痰核；浙贝母化痰散结；生牡蛎益阴潜阳，消痰软坚；三棱、莪术、乳香、没药、血竭行气破血，活血散结；山油麻根清热解毒，散结止痒；鸡骨癀清热解毒，散瘀化结。诸药合用，共奏清热化痰、软坚散结之功效。

（五）临证经验

瘰疬病位多在于颈项、腋部，可累及肝、脾、肺、心、肾等。其致病不外乎于郁、毒、痰、瘀、虚，其中痰与瘀作为主要病因贯穿始末。痰作为病机可概括为诸饮稠厚，麻木呆眩，皆属于痰；诸核漫肿，积渣败絮，皆属于痰；诸体肥湿，癫狂扰神，皆属于痰；瘀血病机可概括为诸血凝结，青紫刺痛，皆属于瘀；诸面黧黑，肌肤甲错，皆属于瘀；诸块坚实，固定不移，皆属于瘀。本病以脏腑功能失调为本，以痰浊凝滞为标。综合分析，痰与瘀均是脏腑功能失调、气血津液代谢失常的病理产物，其既是病因又能形成新的痰、瘀，导致新的病理变化，产生继发溃疡，甚至窦道形成。临床上，痰与瘀相兼致病，互为因果。痰、瘀致病特点为易聚性。起病缓慢，结核肿块，质地如馒，或坚硬难消；此愈彼溃，此消彼长；痰性流动，变化无端。痰有寒、热、燥、湿、火、气、食、酒，从化则生寒痰、热痰、湿痰、燥痰、痰火、气痰、食痰、酒痰等。遇瘀必加重为痰瘀互结。痰性黏滞重浊，易阻碍气机，使气血凝滞，故致病广泛，病势缠绵，溃后脓水淋漓不尽，病程较长。迁延难愈，易复发。故在瘰疬发生发展全程中，化痰散结，活血祛瘀尤为重要。可适当加入陈皮、半夏、浙贝母、桃仁、红花、乳香、没药之品，方能取得良效。

（六）零金碎玉

翁氏中医皮肤科认为，此病总以扶正祛邪为治疗大法，常用疏肝解郁、健脾化痰、滋补肾阴及补益气血等法。以下是治疗本病时常用对药的临床经验及特点。

1. 半夏、陈皮

（1）单味功用：半夏，性温，味辛，有毒，具有燥湿化痰、降逆止呕、消痞散结之功效。陈皮，性温，味辛苦，具有理气健脾、燥湿化痰之功效。

（2）伍用经验：半夏、陈皮二药均有燥湿化痰功效，适用于一切痰凝阻结之证。半夏辛温而燥，功善燥湿化痰、和胃降逆，为痰湿阻滞、胸闷、呕吐之常用药物。陈皮辛苦而温，长于理气健脾、燥湿化痰，为脾胃气滞、胸脘痞满及痰湿壅滞、咳嗽痰多等的常用之品。二者伍用，相使相助，半夏得陈皮之助则气顺痰消，化痰湿之力增强；陈皮得半夏之辅，则痰除而气自下，理气和胃之功更著。二者相使相助，共奏燥湿化痰、健脾和胃、理气止呕之功。

2. 夏枯草、薄荷

（1）单味功用：夏枯草，性寒，味辛、苦，归肝、胆经。具有清火散结、养肝明目之功效。薄荷，性凉，味辛，归肺、肝经。具有疏散风热、清利头目、利咽、解表、透疹、疏肝行气之功效。

（2）伍用经验：薄荷舒肝解郁，夏枯草清泻肝火，相配有泻热散结作用，可用于肝火目赤肿痛、瘰疬。

3. 桃仁、红花

（1）单味功用：桃仁，性平，味苦、甘，归心、肝、大肠经。具有活血祛瘀、润肠通便、止咳平喘之功效。红花，性温，味辛，归心、肝经。具有活血通经、祛瘀止痛之功效。

（2）伍用经验：桃仁苦平质润，"苦以泻滞血""体润能润肠燥"，有活血祛瘀、润肠通便之功；且味苦性降，入肺则降气止咳；凡瘀血诸证皆可用，尤善治局部有形瘀血，亦治肠燥便秘及咳嗽喘促。红花辛散温通，长于活血通经，祛瘀止痛，适用于各种瘀血阻滞之证，为内外妇伤各种活血方中常用之品；小剂量则活血通经，大剂量破血逐瘀、催生下胎；亦可借其活血之力，治斑疹色不红活，因于血滞者。二药相须为用，一升一降，一散一收，活血祛瘀之力倍增，并有活血生新、消肿止痛之功，且作用范围扩大，入心可散血中之滞，入肝可理血中之壅，临床广泛应用于一切瘀血阻滞之病症。二者相伍，互相配合，适用于瘰疬后期，气滞血瘀，能达到行气活血，化瘀散结之效。

第五节 乳痈

（一）疾病认识

乳痈是发生在乳房部最常见的急性化脓性疾病。其临床特点是乳房结块，红肿热痛，溃后脓出稠厚，伴恶寒发热等全身症状。好发于产后 1 个月以内的哺乳妇女，尤以初产妇最为多见。相当于现代医学的急性化脓性乳腺炎。

中医古籍称本病为妒乳、吹乳、乳毒等，或视发病时期称为外吹乳痈、内吹乳痈、不乳儿乳痈等。传统医学认为，乳汁瘀积，肝郁胃热，感受外邪是其发病因素。乳汁瘀积是最为主要的原因。如《太平圣惠方》言："妇人乳汁不出，内结肿，名乳毒。"又如《圣济总录》云："新产之人，乳脉正行，若不自乳儿，乳汁蓄结，气血蕴结，即为乳痈。"说明初产妇未能及时哺乳，或哺乳方法不当，或乳汁多而少饮，均可导致乳汁不能及时外泻，再加上排乳不充分，引起乳汁郁积，乳络阻塞结块，与气血相搏，郁久化热，热盛肉腐，化脓成痈。肝郁胃热也是本病另一重要原因。《丹溪治法心要》："乳房阳明所经，乳头厥阴所属，乳子之母，或厚味，或忿怒，以致气不流行，而窍不得通，汁不得出，阳明之血，热而化脓。"可见情志不畅，忧思郁怒，肝气郁结，厥阴之气失于疏泄，乳窍不通；或因产后饮食不节，喜食辛辣厚味，脾胃运化失司，阳明胃热壅滞，均可使乳络闭阻不畅。肝胃损伤，毒邪聚于乳间，壅结发热，气血不通，乳汁蕴结，郁而化热，热盛成脓，形成乳痈。《疡科心得集》提及："夫乳痈之生也，有因乳儿之时，偶尔贪睡，儿以口气吹之，使乳内之气闭塞不通，以致作痛，因循失治而成者。"说明产妇产后体虚，可因露胸哺乳外感风毒，或因乳儿含乳而睡，口中热毒之气侵入乳孔，而致乳络郁滞不通，化热成痈。总之，此病内在多因情志不畅，肝气郁结或脾胃气滞，郁而化热；外在多因乳头破损或产后体虚，外感风毒之邪入络。内外相合促使乳络闭阻不畅，气血瘀滞，化热酿毒以致肉腐成脓。

（二）辨证思路

乳痈的发病，外因乳头破损，风毒之邪入络；内因肝郁与胃热相互影响，引起乳汁郁积，乳络阻塞，气血瘀滞，化热酿毒以致肉腐成脓。翁氏中医皮肤科认为，乳汁蓄积、乳络闭阻、气血壅滞、乳窍不通为其发生根源。因此在治疗上贵在于通，"通络下乳"是乳痈治疗的基本法则。临证中，乳痈多为急性暴症，临床辨证为阳证、热证、实证，故疏通乳络、疏肝活血、清热通腑是其治疗大法。

（三）治疗方案

1. 气滞热壅型

症状：乳汁郁积结块，皮色不变或微红，肿胀疼痛；伴见恶寒发热，周身酸楚，口渴，便秘等；苔薄，脉数。

辨证：肝胃气滞，郁久化热。

治法：疏肝清胃，通乳消肿。

处方：瓜蒌牛蒡汤加减。瓜蒌12g、牛蒡子12g、天花粉12g、黄芩12g、陈皮6g、生栀子12g、连翘12g、皂角刺12g、金银花12g、生甘草3g、青皮6g、柴胡6g。

加减：乳汁壅滞者，加鹿角霜、漏芦、王不留行、路路通等；恶露未净者，加当归尾、益母草等。

分析：乳头属肝，乳房属胃，乳痈是由于肝郁气滞、疏泄失职，脾胃失和，胃热壅滞，致使经络阻隔，营气不和而发病。肝失疏泄，营卫不和，则见恶寒发热，周身酸楚。

本方具有清阳明胃热、疏厥阴之气的功效。方中全瓜蒌、牛蒡子清热解毒、散结消肿；柴胡、青皮、陈皮疏肝理气、化痰解郁；金银花、连翘、生栀子、黄芩、甘草清热解毒消肿；皂角刺托毒排脓、活血消肿。全方共奏清热解毒、理气消肿之功。

2. 热毒炽盛型

症状：乳房疼痛较前加重，局部皮肤焮红灼热，肿块变软，按之有应指感，说明乳痈酿脓已成；或溃后脓出不畅，红肿热痛未消，身热不退，有"传囊"现象；舌红，苔黄腻，脉洪数。

辨证：热毒蕴结，酿热成脓。

治法：清热解毒，托里透脓。

处方：透脓散加减。当归 9g、生黄芪 12g、炒山甲 3g、川芎 9g、皂角刺 9g。

加减：热盛者，加生石膏、知母等。

分析：本证型多因肝郁气滞，肝气乘脾，脾失健运，痰湿内生，肝郁脾虚则致痰火相合，凝结成核，热盛肉腐成痈；乳头属肝，乳房属胃，故肿块多发于乳房部；郁久里热炽盛，则见身热不退，红肿热痛。

方中生黄芪益气托毒，鼓动血行，为疮家圣药，生用能益气托毒，炙用则能补元气而无托毒之力，且有助火益毒之弊，故本方黄芪必须生用、重用。当归和血补血，除积血内塞，川芎活血补血，养新血而破积宿血，畅血中之元气，二者常合用活血和营。穿山甲气腥而窜，无处不至，贯经络而搜风，并能治癥瘕积聚与周身麻痹。皂角刺搜风化痰，引药上行，与穿山甲共助黄芪消散穿透，直达病所，软坚溃脓，以达消散脉络中之积、祛除陈腐之气之功。

3. 正虚毒恋型

症状：溃后乳房肿痛虽较前减轻，但疮口仍脓水不断，脓汁清稀，愈合缓慢或形成乳漏；伴见全身乏力，面色少华，或低热不退，饮食减少；舌淡，苔薄，脉弱无力。

辨证：邪毒未尽，正气亏虚。

治法：补益气血，托里解毒。

处方：托里消毒散加减。人参 3g、川芎 12g、当归 9g、白芍 9g、白术 12g、金银花 15g、茯苓 10g、白芷 9g、皂角刺 10g、甘草 3g、桔梗 6g、黄芪 10g。

加减：漏乳者，加山楂、麦芽等。

分析：疾病后期，机体正气不足，气血亏虚，无力祛邪外出，故见脓水淋漓不尽，脓液清稀；气血不足，肌肉无以滋养，故疮口愈合缓慢，新肉不生，腐肉不去，或形成乳漏；热毒未清，故见低热不退，气血不足，生化无源，故全身乏力，面色少华，舌淡苔薄，脉弱无力皆提示机体气血亏虚。

本方中人参补脾益肺，大补元气，黄芪补气养血，托毒生肌；芍药养血敛阴，当归补血活血，与黄芪、人参相配，既能养血生血，又能排脓生肌；茯苓健脾利湿，金银花清热解毒，为治疮要药；白芷燥湿止痛，消肿排脓；川芎活血化瘀，为血中之气药，可通达气血；甘草清热解毒，并调和诸药。如此则气血得调，扶正以祛邪外出。

（四）临证经验

乳痈成因有肝郁胃热或夹风热毒邪侵袭，引起乳汁郁积，乳络闭阻，气血瘀滞，热盛肉腐而成脓。乳汁蓄积，乳络闭阻，气血壅滞，乳窍不通为其发生根源。因此，在治疗上贵在于通，"通络下乳"是乳痈治疗的基本法则。临证中，乳痈多为急性暴症，临床辨证为阳证、热证、实证，故内治时以疏通乳络、疏肝活血、清热通腑为主。

在乳痈的治疗上，外治同样重要。《外科大成》中有提到："未成形者消之，已成形者托之，内有脓者针之，以免遍溃诸囊为害，防损囊隔，致难收敛。"因此，根据成脓情况，可将乳痈分为三个期。乳痈初期，尚未成脓，此时以消为贵。乳汁郁积不出者，可通过推拿排乳法促进排出。操作前可先热敷患处乳房，用五指从乳房四周轻轻向乳头方向施以压力，按摩挤推，并轻揪乳头数次，直至将宿乳排出即可。皮损处红热明显者，也可用金黄散或玉露散，加冷开水或金银花露调敷；皮色微红或不红者，用冲和膏外敷。初期肿块未消,乳房肿块增大,局部红肿热痛呈持续性,查肿块变软、有波动感,挤压乳头可见脓液排出则说明肿块已化脓。脓肿早期,肿块不大者可借助火针针刺法,以热引热,引毒泻出,促进脓液排出及脓肿消散。如若进一步扩大,则需及时切开排脓。一般乳痈发病至切开排脓病程多在2周左右。切开排脓时,脓肿在乳房处宜在乳房作放射状切口;脓肿在乳晕部,宜在乳晕旁作弧形切口;脓肿在乳房后位者,宜在乳房下方皱褶部位作弧形切口。脓出溃后期,可用药线蘸白降丹或九一丹引流,外敷金黄膏。脓腔较大者可用纱布填塞,待脓净流出黄稠滋水,改用生肌散、红油膏或白玉膏盖贴。有袋脓或乳汁从疮口溢出者,可加用垫棉法。"传囊"者,若红肿疼痛明显,则按初起处理;若局部已成脓,则再一次辅助切口或拖线引流。

(五)零金碎玉

翁氏中医皮肤科认为,"通"是治疗乳痈的基本原则,乳痈多为急性暴症,临床辨证为阳证、热证、实证,故疏通乳络、疏肝活血、清热通腑是其治疗大法,临床多选用苦寒清热、疏经通乳之品。以下是治疗本病时常用对药的临床经验及特点。

1. 露蜂房、蒲公英

(1)单味功用:露蜂房,性平,味甘,归胃经。具有祛风止痛、攻毒杀虫的效果。蒲公英,性寒,味苦、甘,归脾、胃经。具有清热解毒、消肿散结的效果。

(2)伍用经验:蒲公英苦寒泻热散结,甘寒清热解毒,兼能疏郁散结,对痈肿疔疮、内服外用均有良效,尤善治乳痈;露蜂房以毒攻毒,祛风止痒。二药伍用,相得益彰,药力剧增,使清热解毒、散结消痈之功益强。

2. 漏芦、通草

(1)单味功用:漏芦,性寒,味苦,归胃、大肠经。具有清热解毒、消痈、通乳之功效。通草,性寒,味甘、淡,归肺、胃经。具有清热利水、通气下乳之功效。

　　（2）伍用经验：漏芦苦寒，清热凉血，功专泻实火且能解毒疗疮，并有通乳作用；通草甘淡渗泄，性寒而降，通气上达而行乳汁，引热下降而利小便。二药均能清热通乳。漏芦解毒消痈，通草通气利水，相配清热、解毒、通乳的功效更强，常用治妇人乳汁不下及乳痈等。

第六节　丹毒

（一）疾病认识

丹毒是患部皮肤突然发红成片、色如涂丹的急性感染性疾病。现代医学也称为丹毒。

中医古籍称本病为丹熛、丹胗、天火、丹疹肿毒等，或将发病部位称为内发丹毒、抱头火丹、流火、赤游丹毒等。传统医学认为，此病总由血热火毒为患。发于头面者，多挟风热；发于胸、腹、腰、胯部者，多挟肝脾郁火；发于下肢者，多挟湿热；发于新生儿者，多因胎火蕴毒、气血两燔所致。外感毒邪、局部皮肤真菌感染、外伤及疮疡病患者等，是发病的主要诱因。

素体血分有热，卫外不固，火热毒邪侵袭，相互搏结于肌肤则致全身不同部位发斑，其斑色红如涂丹、红肿热痛、发展迅速，如《诸病源候论》所述："丹者，人身体忽然焮赤，如丹涂之状，故谓之丹。或发手足，或发腹上，如手掌大，皆风热恶毒所为。"急性期发病时皮肤红斑、红肿热痛等局部症状及恶寒发热、便秘溲赤、舌质红、脉洪数或滑数等全身症状皆可归于热毒发斑范畴。丹毒初起外感风热毒邪袭于肌表，则见红斑发于头面部，起病突然，发展迅速，常见恶寒、发热、头痛等症状；肝脾郁结，内蕴化火，则红斑多见于胸、腹、腰、胯部，皮肤红肿蔓延，触之灼手，伴胸胁胀痛、口干口苦、急躁易怒等；毒热炽盛，气分热毒不泻，传至血分，从而形成气血两燔之势，则见壮热烦躁、神昏谵语等，甚则危及生命；湿热蕴毒亦是丹毒的重要病机之一，湿热瘀滞挟毒阻滞肌肤发而为斑，湿性重着，黏滞趋下，故多发于下肢，或见水疱、紫斑，甚至结毒化脓，反复发作，缠绵难愈。

总的来说，丹毒多以热证、阳证为主。治疗多以清热解毒之法。但也有少数患者一开始就表现为阴证，或因过服苦寒之品，或久热耗气伤阴者，临证还需细细辨别。

（二）辨证思路

丹毒与素体血分有热，外感天行邪热疫毒之气或风热湿邪，邪气搏结于血分，风火相结，化为火毒，侵袭肌肤而成。翁氏中医皮肤科认为，火毒及湿热是丹毒为患的关键病机。发于头面部者，多挟风热；发于胸、腹、腰、胯部者，多挟有肝脾湿火；发于下肢者，多挟湿热。因此，治疗以凉血清热、解毒化斑为原则，善用散风清火、清肝泻脾、利湿清热等法。

（三）治疗方案

1. 风热炽盛型

症状：发于头面部，皮肤焮红灼热，肿胀疼痛，眼胞肿胀难睁；伴恶寒，发热，头痛；舌质红，苔薄黄，脉浮数。

辨证：风热外受，化为火毒。

治法：疏风清热解毒。

处方：普济消毒饮加减。黄芩15g、黄连15g、陈皮6g、甘草3g、玄参6g、连翘6g、板蓝根6g、马勃6g、薄荷3g、白僵蚕6g、升麻6g、柴胡6g、桔梗6g。

加减：大便干结者，加生大黄、芒硝；咽痛者，加生地黄、玄参。

分析：本方证乃感受风热疫毒之邪，壅于上焦，发于头面所致。风热疫毒上攻头面，气血壅滞，乃致头面红肿热痛，甚则目不能开；初起风热时，毒侵袭肌表，卫阳被郁，正邪相争，故恶寒发热；舌苔黄燥，脉数有力均为里热炽盛之象。

方中重用黄连、黄芩清泻上焦热毒，为君药；连翘、薄荷、白僵蚕疏散上焦风热，为臣药；玄参、马勃、板蓝根、桔梗、甘草清利咽喉，并增强清热解毒作用，陈皮理气而疏通壅滞，使气血流通而有利于肿毒消散，共为佐药；升麻、柴胡升阳散火，疏散风热，使郁热疫毒之邪宣散透发，并协助诸药上达头面，共为使药。诸药合用，使疫毒得以清解，风热得以疏散。

2. 肝脾郁火型

症状：发于胸、腹、腰、胯部，皮肤红肿蔓延，摸之灼手，肿胀疼痛；伴口干口苦，胸胁胀痛，急躁易怒；舌红，苔黄，脉弦滑数。

辨证：肝脾郁热化火，里热炽盛。

治法：清热泻火解毒。

处方：龙胆泻肝汤加减。龙胆草 6g、黄芩 9g、栀子 9g、柴胡 9g、泽泻 12g、木通 9g、车前子 9g、当归 9g、生地黄 15g、甘草 3g。

加减：肝胆实火较盛者，可去木通、车前子，加黄连以助泻火之力；湿盛热轻者，可去黄芩、生地黄，加滑石、薏苡仁以增强利湿之功；玉茎生疮，或便毒悬痈，以及阴囊肿痛，红热甚者，可去柴胡，加连翘、黄连、大黄以泻火解毒。

分析：本方治证，是由肝胆实火、里热炽盛所致。肝脾郁热，故见循经之处皮肤红肿蔓延，摸之灼手，胸胁肿胀疼痛；肝郁化火，肝火上亢，则见口干口苦，急躁易怒；舌红，苔黄，脉弦滑数皆为里热炽盛见证。

方中龙胆草善泻肝胆之实火，并能清下焦之湿热为君，黄芩、栀子、柴胡苦寒泻火，车前子、木通、泽泻清利湿热，使湿热从小便而解，均为臣药；肝为藏血之脏，肝经有热则易伤阴血，故佐以生地黄、当归养血益阴；甘草调和诸药为使。配合成方，共奏泻肝胆实火、清肝经湿热之功。

3. 湿热毒蕴型

症状：发于下肢，局部红赤肿胀，灼热疼痛，或见水疱、紫斑，甚至结毒化脓或皮肤坏死，或反复发作，可形成大脚风；伴脘腹胀满，胃纳不香；舌红，苔黄腻，脉滑数。

辨证：湿热内蕴，化毒下注。

治法：利湿清热解毒。

处方：五神汤合萆薢渗湿汤加减。萆薢 30g、黄柏 10g、赤芍 10g、薏苡仁 30g、牡丹皮 10g、泽泻 10g、滑石 10g、通草 6g、金银花 15g、紫花地丁

10g、茯苓 10g、车前子 6g、牛膝 6g。

加减：肿胀甚者，或形成大脚风者，加防己、赤小豆、丝瓜络、鸡血藤等。

分析：湿热下注，复感外邪，湿热毒邪瘀结于下肢，郁阻肌肤，经络阻塞，故局部红赤肿胀、灼热疼痛，或见水疱、紫斑；热毒炽盛，腐化肌肉，故甚者可至结毒化脓、肌肤坏死；湿邪中阻，故见胃纳不香；舌红、苔黄腻、脉滑数为湿热蕴结之象。湿性黏滞，与热胶结，故易反复发作。

方中萆薢利水祛湿，分清化浊；黄柏清热利湿，解毒疗疮；泽泻渗湿泻热；薏苡仁利水渗湿；赤茯苓分利湿热；滑石利水通泻；牡丹皮清热凉血，活血化瘀，清膀胱湿热，泻肾经相火，辅助萆薢使下焦湿热从小便排出；通草清热滑窍，通利小便，使湿热随小便而出；金银花、紫花地丁清热解毒，凉血消痈；茯苓健脾益气，利水渗湿；车前子利水渗湿，清利下焦湿热；川牛膝活血祛瘀，利尿通淋，又能导热下泻，引血下行。诸药合用，共奏导湿下行、利水清热之功。热邪得散，湿热得清，经络通畅，肿毒自消。

4. 血分热毒型

症状：发于新生儿或发斑初期气分热盛未解，传入血分者，局部红肿灼热；伴壮热烦躁，甚则神昏谵语；舌质绛红少津，脉细数。

辨证：血分热毒，气血两燔。

治法：凉血清热解毒。

处方：犀角地黄汤合黄连解毒汤加减。水牛角 30g、生地黄 12g、牡丹皮 12g、赤芍 15g、黄连 9g、黄芩 6g、黄柏 6g、栀子 9g。

加减：壮热烦躁，甚则神昏谵语者，加安宫牛黄丸或紫雪丹；舌绛少津者，加玄参、麦冬、石斛等。

分析：本方治证为温热病的极盛阶段，为温热毒邪，充斥内外，壅盛气分、血分之气血两燔证。其热毒较重，重在阳明，且有内陷心包和引动肝风之势，病情较为复杂。胎火蕴毒，与气血搏结，故见局部皮肤红肿灼热；火毒入于心包，心神受扰，故可伴壮热烦躁，甚则神昏谵语。

方中黄连、黄芩、黄柏、栀子苦寒，清泻三焦火热毒邪，旨在清热泻火解毒；水牛角、生地黄、牡丹皮、赤芍清热解毒、凉血救阴。两方相合，共奏清热凉血解毒之功。

（四）案例分析

参见第 135 页，病案二。

（五）临证经验

丹毒与素体血分有热，外感天行邪热疫毒之气或风热湿邪，邪气搏结于血分，风火相结，化为火毒，侵袭肌肤而成。总的来说，丹毒多以热证、阳证为主。治疗多以清热解毒之法。发于头面部的丹毒，常以风热毒邪为主，表现为头面部突然发起红斑，起病急骤，发展迅速，常伴见恶寒、发热、头痛等，故治宜散风清火，常用荆芥、防风、升麻、桔梗、金银花、连翘等；发于胸、腹、腰、胯部的丹毒，常以肝胆湿火为主导，肝脾郁结，内蕴化火，因而红斑多见于胸、腹、腰、胯部，皮肤红肿蔓延，触之灼手，伴胸胁胀痛、口干口苦、急躁易怒等，治宜清肝泻脾，清泻肝脾郁火，常用柴胡、郁金、香附、木香、川楝子等；发于下肢的丹毒在临床上最为常见，常因足部真菌感染或足部有破溃伤口引发，病多挟湿热，湿气黏滞，故病情常反复迁延，绵绵不愈。湿热下注者，治宜利湿清热，同时注重益气健脾，常用牛膝、土茯苓、黄柏、萆薢、车前子、泽泻、丹参等。

（六）零金碎玉

翁氏中医皮肤科认为，火毒及湿热是丹毒为患的关键病机。发于头面部者，多挟风热；发于胸、腹、腰、胯部者，多挟有肝脾湿火；发于下肢者，多挟湿热。因此，治疗以凉血清热、解毒化斑为原则。善用散风清火、清肝泻脾、利湿清热等法。以下是治疗本病时常用对药的临床经验及特点。

1. 水牛角、生地黄

（1）单味功用：水牛角，性寒，味苦、咸，归心、肝、胃经。具有清热凉血解毒之功。生地黄，性寒、味甘、苦，归心、肝、肾经。具有滋阴清热、养血润燥、凉血止血、生津止渴之功。

（2）伍用经验：水牛角清热凉血解毒；生地黄滋阴凉血泻火。二药伍用，相得益彰，清热凉血、泻火解毒之力益增。

2. 赤芍、牡丹皮

（1）单用功用：赤芍，性微寒，味苦，归肝经。清热凉血，散瘀止痛。牡丹皮，性微寒、味辛、苦，归心、肝、肾经。清热凉血，活血化瘀。

（2）伍用经验：赤芍与牡丹皮均味苦性寒，皆主入肝经，均具有清热凉血止血、活血散瘀止痛之功效。二者相比，赤芍清热凉血作用较弱，但活血祛瘀之力较强，善于散瘀止痛，长于治疗血瘀经闭及其他瘀血疼痛诸证；牡丹皮清热凉血作用较强，既能清血分实热，又善除阴分虚热，而治温病后期，邪伏阴分，夜热早凉，骨蒸无汗者，实为治疗无汗骨蒸之佳品。二者相合，相辅相成，清热凉血，活血散瘀之功效倍增。

3. 蜈蚣、全蝎

（1）单味功用：全蝎，性平，味辛，有毒，归肝经。具有息风止痉、攻毒散结、通络止痛之功效。蜈蚣，性温，味辛，有毒，归肝经，具有息风止痉、攻毒散结、通络止痛之功效。

（2）伍用经验：全蝎与蜈蚣均有毒，归肝经。味辛能行，虫类走窜，有毒力猛，专入肝经，长于平息肝风止痉挛，通利经络止疼痛，兼可以毒攻毒，辛散消肿以散结消痈。二者配伍，搜风攻毒散结，行气活血化瘀，通利经络止痛，适用于丹毒日久不愈，血脉不通，气滞血瘀者。

第七节 带状疱疹

（一）疾病认识

带状疱疹是一种皮肤上出现成簇水疱，多呈带状分布，痛如火燎的急性疱疹性皮肤病。属于传统医学蛇串疮、缠腰火丹等范畴，其临床特点是皮肤上出现红斑、水疱或丘疱疹，累累如串珠，排列成带状，沿一侧周围神经分布区出现，局部刺痛症状明显。好发于成年人，老年人病情尤重。多数患者愈后极少复发，极少数患者可多次发病。其病因病机多因情志内伤，肝郁化火，或因饮食劳倦，脾胃失健，湿热内生，致使经络郁阻，外攻皮肤所致。年老体弱者常因血虚肝旺，湿热毒蕴，导致气血凝滞，经络阻塞不通，致使疼痛剧烈，病程迁延。总之，此病初期以湿热火毒为主，后期是正虚血瘀兼夹湿邪为患。

现代医学认为带状疱疹是由水痘－带状疱疹病毒所致的急性皮肤黏膜感染性疾病。水痘－带状疱疹病毒具有亲神经性，感染后沿着感觉神经逆行至三叉神经节细胞潜伏下来。在一定条件下，如感冒、外伤、免疫缺陷等，病毒被激活，通过感觉神经元细胞下行至皮肤黏膜，造成感染发作。本病传染性很小，带状疱疹患者不能直接传播带状疱疹病毒，但能在易感人群中造成水痘流行。其传播途径仍为皮肤－空气－呼吸道。

（二）辨证思路

带状疱疹发病初期其皮损特点为带状的红色斑丘疹，继而出现粟米至黄豆大小成簇的水疱，累累如串珠，排列成带状，疱群之间间隔正常皮肤，其疱壁紧张发亮，疱液澄清，灼热疼痛，此时多为湿热火毒蕴积肌肤所致，治疗应以清热利湿为主，辅以行气止痛。待红斑皮疹消退但仍隐痛或刺痛不休者，放射到附近部位，疱壁松弛，疱液变混浊，而后形成干痂，多因气血瘀滞，经络阻塞不通，不通则痛，或是久病耗伤阴液，皮肤失于濡养，不荣则痛。治疗以活血、通络、止痛为主。

翁丽丽临床治疗带状疱疹，重点是进行辨证施治，根据本病的典型皮损红斑、丘疹、丘疱疹、水疱等，以及最主要自觉症状疼痛，分析导致该疾病的病邪为湿、热、火、毒、瘀。感受风、寒、湿、热、毒邪及气血凝滞是带状疱疹发病的两大致病因素。翁丽丽认为"凝滞"更为关键，它基本贯穿了疾病始终，而且在老年体弱患者后遗神经痛中体现更为充分。如《临证指南医案》所说："虚实寒热，稍有留邪，皆能致痛。"因此，在治疗用药上多选用萆薢、薏苡仁、茯苓清热利湿，板蓝根、黄芩清热解毒、柴胡、白芍理气疏肝，延胡索、川楝子、全蝎通络止痛，同时可配合抗病毒、营养神经及止痛的西药治疗，常能缩短病程、减轻疼痛，收到满意的疗效。

（三）治疗方案

1. 肝经郁热型

症状：皮疹鲜红，灼热刺痛，疱壁紧张，周围红晕明显，常分布于胸胁、腰背等部，呈单侧性沿神经行走方向分布；常伴有口苦咽干，心烦易怒，小便黄，大便干燥；舌质红，苔薄黄或黄厚，脉弦数。

辨证：肝经郁热，久而化火，外溢肌肤。

治法：清肝泻火，解毒止痛。

处方：龙胆泻肝汤加减。龙胆草 6g、黄芩 10g、栀子 10g、生地黄 10g、柴胡 10g、白芍 10g、板蓝根 15g、薏苡仁 30g、木通 6g、泽泻 10g、车前子 15g、甘草 6g。

加减：发于头面者，加牛蒡子、野菊花；伴有感染发热者，加生石膏、金银花；有血疱者，加水牛角、牡丹皮；疼痛明显者，加延胡索、川楝子、醋乳香、醋没药；大便干结者，加大黄；痛甚，彻夜难眠者，加首乌藤、珍珠母。

分析：此型见于大多数发病初期者，以皮疹红肿热痛为主要表现。方中龙胆草善泻肝胆之实火，并能清下焦之湿热；黄芩、栀子、柴胡苦寒泻火；车前子、木通、泽泻、薏苡仁清利湿热，使湿热从小便而解；板蓝根清热解毒；肝为藏血之脏，肝经有热则易伤阴血，故佐以生地黄、白芍、当归养血益阴；甘草调和诸药。

2. 脾虚湿热型

症状：皮损色淡，疼痛不明显，疱壁松弛、口不渴、食少腹胀、大便时溏，舌淡体胖，苔白或腻，脉滑或沉缓。

辨证：脾虚湿蕴，复感毒邪，化热化火，湿热毒邪蕴积肌肤。

治法：健脾化湿，解毒止痛。

处方：除湿胃苓汤加减。厚朴10g、白术10g、苍术10g、猪苓10g、茯苓15g、泽泻10g、栀子6g、板蓝根15g、黄芩10g、白芍10g、柴胡10g、川楝子10g、延胡索10g、车前草10g。

加减：发于下半身者，加黄柏、牛膝；水疱大而多者，加土茯苓、草薢、车前草；疱疹消退，但局部疼痛不消者，兼肝郁者，合柴胡疏肝饮；食少腹胀者，加木香、神曲；老年患者气血虚弱者，加八珍汤等。

分析：方中白术、猪苓、茯苓、泽泻共奏健脾祛湿之功；苍术、厚朴健脾燥湿；黄芩、板蓝根、栀子清热除湿解毒；柴胡疏肝行气解郁；延胡索、川楝子行气活血止痛；车前草利小便，助清热利湿。

3. 气滞血瘀型

症状：皮损大多消退，水疱已干敛结痂，但局部疼痛不止，甚至放射至其他部位；伴心烦，夜寐不宁；舌质暗紫、有瘀点，苔白，脉弦细。

辨证：气滞血瘀，阻滞肌肤。

治法：理气活血，通络止痛。

处方：桃红四物汤加减。桃仁10g、红花6g、熟地黄10g、当归10g、赤芍10g、川芎10g、醋乳香10g、醋没药10g、川楝子10g、延胡索10g、甘草3g。

加减：疼痛明显者，加乳香、没药、延胡索、川楝子；心烦不寐者，加酸枣仁、珍珠母；年老体虚者，加黄芪、党参。

分析：此型多见于疾病后期，久病患者气血不畅，经络阻滞所致。方中以强劲的破血之品桃仁、红花为主，力主活血化瘀；以甘温之熟地黄、当归滋阴补肝，养血调经；芍药养血和营，以增补血之力；川芎活血行气，调畅气血，以助活血之功，使瘀血祛、新血生、气机畅，化瘀生新；又佐之乳香、没药、延胡索、川楝子行气解郁止痛；甘草调和诸药。

4. 外敷疗法

初起用玉露膏外敷，或双柏散、三黄洗剂、清凉乳剂（麻油加饱和石灰水上清液充分搅拌成乳状）外涂；或鲜马齿苋捣烂外敷。水疱破后，用四黄膏或青黛膏外涂；有坏死者，用九一丹换药。若水疱不破，可用三棱针或消毒针头挑破，使疱液流出，以减轻疼痛。

5. 针刺疗法

取穴内关、足三里、曲池、合谷、三阴交，针刺入后采用提插捻转，留针 20~30min，一般每日 1 次；局部火针、围刺或刺络拔罐止疼效果较好。

6. 刺络放血疗法

可祛除脉络瘀阻的病变，从而达到调和气血、疏通经络的作用。在针刺施术部位加拔罐放血，使瘀血从针刺口流出，即"给邪以出路"，使瘀血排出，经络得通，则疼痛可止；同时也可将针刺时产生的可能停留于皮损局部的血液及时排出，防止产生新的瘀血，从而促进疼痛的缓解。

（四）典型案例

李某，女，65 岁。初诊：2020 年 6 月 9 日。

主诉：胸部刺痛一周。

现病史：一周前突发左侧胸部刺痛，肤色如常，可放射至后背，于外院就诊，经系统检查后排除冠心病诊断，随后患者胸部皮肤出现点状红斑，其上可见点状小水疱，个别水疱经衣物摩擦后有破溃渗出，疼痛明显，遂诊断为带状疱疹，给予抗病毒、止痛、营养神经等药物口服，患者胸部刺痛症状稍减轻，但服药后出现头痛、失眠、心烦易怒等不良反应，遂求诊翁丽丽要求中药治疗。辰下症见胸部刺痛明显，纳一般，寐差，大便干结，舌质红，苔薄黄，舌边有齿痕，脉缓滑。

检查：左侧前胸沿肋间分布有散在红斑，并出现约绿豆大小的小水疱，个别已破溃，局部有黄色液体渗出。

西医诊断：带状疱疹。

中医诊断：蛇串疮（肝经郁热证）。

辨证：肝经郁热，久而化火，外溢肌肤所致。

治法：清肝泻火，解毒止痛。

处方：龙胆泻肝汤加减。龙胆草 10g、栀子 10g、生地黄 15g、牡丹皮 10g、板蓝根 15g、黄芩 10g、车前草 10g、柴胡 10g、赤芍 10g、延胡索 10g、川楝子 10g、全蝎 3g、珍珠母（先煎）30g。

水煎煮 300mL。7 剂，每日 1 剂，每剂分 2 次，早晚饭后温服。同时用自制肤炎宁Ⅲ号水外敷患处，每日 2 次，早晚各 1 次。

二诊：服药 7 剂后，患处红斑较前消退，无新发水疱，疼痛减轻，未见新生皮损，疱液逐渐由澄清转为浑浊，部分皮疹干瘪结痂或破溃露出鲜红色糜烂面，可见少许淡黄色渗出液，大便已解，病情较为稳定。效不更方，续服 7 剂，外敷自制消炎药水。

三诊：2 周后复诊，患侧胸壁红斑基本消退，疼痛已除，渗液明显减少，糜烂面逐渐结痂愈合，微有痒感。口干尚可，纳可，寐安，二便自调，舌淡，苔薄白，脉弦。改用六君子汤为主，配伍当归、柴胡、赤芍、首乌藤、珍珠母。

四诊：服药后患者来院复诊，胸壁处红斑已全部消退，皮损处愈合，无渗出，仅遗有少量色素沉着斑，无痛痒。临床痊愈。

案例点评：患者急性起病，左胸壁部皮肤刺痛，随后出现红斑，水疱渗出。证属湿热火毒，外窜肌肤，治当以清热解毒为主，故方用龙胆草、板蓝根、黄芩、栀子、车前草清利肝胆湿热，泻腑去浊；生地黄、牡丹皮凉血解毒，活血化瘀；柴胡理气疏肝；赤芍、延胡索、川楝子、全蝎活血通络止痛。二诊时，病情明显得到控制，守方续服。三诊时，患者病情转好，皮损收敛，故不再予苦寒之剂清热解毒，而改用六君子汤加减以健脾和胃，顾护脾胃之气，又加当归、柴胡、赤芍活血通络止痛，以防止带状疱疹后遗神经痛，珍珠母、首乌藤安神助眠。

（五）临证经验

翁丽丽认为蛇串疮的治疗应抓住主症，根据此病的典型皮损红斑、丘疹、丘疱疹、水疱等，以及最主要自觉症状疼痛，分析导致该疾病的病邪为湿、热、火、毒、瘀中的哪一种。针对不同的病邪予以相应的治疗，同时依据带状疱疹发病情况，主要分为急性期和后遗症期，初起皮损红肿灼热、水疱明显，法当以清热解毒止痛为主；若皮损色淡，疼痛不明显，水疱壁松弛，则应以健脾利湿止痛为主，同时注重保护脾胃，以防苦寒碍胃；后期皮疹消退，疼痛不止，则以活血行气止痛为主。

1. 依据皮损部位及特点进行治疗

皮损发生部位不同，表示毒邪所处脏腑经络不同，治疗也有所差异，常在清热解毒方中加引经之品。发于头面部，多为感受风热毒气所致，症见红斑、集簇性水疱发于单侧头、面部，面颊、眼睑焮红肿胀，眼分泌物增多，视物不清，或耳郭肿胀，头晕恶心，多伴疼痛剧烈，夜不能寐。《素问》载："伤于风者，上先受之。"风为阳邪，其性趋上，易袭阳位，风胜则肿，热胜则痛，故头面部色红焮肿疼痛。治疗时宜因势利导，疏散上焦风热，清解在上之热毒，故当清热解毒，祛风止痛，方选普济消毒饮。

如发于腰、肋、胸、阴部者，多为肝经郁热，或脾虚湿热所致，皮疹鲜红，灼热刺痛，疱壁紧张，周围红晕明显，常单侧性沿神经行走方向分布，常伴有口苦咽干，心烦易怒或食少纳呆，便溏等，治疗多为清肝泻火、健脾除湿止痛，方选龙胆泻肝汤或除湿胃苓汤加减。

发于下肢者，多见于老年患者，肝肾不足，气血两虚，无法濡养筋骨，又外感风寒之邪所致，皮疹基本消退，患侧下肢疼痛明显，伴有麻木不仁、瘙痒、无力、怕冷、患侧屈伸不利、无法负重、跛行，治疗多以补肝肾、益气血、祛风止痛为法，方选独活寄生汤加减。

2. 治疗过程中始终将顾护脾胃阳气贯穿其中

蛇串疮的发生可由肝经郁热化火，或饮食不节，脾失健运，湿邪内生，郁而化热而生，总的来说，以湿热为主，治疗多偏重清热解毒除湿之品，此类药物性多寒凉，用之不当容易损伤脾胃阳气，引发脾胃功能失常，耗伤正气，不利于疾病的康复，甚至变生它病，故清热解毒药的使用要掌握适度。动态观察病情的变化，如热毒消退，脓疱、红肿热痛缓解，就得停用或少用苦寒药，即中病则止，以免耗伤胃气，以期获得良好的效果。

3. 重视止痛

带状疱疹后神经痛是带状疱疹最常见的并发症。罹患该病的机体常处于痛觉超敏状态，顽固又剧烈的疼痛严重影响患者的生活状态，疼痛常持续数年甚至终生，且发病率与年龄呈正相关。彻底解决疼痛问题是治疗此病的主要难点，其关键还在于辨证。导致此病的病邪多为湿、热、火、毒、瘀。其病机为邪毒阻滞，脉络不通。若年高体虚者，气血亏虚，无力行血，与病邪相持不下，往往导致疼痛持续不解。翁丽丽认为凝滞更为关键，它基本贯穿了疾病始终，而且在老年体弱患者后遗神经痛中体现更为充分。如《临证指南医案》所说："虚实寒热，稍有留邪，皆能致痛。"因此，在治疗用药上多选用萆薢、薏苡仁、茯苓清热利湿，板蓝根、黄芩清热解毒，柴胡、白芍理气疏肝，延胡索、川楝子、乳香、没药、全蝎通络止痛。疗效显著。

（六）专病专方

临床中，翁丽丽常使用自拟经验方，治疗带状疱疹多有良效。

处方：萆薢 15g、薏苡仁 30g、茯苓 15g、甘草 3g、板蓝根 10g、黄芩 10g、柴胡 10g、白芍 10g、延胡索 10g、川楝子 10g、全蝎 6g、珍珠母（先煎）30g。

功效：清热利湿，通络止痛。

主治：蛇串疮，湿热毒蕴郁肌肤所致。

用法：清水煎服，每日1剂，每剂分2次，饭后0.5~1h送服。

方解：本方乃萆薢渗湿汤加减而得。方中重用萆薢、薏苡仁、茯苓除湿；板蓝根、黄芩可清热解毒；柴胡、白芍、川楝子、延胡索疏肝行气止痛；全蝎通络止痛；珍珠母重镇安神。本方既能清利湿热，又与柴胡、白芍等为伍，使肝气得疏，肝血得养，肝气充而不滞，肝结得消。方中活血通络止痛之品，与疏肝行气止痛之药合用，既入血分，又入气分，使气血流畅，血随气行，开塞通瘀而止痛。所谓"气行则血行，气滞则血瘀"。

加减：疼痛明显者，加蒲黄、五灵脂活血破瘀，通经止痛；皮疹色红，血热明显者，加生地黄、牡丹皮清热凉血活血；皮损潮红，疼痛明显，有便秘者，加酒大黄清热破瘀，并有釜底抽薪之妙；痒感明显者，可加白鲜皮、地肤子祛风止痒；乏力，纳差，仍伴疼痛，乃正气已虚，余毒未解，加黄芪益气健脾而能托毒外出；夜寐欠安，彻夜不眠，加磁石、珍珠母等重镇安神止痛。

第八节 银屑病

（一）疾病认识

银屑病是一种皮肤红斑且反复出现多层银白色干燥鳞屑的慢性复发性皮肤病，又称为牛皮癣。基本皮损特征为初起表面附有白色鳞屑，基底呈红色的丘疹或斑丘疹；以后逐渐扩大融合成片、成块，边缘明显，红斑上覆以多层干燥银白鳞屑；将鳞屑刮去后有发亮薄膜，即"薄膜现象"；再刮去薄膜则有筛状出血现象，临床称作"露滴现象"。皮损形态有点滴状、钱币状、盘状和地图状。目前现代医学认为，发病机制尚不明确，多数学者认为与感染、遗传、机体代谢、免疫异常等因素有关，根据患者临床表现可分为寻常型、脓疱型、关节病型和红皮病型。其中以寻常型最常见，占全部患者的 97% 以上，寻常型银屑病又分为进行期、静止期和退行期三期。

传统医学认为属白疕范畴。白疕作为病名始载于清代《外科大成》，曰："白疕，肤如疹疥，色白而痒、搔起白屑，俗呼蛇虱，由风邪客于皮肤，血燥不能容养所致。"至清代《外科证治全书》中描述："白疕（一名疕风）皮肤燥痒，起如疹疥而色白，搔之屑起，渐至肢体枯燥坼裂，血出痛楚，十指间皮厚而莫能搔痒。因岁金大过，至秋深燥金用事，易得此证，多患于血虚体瘦之人。"说明此病有一定的季节性，秋、冬好发。

此病多因情志内伤，气机阻滞，郁久花火，心火亢盛，毒热伏于营血；或因饮食失节，过食腥发之品，脾胃失和，气机不畅，郁久化热，复感风热毒邪而发病；若病久或反复发作，阴血被耗，气血失和，化燥生风或经脉阻滞，则气血凝结，肌肤失养。

（二）辨证思路

银屑病发病初起为表面附有白色鳞屑，基底呈红色的丘疹或斑丘疹；以后逐渐扩大融合成片、成块，边缘明显，红斑上覆以多层干燥银白鳞屑；将鳞屑刮去后有发亮薄膜，即"薄膜现象"；再刮去薄膜则有筛状出血现象，临床称作"露滴现象"。此病的发生多与营血亏虚，生风生燥，肌肤失养及血分热盛有关，初起多为内有蕴热，复感风寒或风热之邪，阻于肌肤；或机体蕴热偏盛，或性情急躁；或外邪入里化热，或恣食辛辣肥甘及荤腥发物，伤及脾胃，郁而化热，内外之邪相合，蕴于血分，血热生风而发。病久耗伤营血，阴血亏虚，生风化燥，肌肤失养，或加之素体虚弱，病程日久，气血运行不畅，以致经脉阻塞，气血瘀结，肌肤失养而反复不愈；或热蕴日久，生风化燥，肌肤失养，或流窜关节，闭阻经络，或热毒炽盛，气血两燔而发。在治疗时，翁丽丽特别重视从血分论治，针对发病的不同时期从血的不同方面辨证论治，采用清热凉血、活血化瘀、养血润燥等方法治疗。银屑病的成因多为血分热毒炽盛，生风生燥，肌肤失养。《素问》言："血气不和，百病乃变化而生。"《素问》还有"血凝于肤者为痹"之论，而气血运行失常则主要表现为血热、血虚、血瘀等，银屑病的病机核心为血热，病理过程是血热到血燥再到血瘀，以及这三种证型相互转换。同时，对一些病程较长，且皮损散在、肥厚的皮肤病，还应重视祛湿。

（三）治疗方案

分型论治

1. 血热证

症状：皮疹潮红，新生皮疹不断出现，鳞屑不能掩盖红斑，自觉瘙痒，并有心烦易怒、口干舌燥、咽喉肿痛、大便秘结、小便短赤、舌红苔黄、脉弦滑或数等证。

辨证：毒热蕴结，郁于血分。

治法：清热解毒，凉血活血。

处方：犀角地黄汤加减。水牛角 20g、生地黄 10g、牡丹皮 10g、赤芍 10g、黄芩 10g、白茅根 10g、土茯苓 15g、槐花 10g、甘草 3g。

加减：咽喉肿痛者，加板蓝根、射干、玄参；因感冒诱发者，加金银花、连翘；大便秘结者，加生大黄。

分析：此型多见于进行期，皮疹发生及发展迅速，多由于外感风寒或风热之邪，致使营卫不和，兼因心火旺盛，热伏营血，外邪与内火相搏结，郁于肌肤而发红斑鳞屑。方中犀角现用水牛角替代，可凉血清心解毒，为君药；生地黄甘苦寒，凉血滋阴生津，一助水牛角清热凉血止血，一恢复已失之阴血；赤芍、牡丹皮清热凉血，活血散瘀，故为佐药。本方的配伍体现了凉血与活血散瘀并用，热清血宁而无耗血动血，凉血止血而不留瘀。同时配伍黄芩、白茅根、土茯苓、槐花加强清热解毒凉血之功，甘草调和诸药。

2. 血瘀证

症状：鳞屑斑基底暗红，鳞屑较厚，甚者为蛎壳状，自觉瘙痒，舌暗红或有瘀斑，苔薄白，脉沉涩。

辨证：湿毒内蕴，血瘀络脉。

治法：祛湿解毒，活血化瘀。

处方：桃红四物汤加减。桃仁10g、红花6g、当归10g、赤芍10g、生地黄15g、川芎10g、莪术10g、丹参10g、鸡血藤10g、甘草3g。

加减：病程日久，反复不愈者，加土茯苓、白花蛇舌草、蜈蚣；皮损肥厚色暗者，加三棱、莪术；月经色暗，经前加重者，加益母草、泽兰。兼血虚者，加当归、丹参、鸡血藤、川芎等。

分析：此型患者病情稳定，多是由于情志不畅，肝失疏泄，气机壅滞，气血运行不畅，致使瘀阻肌表，可见皮损肥厚，色暗红。方中以强劲的破血之品桃仁、红花为主，力主活血化瘀；当归滋阴补肝，养血调经；生地黄、赤芍清热凉血；川芎、莪术、丹参、鸡血藤活血行气，调畅气血，使瘀血祛、新血生、气机畅，化瘀生新。

3. 血燥证

症状：疹色淡红，呈钱币状或融合成片，浸润、脱屑，舌红少苔，脉沉细。

辨证：血燥血亏，肌肤失养。

治法：养血润燥。

处方：当归饮子加减。当归10g、生地黄10g、白芍10g、川芎10g、黄芪15g、防风10g、荆芥10g、白蒺藜10g、丹参10g、土茯苓15g、甘草6g。

加减：脾虚者，加炒白术、山药、茯苓；风盛瘙痒明显者，加白鲜皮、地肤子、威灵仙。

分析：患者处于该病消退期，病程较长，无新疹出现，病久营血暗耗，生风化燥，不能荣养肌肤，而见皮肤色暗红、干燥、脱屑。方中四物汤滋阴养血，同时取其"治风先治血，血行风自灭"之义；防风、荆芥穗疏风止痒；白蒺藜平肝疏风止痒；黄芪益气实卫固表；丹参活血化瘀止痛；土茯苓解毒利湿，通利关节；甘草益气和中，调和诸药。诸药合用，共奏养血润燥、祛风止痒之功。

4. 风湿阻络证

症状：皮疹红斑不鲜，鳞屑色白而厚，抓之易脱，关节肿痛，活动受限，甚至僵硬畸形，伴形寒肢冷；舌质淡，苔白腻，脉濡滑。兼阳虚，面色萎黄或淡白，畏寒肢冷，喜热饮，唇色淡，小便清长，脉沉或弱。

辨证：风湿阻滞关节，脉络受阻。

治法：祛风除湿，通络止痛。

处方：独活寄生汤加减。独活10g、桑寄生10g、杜仲10g、牛膝15g、秦艽10g、防风10g、威灵仙15g、鸡血藤10g、川芎6g、桂枝10g、白芍10g、当归10g、茯苓15g、甘草6g。

加减：关节肿痛，活动不利者，加土茯苓、桑枝、姜黄；皮损肥厚者，加鸡血藤、当归、赤芍；皮损瘙痒者，加白鲜皮、地肤子、威灵仙。

分析：多见于关节型银屑病，病久或年老体弱，肝肾不足，外为风湿所困，内有热伏营血，风湿热邪阻滞筋骨关节，而见关节肿痛。方中用独活、桑寄生祛风除湿，养血和营，活络通痹，为君药；牛膝、杜仲补益肝肾，强壮筋骨，为臣药；川芎、当归、芍药补血活血；茯苓、甘草益气扶脾，使气血旺盛，有助于祛除风湿；又佐以桂枝温阳祛寒止痛，使秦艽、防风祛周身风寒湿邪。

5. 脓毒证

症状：全身皮肤潮红、肿胀、灼热、痒痛，大量脱皮，或有密集小脓疱；伴壮热，口渴，头痛，畏寒，大便干燥，小便黄赤；舌红绛，苔少，脉弦滑数。

辨证：毒热内蕴，郁于血分。

治法：清热泻火，凉血解毒。

处方：五味消毒饮合黄连解毒汤加减。金银花10g、连翘10g、蒲公英15g、紫花地丁10g、野菊花10g、生地黄10g、黄芩10g、黄连10g、黄柏6g、栀子10g、牡丹皮10g、玄参10g。

加减：寒战高热者，加生玳瑁；热盛伤阴，大量脱皮，口干唇燥者，加玄参、天花粉、麦冬、玉竹、石斛；大便秘结者，加生大黄。

分析：多见于脓疱型银屑病，心肝火旺，毒邪内侵，热毒炽盛，燔灼营血，而见弥漫性红斑、脓疱、灼热痛痒。方中金银花清热解毒，消散痈肿；紫花地丁、连翘、野菊花、蒲公英清热解毒，排脓定痛，凉血消肿散结；黄芩、黄连、黄柏、栀子清热解毒，通泻三焦之火；牡丹皮、玄参清热凉血化瘀。

外治法

1. 药浴疗法

常用药浴处方为侧柏叶、玄参、当归、白芍、熟地黄、麦冬、蛇床子、白鲜皮、丹参等。每日药浴1次。

2. 针刺疗法

主要为皮疹局部围刺。

3. 火针疗法

将针具烧红后立即刺入穴位并即刻出针的一种疗法，可以补火助阳，驱邪外出。

4. 走罐疗法

先于拔罐部位或罐口涂润滑剂，再将火罐吸附于皮肤，然后稍用力将火罐沿一定方向反复移动，以局部皮肤潮红为度，具有开通玄府、活血化瘀等作用。

5. 刺络放血法

患者皮疹处常规消毒后，用皮肤针轻扣患处，以局部稍有出血为度。使用闪火法将带有药液的玻璃罐吸附于患处，使药液浸润于皮疹表面，留罐8min，隔日1次，疗效良好。

（四）典型案例

患者，男性，95岁。初诊：2021年2月22日。

主诉：周身皮肤红斑、瘙痒1年余。

现病史：近1年来无明显诱因出现周身皮肤红斑、瘙痒，伴有干燥、脱屑、皲裂，抓挠后有局部皮肤破损，于外院皮肤科就诊，诊断为皮肤瘙痒，予依巴斯汀片口服，外用激素软膏等治疗，患者皮肤红斑、干燥瘙痒、脱屑症状无明显减轻，纳可，寐差，需借助安眠药物入睡，每日大便2~3次，量少时溏，小便可。

既往史：直肠肿瘤切除手术后20余年，小肠坏死切除手术后8年余。

检查：神清，面色黧黑，躯干及四肢皮肤暗红色斑，局部有抓痕。舌红，少苔，中间有裂纹，脉滑缓。

西医诊断：银屑病。

中医诊断：白疕（阴虚血热证）。

辨证：病久，营血暗耗，生风化燥，不能荣养肌肤。

治则：养阴清热，凉血解毒。

处方：方以自拟方加减。生地黄15g、玄参10g、麦冬10g、蒲公英15g、黄芩10g、土茯苓15g、槐花10g、白蒺藜10g、白鲜皮10g、茯苓15g、白术10g、甘草3g。

外用自制药：消炎止痒膏和精华油涂患处，交替使用，每日早晚各 1 次。

二诊：经上法治疗 1 个月后复诊。经前期治疗后，患者皮肤红斑明显减轻，皮肤干燥症状有所缓解，因饮食未注意，食用牛羊肉后出现病情反复，红斑加重，呈紫红色，皮肤干燥瘙痒症状明显，伴有手足皮肤皲裂，翁丽丽结合患者个体情况在上述中药方中加入水牛角 15g、牡丹皮 10g，同时给予口服泼尼松 30mg，每日 3 次（随病情改善逐渐减量）治疗，患者皮肤红斑范围缩小，颜色变浅，瘙痒症状基本缓解，患者对治疗效果满意，继续守方巩固治疗。嘱患者平素坚持清淡饮食，适当锻炼增强体质。

案例点评：本例患者为老年男性，素体久病，此证系病久耗伤营血，化燥生风，肤失濡养而致。故方中以生地黄、玄参、麦冬滋阴养血；蒲公英、黄芩清热解毒除湿；白蒺藜、白鲜皮润燥祛风止痒，使粗糙肥厚之皮损，得以润薄软柔，共奏"治风先治血，血行风自灭"之效；土茯苓泻血中之热，燥湿止痒；白鲜皮苦寒燥湿，清热止痒。合方共奏养血润燥，祛风止痒之功。

（五）临床经验

翁丽丽通过多年临床经验总结，认为此病的发生多出于先天禀赋不足，或因七情内伤，劳累过度，或因房事失节，以致阴阳气血失于平衡，气血运行不畅，气滞血瘀，经络阻隔为本病之内因。另外多数患者与曝晒强烈日光有关，而见病后若日光照射则症状加重，所以外受热毒是本病的条件。热毒入里，燔灼阴血，瘀阻经脉，伤于脏腑，蚀于筋骨，则可以发病。总之，阴阳失衡，气血失和，经络受阻，再加上毒热为患，症情交错，所以有时可出现上实下虚、上热下寒、水火不济、阴阳失调的复杂病象。总起来说，机体机能失调的基本状态主要是阴阳、气血失和，气滞血瘀，经络阻隔。

在临床实践中，此病的中医证型以血热证多见，根据中医辨证施治药治疗，配合外搽中药膏剂，取得较好疗效。治疗方法主要立足于凉血解毒、祛风止痒、活血化瘀、养血润燥。根据中医辨证施治，运用中草药改善局部皮肤血液循环，促进新陈代谢，激活组织新生，修复皮肤表层及深层的受损组织，增强机体免疫力，从而恢复其正常生理功能，运用该方法大大提高了临床治愈率。同时，在临床治愈后，继续用药 1~2 个疗程以巩固疗效。严格控制饮食，忌食辛辣刺激食物，保持良好的生活作息习惯和愉悦的心情，才能远离疾病的困扰。

第九节 湿疹

（一）疾病认识

湿疹中医称湿疮，是一种过敏性炎症性皮肤疾患。因皮损总有湿烂、渗液、结痂而得名。其临床特点是皮损对称分布，多形损害，剧烈瘙痒，有渗出倾向，反复发作，易成慢性等。根据病程可分为急性、亚急性、慢性三类。急性湿疮以丘疱疹为主，炎症明显，易渗出；慢性湿疮以苔藓样变为主，易反复发作。本病男女老幼皆可发病，但以先天禀赋不耐者为多，无明显季节性，但冬季常复发。根据皮损形态不同，名称各异。如浸淫全身、滋水较多者，称为浸淫疮；以丘疹为主者，称为血风疮或粟疮。根据发病部位的不同，其名称也不同。如发于耳部者，称为旋耳疮；发于手足部者，称为窝疮；发于阴囊部者，称为肾囊风；发于脐部者，称为脐疮；发于肘、膝弯曲部者，称为四弯风；发于乳头者，称为乳头风。《医宗金鉴》记载浸淫疮："此证初生如疥，搔痒无时，蔓延不止，抓津黄水，浸淫成片，由心火、脾湿受风而成。"该书中还提及血风疮："此证由肝、脾二经湿热，外受风邪，袭于皮肤，郁于肺经，致遍身生疮，形如粟米，搔痒无度。抓破时，津脂水浸淫成片，令人烦躁、口渴、搔摩，日轻夜甚。"

（二）辨证思路

由于禀赋不耐，饮食失节，或过食辛辣刺激荤腥动风之物，脾胃受损，失其健运，湿热内生，又兼外受风邪，内外两邪相搏，风湿热邪浸淫肌肤所致。急性者以湿热为主；亚急性者多与脾虚湿恋有关；慢性者则多病久耗伤阴血，血虚风燥，乃致肌肤甲错。发于小腿者，常由经脉弛缓、青筋暴露、气血运行不畅、湿热蕴阻、肤失濡养所致。

（三）治疗方案

1. 湿热蕴肤型

症状：发病快，病程短，皮损潮红，有丘疱疹，灼热瘙痒无休，抓破渗液流脂水；伴心烦口渴，身热不扬，大便干，小便短赤；舌红，苔薄白或黄，脉滑或数。

辨证：湿热内结，蕴滞肌肤。

治法：清热利湿止痒。

处方：龙胆泻肝汤合萆薢渗湿汤加减。常用龙胆草、黄芩、萆薢、生薏苡仁、茵陈、白鲜皮、六一散等。

加减：水疱多，破后流滋多者，加土茯苓、鱼腥草；热盛者，加黄连解毒汤；瘙痒重者，加紫荆皮、地肤子。

分析：此证多见于急性湿疮或慢性湿疮急性发作期。多因素体禀赋不耐，因饮食不节，过食辛辣鱼腥动风之品，或嗜酒伤及脾胃，脾失健运，致湿热内生，复感风湿热邪，内外合邪，两相搏结，浸淫肌肤而成。

方中龙胆草善泻肝胆之实火，并能清下焦之湿热，为君；黄芩、栀子、柴胡苦寒泻火，车前子、木通、泽泻清利湿热，使湿热从小便而解，均为臣药；肝为藏血之脏，肝经有热则易伤阴血，故佐以生地黄、当归养血益阴；萆薢、滑石、泽泻、通草清利湿热于下；薏苡仁、赤茯苓健脾渗湿于中；黄柏清热燥湿，解气分之热毒；牡丹皮凉血散瘀，泻血分之伏火；甘草调和诸药为使。两方相合，具清热利湿、凉血解毒之功效。

2. 脾虚湿蕴型

症状：发病较缓，皮损潮红，有丘疹，瘙痒，抓后糜烂渗出，可见鳞屑；伴纳少，腹胀便溏，易疲乏；舌淡胖，苔白腻，脉濡缓。

辨证：脾虚失运，湿邪内生。

治法：健脾利湿止痒。

处方：参苓白术散加减。常用苍术、白术、茯苓、薏苡仁、陈皮、白鲜皮、泽泻、大腹皮、白花蛇舌草、炒麦芽、紫荆皮、六一散等。

加减：胸闷腹胀者，加豆蔻、厚朴；倦怠乏力者，加党参、黄芪。

分析：此证是由脾虚湿盛所致。脾胃虚弱，纳运乏力，故饮食不化；水谷不化，清浊不分，故见肠鸣泄泻；湿滞中焦，气机被阻，而见胸脘痞闷；脾失健运，则气血生化不足；肢体肌肤失于濡养，故四肢无力，形体消瘦，面色萎黄；舌淡，苔白腻，脉虚缓皆为脾虚湿盛之象。

方中人参、白术、茯苓益气健脾渗湿，为君。山药、莲子肉助君药健脾益气，兼能止泻；白扁豆、薏苡仁助白术、茯苓以健脾渗湿，均为臣药。更用砂仁醒脾和胃，行气化滞，是为佐药。桔梗宣肺利气，通调水道，又能载药上行，培土生金；炒甘草健脾和中，调和诸药，共为佐使。综观全方，补中气，渗湿浊，行气滞，使脾气健运，湿邪得去，则诸症自除。

3. 血虚风燥型

症状：病程久，反复发作，皮损色暗或色素沉着，或皮损粗糙肥厚，剧痒难忍，遇热或皂水洗后瘙痒加重；伴有口干不欲饮，纳差，腹胀；舌淡，苔白，脉弦细。

辨证：血虚风燥，虚实夹杂。

治法：养血润肤，祛风止痒。

处方：当归饮子或四物消风饮加减。常用当归、生地黄、丹参、鸡血藤、荆芥、防风、乌梢蛇、徐长卿等。

加减：瘙痒不能入眠者，加珍珠母（先煎）、夜交藤、酸枣仁。

分析：此证多见于老年患者或病程日久者。发病日久，或年老体虚，阴血耗伤，日久益甚而成。此证以血虚为本，风燥为标。

方中之当归、川芎、白芍、生地黄为四物汤组成，滋阴养血以治营血不足，同时取其"治风先治血，血行风自灭"之义；何首乌滋补肝肾，益精血；防风、荆芥穗疏风止痒；白鲜皮、白蒺藜平肝疏风止痒；黄芪益气实卫固表；甘草益气和中，调和诸药。诸药合用，共奏养血润燥、祛风止痒之功。全方配伍严谨，益气固表而不留邪，疏散风邪而不伤正，有补有散，标本兼顾。

（四）案例分析

郭某某，女，8岁。初诊：2009年4月20日。

主诉：周身皮肤瘙痒，右足踝部皮肤渗液6个月。

现病史：6个月前开始出现周身皮肤瘙痒，散在皮疹，右足踝部皮肤伴见渗液，今求诊我院。辰下症见周身皮肤瘙痒，散在皮疹，右足踝部皮肤伴见渗液，纳差，寐尚可，便溏。

检查：神清，语言流利，查体合作，形体适中，周身皮肤见散在皮疹，呈局限性暗红色，右侧足踝部见少许渗液，舌质淡胖，苔白。

西医诊断：湿疹。

中医诊断：湿疮。

辨证：脾虚湿蕴证。

治法：健脾利湿止痒。

处方：茯苓6g、淮山药6g、芡实6g、莲子6g、神曲6g、山楂6g、浮萍6g、苍耳子6g、白蒺藜6g。

水煎服。每日1剂，共7剂。予湿疹膏外涂，每日2次。

嘱忌食辛辣、鱼虾、鸡、鹅、牛羊肉等发物及韭菜、葱、姜、蒜等辛香之品。

二诊：药后皮疹稍减轻，右足踝部皮肤仍渗液，纳差，夜寐欠佳，大便质软。周身皮肤见散在皮疹，较前稍减轻，皮疹呈局限性暗红色，右侧足踝部见少许渗液，舌质淡胖、偏红，苔薄白。

处方：土茯苓10g、生地黄6g、山楂6g、麦芽10g、谷芽10g、浮萍6g、苍耳子6g、白蒺藜6g、甘草1g、金银花6g、厚朴3g、黄芩6g。

水煎服。每日1剂，共7剂。予疏风散外洗，每日2次。

嘱忌食辛辣、鱼虾、鸡、鹅、牛羊肉等发物及韭菜、葱、姜、蒜等辛香之品。

三诊：药后皮疹明显减少，右足踝部皮肤渗液减轻，皮肤仍有少许瘙痒，纳可，夜寐尚安，大便质软。皮疹较前明显减少，右侧足踝部渗液减轻，舌质偏红，苔薄白。

处方：土茯苓 10g、生地黄 6g、厚朴 6g、麦芽 6g、谷芽 6g、浮萍 6g、山楂 6g、白蒺藜 6g、甘草 3g、夜交藤 6g、苍耳子 6g。

水煎服。每日 1 剂，共 7 剂。予疏风散外洗，每日 2 次。

嘱忌食辛辣、鱼虾、鸡、鹅、牛羊肉等发物及韭菜、葱、姜、蒜等辛香之品。

四诊：药后皮疹同前缓解，右足踝部皮肤无渗液，皮肤无明显瘙痒，纳可，夜寐尚安，大便质软。续服 2 周巩固疗效。其后随访 2 个月，未见明显新发皮疹。

案例点评：翁炳南认为此病虽形于外而实发于内，多由于脾失健运，湿从内生。小儿生长发育，全靠脾胃运化精微以营养之，中医自古又有小儿稚阴稚阳之体，脾常不足，肌肤薄弱之说，先天禀赋不耐或日常生活中饮食不节也极易造成脾失健运，湿从内生，浸淫肌肤而生湿疹。小儿因脾虚湿阻，水湿不化，湿性黏滞，缠绵难愈，湿阻肌肤而致。自幼脾胃虚弱，其胖为虚胖，是脾湿内困的表现，患儿纳差，便溏更是脾虚的典型表现。此病的病位核心在脾、胃，其病机关键在于脾胃不和，病理因素为湿热。临床根据其症状体征的不同，将其分为 3 个证型。急性期以湿热为主，偏于热盛者为脾胃湿热型，偏于湿重者为脾虚湿困型；慢性期则以脾气虚弱、皮肤失于润养为主，故为脾虚肤燥型。其基本治疗思路包括清热祛湿、健脾和胃、养血润燥 3 个步骤，但调和脾胃为治疗此病的核心思想。无论如何分型治疗，健脾化湿法应始终贯穿其中。因此，临床上总以加减平胃散及四神汤为基本方辨证加减。急性期脾胃湿热型，加薏苡仁、滑石、车前子、金银花、连翘、槐花、牡丹皮等清热凉血利湿热；病久脾虚肤燥型，加黄芪、当归、丹参、鸡血藤、北沙参、白芍、防风、白扁豆等；痒甚，加地肤子、白鲜皮、防风、苍耳子等。

（五）临证经验

翁炳南认为此病病位在脾，素体虚弱，脾为湿困，肌肤失养可致病；湿热蕴久，耗伤阴血，化燥生风，而致血虚风燥，肌肤甲错可致病；禀赋不耐，饮食失节，或过食辛辣刺激荤腥动风之物，脾胃受损，失其健运，湿热内生，又兼外受风邪，内外两邪相搏，风湿热邪浸淫肌肤可致病。治疗上体会有以下几点。

（1）需顾护脾胃，大苦大寒、大辛大热的药物须中病即止，万万不可伤脾。

（2）急性湿疹轻症患者可单用中医或西医治疗，重症者则主张内调外治，采用中西医结合方法治疗，以达到标本兼顾；亚急性期患者采用中西医结合方法治疗；慢性湿疹患者以内调外治为主。急重泛发性患者，应用抗组胺药或配合红霉素等抗生素；在一般常规治疗仍不能控制病情的情况下，可考虑短期小或中剂量使用类固醇激素，并规范撤药，以较快控制病情，减轻患者的痛苦并最大程度减轻激素的副作用。

（3）生活护理不可忽视。若有明确接触刺激物引起发病，应避免再接触，避免使用沐浴露、肥皂，避免热水烫洗，避免搔抓，以免皮疹泛发加重病情。注意皮损保湿，避免因干燥引起搔抓。

（4）避免精神紧张和过度劳累导致病情加重。饮食宜清淡，避免食用辛辣刺激、荤腥动风之物，多食蔬菜，保持大便通畅。有明确的食物过敏者，须脱离过敏源，严格禁食，或通过系统脱敏疗法的治疗后方可食用。

（六）零金碎玉

1. 白鲜皮、刺蒺藜

（1）单用功用：白鲜皮性寒，味苦，归脾、胃、膀胱经。清热燥湿，驱风解毒。刺蒺藜性微温，味辛、苦，有小毒，归肝经。平肝解郁，活血祛风，明目，止痒。

（2）伍用经验：两者均为祛风止痒之品，刺蒺藜辛散苦泻，轻扬疏散，既能宣散外束风热，祛风明目止痒，又能平肝息内风，疏肝行气解郁；白鲜皮苦寒，既能清热解毒，又擅祛风除湿。二者相合，相辅相成，散风清热，除湿止痒。

2. 薏苡仁、茯苓

（1）单用功用：薏苡仁性凉，味甘、淡，归脾、胃、肺经。炒用。利水渗湿，健脾止泻，除痹，排脓，解毒散结。茯苓性平，味甘、淡。归心、肺、脾、肾经。利水渗湿，健脾宁心。

（2）伍用经验：二者均归脾经，都能健脾利水渗湿，对于脾虚湿盛之证，常相须应用。但薏苡仁性凉，能除痹、排脓、解毒散结，用于湿痹拘挛、肺痈、肠痈、赘疣、癌肿。茯苓性平和缓，为利水渗湿之要药，其利水渗湿、健脾之力较薏苡仁为强，对于水无论寒热虚实，均配伍使用，取其利水健脾之功，常用于痰饮病眩晕、心悸、咳嗽等，为痰饮病之要药，又有宁心作用，常用于心悸怔忡、失眠多梦等。

第十节　癣

（一）疾病认识

癣是发生在表皮、毛发、指（趾）甲的浅部真菌性皮肤病。具有传染性、长期性和广泛性的特征，一直是皮肤病防治工作的重点。本病发生部位不同，名称各异。临床常见的癣有发于头部的白秃疮、肥疮；发于手部的鹅掌风；发于足部的脚湿气；发于面、颈、躯干、四肢的圆癣、紫白癜风等。本节只讨论临床上最为常见的鹅掌风及脚湿气。

鹅掌风是发生于手部的浅部真菌性皮肤病，相当于现代医学的手癣。《医宗金鉴》记载此证："初起紫白斑点，叠起白皮，坚硬且厚，干枯燥裂，延及遍手。"此病以成年人多见，男女老幼均可染病。多数为单侧发病，也可波及双手。夏天水疱病情加重，冬天则枯裂疼痛明显。皮损特点为初起掌心或指缝水疱或掌部皮肤角化脱屑、水疱，水疱多透明如晶，散在或簇集，瘙痒难忍；水疱破后干涸，叠起白屑，中心向愈，四周继发疱疹，并可延及手背、腕部；若反复发作，可致手掌皮肤肥厚，枯槁干裂，疼痛，屈伸不利，宛如鹅掌；损害若侵及指甲，可使甲板被蛀蚀变形，甲板增厚或萎缩翘起，色灰白而成灰指甲（甲癣）。鹅掌风病程为慢性，反复发作。

脚湿气相当于现代医学的足癣。此病以脚糜烂瘙痒，有特殊臭味而得名。若皮损处感染邪毒，足趾焮红肿痛，起疱糜烂渗液而臭者，称臭田螺、田螺疱。《医宗金鉴》记载："田螺疱，此证多生足掌，而手掌罕见……初生形如豆粒，黄疱闷胀，硬疼不能着地。连生数疱，皮厚难以自破，传度三五成片湿烂；甚则足跗俱肿，寒热往来。"我国南方地区气温高，潮湿，发病率高。此病多见于成年人，儿童少见。夏、秋季病重，多起水疱、糜烂；冬、春季病减，多干燥裂口。脚湿气主要发生在趾缝，也见于足底。以皮下水疱，趾间浸渍糜烂、渗流滋水，以及角化过度、脱屑、瘙痒等为特征。分为水疱型、糜烂型、脱屑型，但常以 1~2 种皮肤损害为主。

（1）水疱型。多发在足弓及趾的两侧，为成群或分散的深在性皮下水疱，瘙痒，疱壁厚，内容物清澈，不易破裂。数天后干燥脱屑或融合成多房性水疱，撕去疱壁可显示蜂窝状基底及鲜红色糜烂面。

（2）糜烂型。发生于趾缝间，尤以第三、四趾间多见。表现为趾间潮湿，皮肤浸渍发白。如将白皮除去后，基底呈鲜红色。剧烈瘙痒，往往搓至皮烂疼痛、渗流血水方止。此型易并发感染。

（3）脱屑型。多发生于趾间、足跟两侧及足底。表现为角化过度、干燥、粗糙、脱屑、皲裂，常由水疱型发展而来，且老年患者居多。水疱型和糜烂型常因抓破而继发感染，致小腿丹毒、红丝疔（现代医学称为急性淋巴管炎）或足部化脓，局部红肿，趾间糜烂，渗流腥臭滋水，胯下臖核肿痛，并可出现形寒发热、头痛骨楚等全身症状。

（二）辨证思路

皮肤浅部癣之病因总由生活起居不慎，感染真菌，复因风、湿、热邪外袭，郁于腠理，淫于皮肤所致。病发于足趾部，则发为脚湿气；发于手掌部，则为鹅掌风。如表现为发热起疹，瘙痒脱屑者，为风热盛所致；若见渗流滋水，瘙痒结痂者，多为湿热盛引起；若见皮肤肥厚、燥裂、瘙痒者，多由郁热化燥，气血不和，肤失营养所致。

（三）治疗方案

1. 风湿毒聚型

症状：多见于鹅掌风、脚湿气等，症见散在或聚集水疱，针尖大小，深在不易破，或足部皮肤浸渍发白，瘙痒剧烈；口渴不欲饮；舌质淡，苔薄白，脉弦滑。

辨证：风湿蕴结，湿毒内生。

治法：清热解毒，养阴燥湿，杀虫止痒。

处方：消风散加减。

加减：若风热偏盛而身热、口涡者，加金银花、连翘疏风清热解毒；湿热偏盛，胸脘痞满，身重乏力，舌苔黄厚而腻者，加地肤子、车前子、栀子等清热利湿；血分热甚，五心烦热，舌红或绛者，加赤芍、牡丹皮、紫草清热凉血；皮肤干燥者，加黄精。

分析：此证多因外感风湿之邪，凝聚手足皮肤而成。治宜清热解毒，养阴燥湿，杀虫止痒。方中荆芥、防风、牛蒡子、蝉蜕等疏散风邪；苦参、苍术、木通等除湿，燥湿，利湿；当归、生地黄、胡麻仁等养血润燥。全方共奏疏风除湿、清热止痒之功效。

2. 湿热下注型

症状：多见于脚湿气伴抓破染毒，症见水疱或脓疱，疱周有红晕，可有糜烂，渗流臭水或化脓，肿连足背，或见红丝上窜，胯下臀核肿痛；甚或形寒高热，口干，便结赤溲；舌红，苔黄腻，脉滑数。

辨证：湿热壅盛，湿毒下注。

治法：清热祛湿，杀虫止痒。

处方：龙胆泻肝汤加减。

加减：肝胆实火较盛，可去木通、车前子，加黄连助泻火之力；湿盛热轻者，可去黄芩、生地黄，加滑石、薏苡仁增强利湿之功；皮肤干燥者，加黄精。

分析：此证多因久居湿地，或水中工作，或鞋袜闷热，或公用脚盆、拖鞋，或外感湿热毒邪，蕴积手足皮肤而成；亦有因肝胆两经湿热下注而成。故治宜清热祛湿，杀虫止痒。方中龙胆草归肝、胆经，性味苦寒，清肝胆湿热，为君药；黄芩归肺经、栀子归心经，性味苦寒，清热燥湿泻火，助龙胆草清热除湿、泻火解毒；柴胡归肝经、胆经，与黄芩相合，既泻肝胆之热，又增清上之力，又作为引经药，使药物直达病所；车前子、泽泻、木通，清热利湿，使湿热从小便而出，共为臣药。肝藏血，体阴而用阳，肝内必须储存一定的血量，以制约肝的阳气升腾，勿使肝阳过亢，生地黄凉血滋阴，当归养血补血，一方面因肝胆湿热，肝火旺盛耗伤肝脏阴血，使肝阴不足，用生地黄、当归滋阴补血；另一方面生地黄、当归滋补肝阴，以制约肝阳，使肝疏泄功能正常，冲和条达，共为佐药。甘草为使，调和诸药。整个处方组方严谨，清中有补，补中有清，驱邪不伤正，扶正不留寇。降中有升，使肝脏疏泄正常，气机条达，三焦同治，诸症皆除。诸药合用，共奏清热化湿、解毒消肿之功。

3. 血虚风燥型

症状：多见于疾病后期或老年患者，症见皮肤干燥，角化皲裂，脱屑，或伴疼痛；口渴，大便燥结；舌质淡红，少津，脉细。

辨证：血虚风燥，肌肤失养。

治法：养血润燥，祛风止痒。

处方：四物消风饮加减。

加减：风热偏盛而身热、口喝者，加金银花、连翘疏风清热解毒；湿热偏盛，胸脘痞满，身重乏力，舌苔黄厚而腻者，加地肤子、车前子、栀子等清热利湿；血分热甚，五心烦热，舌红或绛者，加赤芍、牡丹皮、紫草清热凉血；皮肤干燥者，加黄精。

分析：此证多因病久湿热化燥，气血不潮，皮肤失去濡养，以致皮肤燥裂。治宜养血润燥，祛风止痒。方中用生地黄清热凉血滋阴；当归、川芎养血活血并和营；荆芥、防风、独活祛风胜湿行于表；白鲜皮、蝉蜕、薄荷疏风透疹而止痒；柴胡和解清热，解郁散风；大枣调和营血以助消风。诸药合用，共奏祛风养血止痒之功效。

4. 外治法

处方：黄柏 30g、乌梅 30g、地肤子 30g、土荆皮 30g、苦参 30g、蛇床子 30g、防风 15g、甘草 30g。水煎外洗。

加减：糜烂型先用 1：500 高锰酸钾溶液、3% 硼酸溶液或半边莲 60g 煮水浸泡，每日 10min，然后外用消炎软膏及抗真菌软膏，数日后，待创面干燥再用中药外洗方浸泡。

角化过度型可选用 10% 水杨酸软膏厚涂，外用油纸包扎，每晚 1 次，使其角质剥脱，然后再用中药外洗方浸泡 10min，最后外涂抗真菌药。

（四）案例分析

1. 病案一

吴某某，男，47 岁。初诊：2020 年 10 月 8 日。

主诉：双手掌水疱、脱屑 3 年。

现病史：3 年前双手掌出现水疱伴瘙痒，伴有脱屑、皲裂，冬季为重，于外院就诊，予激素类软膏、抗真菌软膏陆续治疗，疗效不满意，反复发作，自述真菌检查阴性。辰下症见双手掌角化过度、脱屑、皲裂，虎口尤甚，见散在深层水疱，个别指甲表面凹凸不平，灰黄浑浊。纳可，寐安，二便正常。舌淡，苔白，脉沉细。

西医诊断：手癣。

中医诊断：鹅掌风。

辨证：血虚风燥。

治法：疏风止痒，养血润燥。

处方：四物消风散加减。当归 10g、川芎 10g、赤芍 10g、生地黄 20g、荆芥 10g、防风 10g、白鲜皮 15g、黄精 6g、独活 10g、柴胡 10g、薄荷 6g、大枣 6 枚。

水煎服。每日 1 剂，早晚分服。洗癣方（黄柏 30g、乌梅 30g、地肤子 30g、土荆皮 30g、苦参 30g、蛇床子 30g、甘草 30g）外洗，每日 2 次，每次 15min。

其他治疗：查肝功能后服用伊曲康唑胶囊，0.2g、口服，早晚各 1 次，润肌膏外用，每日 1 次，联苯苄唑软膏外用，每晚 1 次。

二诊：用药后 2 周水疱较前消退，角化程度减轻，脱屑、皲裂缓解。甲损同前。纳可，寐安，二便正常。舌淡，苔白，脉沉细。

处方：黄柏 30g、乌梅 30g、地肤子 30g、土荆皮 30g、苦参 30g、蛇床子 30g、甘草 30g、地骨皮 15g、当归 15g。7 剂，水煎外洗。

其他治疗：润肌膏外用，每日 1 次，联苯苄唑软膏外用，每晚 1 次。2 周后查肝功。

用药后 1 周，由于接触油漆，双手出现爆发密集皮下细小水疱伴瘙痒，外洗方同上，加地肤子 15g、白鲜皮 15g、白蒺藜 15g，润肌膏外用，每日 1 次，联苯苄唑软膏外用，每晚 1 次。1 周后皮疹消退，瘙痒、皲裂缓解。

三诊：皮损稳定消退，皮肤趋于正常，继续外涂抗真菌药膏、中药外洗 1 个月，伊曲康唑胶囊冲击疗法 3 个月，常规用药 3 个月，全疗程 6 个月。用药后 6~9 个月疗效最理想。

案例点评：本案例系病久湿热化燥，气血不潮，皮肤失去濡养，故见皮肤燥裂脱屑，冬季加重。治宜养血润燥，祛风止痒。故用四物消风散加减治疗。配合洗癣方外洗，内外合用，方见奇效。

2. 病案二

刘某某，男，20 岁。初诊：2020 年 8 月 15 日。

主诉：双足底多发水疱 2 年余，足趾间浸润 3 个月。

现病史：2 年多前双足底出现水疱伴瘙痒，夏季为重，冬季缓解，时有脱屑，于外院就诊，予抗真菌软膏陆续治疗，疗效不满意，反复发作。3 个月前天气转暖开始出现再发水疱，双足三、四足趾间浸润，伴有特殊臭味。辰下症见双足三、四足趾间浸润，伴有特殊臭味，足底、足弓多发深在性皮下水疱，疱壁厚，内容物清澈，不易破裂。纳可，寐安，大便略干。舌红，苔薄黄，脉沉细。

西医诊断：足癣。

中医诊断：脚湿气。

辨证：湿热下注。

治法：清热祛湿，凉血解毒。

处方：龙胆泻肝汤加减。龙胆草 10g、栀子 10g、黄芩 10g、柴胡 10g、白芍 10g、车前子 10g、泽泻 15g、当归 6g、穿山甲（先煎）10g、大黄（后下）6g。水煎服。每日 1 剂，早晚分服。

1：500 高锰酸钾溶液外洗后涂莫匹罗星，每日 1 次，联苯苄唑每晚 1 次，待皮损干燥后，黄柏 30g、乌梅 30g、地肤子 30g、土荆皮 30g、苦参 30g、蛇床子 30g、甘草 30g，水煎外洗，每日 1 次，然后外涂联苯苄唑，每晚 1 次。

二诊：用药后 2 周水疱较前消退，足趾间干燥无异味。纳可，寐安，二便正常。舌淡，苔白，脉沉细。去口服药，单用中药外洗联合外涂药膏。

三诊：药后 2 周，皮损基本未见新发，嘱药膏继续使用 1 个月。

案例点评：本案例系外感湿热毒邪，湿热下注，蕴积足部皮肤而成。治宜清热祛湿，凉血解毒。故用龙胆泻肝汤加减。配合具燥湿止痒功效的中药外洗方熏洗，内外同治，事半功倍。

（五）临证经验

现代医学认为此病的病因为真菌感染，内服抗真菌药及外用药物可取得疗效，但部分患者易反复迁延难愈。传统医学认为，此病由于素体气血不足，虫邪乘虚而袭，风夹诸邪，凝聚肌肤，气血不能荣润，肌肤失养所致。故翁炳南在治疗上常以疏风祛邪润燥为法，内服外用中药常可取得良效。生活护理上应避免接触洗涤剂，注意皮肤保湿，预防因干燥导致皮肤皲裂，避免食用辛辣刺激等发物，避免热水烫洗，避免搔抓，以免皮疹泛发，加重病情。皮疹完全消退后，持续用药膏 1 个月，以减少复发概率。

（六）零金碎玉

1. 苦参、黄柏

（1）单用功用：苦参性寒，味苦，归心、肝、胃、大肠、膀胱经。清热燥湿，祛风解毒。黄柏性寒，味苦。归肾、膀胱经。清热燥湿，泻火解毒，除骨蒸。

（2）伍用经验：苦参与黄柏均味苦性寒，皆归经于大肠与膀胱，均具有清热燥湿、泻火解毒之功效。苦参苦寒沉降，既清下焦湿热，又能杀虫止痒；黄柏苦寒降泄，清热燥湿，且以泻肾火、清下焦湿热为专长。二者相伍，清热燥湿之力倍增，尚能泻实火，清虚火。

2. 生地黄、土茯苓

（1）单用功用：生地黄性寒，味甘，归心、肝、肾经。清热凉血，养阴生津。土茯苓性平，味甘、淡，归肝、胃经。解毒，除湿。

（2）伍用经验：土茯苓性平，味甘、淡，能清热散结，解汞毒，利湿泄浊；生地黄性寒，味甘、苦，能清热凉血，养阴生津。二者相合，具有清热凉血、除湿解毒的作用。

3. 苍术、白术

（1）单用功用：苍术性温，味辛、苦，归脾、胃、肝经。燥湿健脾，祛风散寒。白术性温，味甘、苦，归脾、胃经。补气健脾，燥湿利水。

（2）伍用经验：苍术健脾平胃，燥湿化浊，升阳散郁，祛风湿；白术补脾燥湿，益气生血，和中安胎。苍术苦温辛烈，燥湿力胜，散多于补，偏于平胃燥湿；白术甘温性缓，健脾力强，补多于散，善于补脾益气、止汗。二药伍用，一散一补，一胃一脾，则中焦得健，脾胃纳运如常，水湿得以运化。

第十一节 痤疮

（一）疾病认识

痤疮是一种与性腺内分泌功能失调有关的毛囊、皮脂腺慢性炎症性皮肤病。好发于青少年颜面部，临床上以面部的粉刺、丘疹、脓疱或结节、囊肿为特征，易反复发作。中医文献中又称肺风粉刺、面疮、酒刺，俗称青春疙瘩、青春痘。多见于青春期男女。《医宗金鉴》对肺风粉刺记载曰："此证由肺经血热而成。每发于面鼻，起碎疙瘩，形如黍屑，色赤肿痛，破出白粉汁。"

现代医学认为，痤疮是一种多因素的皮肤附属器官疾病，其详细发病机制目前尚未完全清楚。目前主要认为内分泌失调、血清或皮肤组织中雄性激素水平过高、皮脂分泌过多、毛囊导管角化过度，以及毛囊内微生物感染是痤疮发病的主要因素。除此之外，免疫、遗传、血液流变学的改变等也被认为与痤疮的发病有关。在临床上，现代医学治疗主要采用抗生素、抗雄性激素类药物、维A酸类药物。但是抗雄性激素药物的长期内服，可造成不可避免的系统性不良反应；异维A酸虽能有效抑制皮脂腺分泌，在临床上取得较好疗效，但其具有皮肤干燥和致畸等不良反应，限制了临床应用范围；由于抗生素的广泛应用，耐药短棒菌苗不断出现，抗生素治疗痤疮的效果受到严重的影响。因此，痤疮仍是临床上较为棘手的问题。

（二）辨证思路

此病多因肾阴不足、相火过旺，加之饮食不节，过食肥甘厚味和冲任不调，肺胃火热上蒸头面，血热郁滞而成。素体血热偏盛是发病的根本。饮食不节、外邪侵袭是致病的条件，血郁痰结致使病情复杂而加重。

（三）治疗方案

1. 肺经风热型

症状：丘疹色红，或有痒痛，或有脓疱；伴口渴喜饮，大便秘结，小便短赤；舌质红，苔薄黄，脉弦滑。

辨证：肺经热盛，热蕴肌肤。

治法：疏风清肺。

处方：五味消毒饮加减。金银花 15g、紫花地丁 10g、紫背天葵 10g、野菊花 9g、蒲公英 10g、黄芩 10g、马齿苋 10g。后改为枇杷清肺饮加减。常用枇杷叶、桑白皮、黄连、黄芩、生地黄、赤芍、牡丹皮、地骨皮、栀子、甘草等。

加减：伴口渴喜饮者，加生石膏、天花粉；大便秘结者，加生大黄；脓疱多者，加紫花地丁、白花蛇舌草；经前加重者，加益母草、当归。

分析：此证多见于痤疮初起，素体阳热偏盛，肺经蕴热，复感风邪，熏蒸面部肌肤而发。

方中金银花、野菊花清热解毒散结，金银花入肺、胃，可解中上焦之热毒，野菊花入肝经，专清肝胆之火，二药相配，善清气分热结；蒲公英、紫花地丁均具清热解毒之功，为痈疮疔毒之要药，蒲公英兼能利水通淋，泻下焦之湿热，与紫花地丁相配，善清血分之热结；紫背天葵能入三焦，善除三焦之火。诸药合用，共奏清热解毒、消散疔疮之效。

2. 湿热内蕴型

症状：颜面、胸背部皮肤油腻，皮疹红肿疼痛，或有脓疱；伴口臭、便秘、溲黄；舌红，苔黄腻，脉滑数。

辨证：胃肠湿热，内蕴结毒。

治法：清热除湿解毒。

处方：茵陈蒿汤合五味消毒饮加减。茵陈 18g、栀子 9g、大黄 6g、黄芩 10g、黄连 6g。

加减：舌苔厚腻者，加生山楂、鸡内金、枳实、黄连；脓疱较多者，加白花蛇舌草、连翘、野菊花、金银花。

分析：此证在东南沿海地域最为常见，多因患者素体湿热内盛，过食辛辣肥甘厚味之品，胃肠湿热互结，上蒸颜面而成。湿阻中焦，气机不畅，故口臭呕恶，腹满便秘；湿热内郁，决渎失职，则小便黄赤；舌苔黄腻，脉沉数均为湿热之征。

方中重用茵陈蒿为君药，清热利湿。臣以栀子清利三焦；黄芩、黄连、大黄泻热通腑，使湿热之邪随大便而下，三药合用，以利湿与泻热相伍，使二便通利，前后分消，湿热得行，郁热得下。

3. 痰湿瘀滞型

症状：皮疹颜色暗红，以结节、脓肿、囊肿、瘢痕为主，或见窦道，经久难愈；伴纳呆腹胀；舌质暗红，苔黄腻，脉弦滑。

辨证：痰湿内壅，瘀滞肌肤。

治法：除湿化痰，活血散结。

处方：海藻玉壶汤加减。半夏15g、陈皮6g、青皮6g、海藻12g、昆布12g、浙贝母13g、射干10g、黄芩10g。

加减：结节囊肿多者，加夏枯草、浙贝母；病程长者，加丹参、三棱、莪术。

分析：此证多见于痤疮后期，脾失运化，湿浊内停，郁久化热，热灼津液，炼液成痰，且病久经络阻滞，瘀血结滞，痰瘀互结而成。

方中海藻、海带、昆布化痰软坚，消瘿消结，为君药；半夏、浙贝母化痰散结；陈皮、青皮疏肝理气；川芎、当归辛散活血；独活通经活络；连翘清热解毒，消肿散结；甘草调和诸药。诸药配伍，共奏行气化痰、活血散结之功。

4. 肝经湿热型

症状：皮疹颜色暗红，以丘疹、脓疱、囊肿为主；伴口干口苦，目赤肿痛，两胁作胀疼痛；舌质红，苔黄腻，脉弦滑。

辨证：肝经湿热内盛，郁而成疮。

治法：清热除湿，泻肝胆实火。

处方：龙胆泻肝汤加减。龙胆草 10g、栀子 15g、黄芩 9g、柴胡 10g、生地黄 9g、车前子 10g、泽泻 12g、当归 9g、木通 9g、甘草 3g。

加减：伴口渴喜饮者，加生石膏、天花粉；大便秘结者，加生大黄；脓疱多者，加紫花地丁、白花蛇舌草。

分析：此证是由肝胆湿热上蒸颜面所致。肝胆实火，循经上炎，则口干口苦，目赤肿痛，两胁胀痛；舌红，苔黄腻，脉弦数有力皆为火盛及湿热之象。

方中龙胆草大苦大寒，既泻肝胆实火，又利下焦湿热，泻火除湿，两擅其功，为君药。黄芩、栀子苦寒泻火，清热燥湿，助君药清泻实火，共为臣药。泽泻、木通、车前子清利湿热，使湿热之邪从小便排出；肝经有热，本易耗伤阴血，且方中苦燥渗利之品居多，恐再耗其阴，故用当归、生地黄养血益阴以顾肝体，使苦燥清利不伤阴，上五味为佐药。柴胡疏达肝气以顾肝用，并引诸药入肝经；柴胡与当归相伍，以补肝体调肝用。甘草益气和中，调和诸药，共兼佐使之用。综观全方，清利并行，泻中有补，降中寓升，祛邪而不伤正，泻火而不伐胃，诚为清肝火、利湿热之良方。

5. 肝郁血热型

症状：皮疹颜色红，以丘疹、脓疱为主，皮肤油腻；伴两胁作胀疼痛，月经前皮疹加重，周期不定，有血块，经前乳房胀痛，心烦易怒，性情急躁；舌质红，苔薄白，脉弦数。

辨证：肝火蕴结，热入营血。

治法：清热凉血，疏肝解郁。

处方：丹栀逍遥散加减。牡丹皮 10g、栀子 15g、当归 9g、柴胡 10g、茯苓 9g、薄荷 10g、白芍 12g、黄芩 10g、甘草 3g、马齿苋 15g、益母草 15g、丹参 10g。

加减：伴痛经者，加益母草、泽兰；伴囊肿成脓者，加浙贝母、皂角刺、夏枯草；伴结节、囊肿难消者，加三棱、莪术、海藻、昆布。

分析：此证多见于女性患者，患者多因素体情志抑郁，肝郁化火，郁久里热炽盛，热入营血而成。

方中牡丹皮甘凉，清热凉血而不滋腻；栀子苦寒质轻，屈曲下行，通达三焦；白术、茯苓助土培本；芍药、当归补血以滋木；薄荷、煨姜均能透达木郁；尤以柴胡善能调达肝胆，升发火郁。相合成剂，共奏清热凉血、疏肝解郁之功。

（四）案例分析

1. 病案一

黄某某，女，27 岁。初诊：2009 年 5 月 12 日。

主诉：面部散在红色丘疹，多个结节脓疱伴疼痛 3 个月。

现病史：面部皮脂溢出，烦躁，口苦，夜寐不安，大便干结，于当地医生经治未见效，舌质红，苔黄腻，脉弦偏数。

西医诊断：痤疮。

中医诊断：面疱。

辨证：肝胆湿热，郁结肌肤。

治法：清热除湿，泻肝胆实火。

处方：龙胆泻肝汤加减。龙胆草 10g、栀子 10g、黄芩 10g、柴胡 10g、白芍 10g、车前子 10g、泽泻 15g、当归 6g、穿山甲（先煎）10g、夜交藤 15g、合欢皮 10g、大黄（后下）6g。

水煎服。每日 1 剂，早晚分服。外用马齿苋洗剂湿敷，每日 2 次，每次 15min。

二诊：服药 2 周后结节、脓疱消退，后续清热祛湿，予甘露消毒丹加减治疗痊愈。

案例点评：辛辣之品属阳、属热，因患者偏嗜日久，助阳化热，湿热内蕴，循经上熏，血随热行，上壅于面部，故面生丘疹、脓疱、结节；热扰神明，故心烦、不寐；舌质红，苔黄腻，脉弦偏数皆为肝经湿热之象。故拟用龙胆泻肝汤加减，清利肝经湿热，服药 2 周后脓疱结节消退而后续以清热利湿之品治疗痊愈。临床应用时，翁炳南喜用生大黄，用釜底抽薪之法祛除病邪，常用量为 6~9g、根据病人的体质而定。大黄不仅能够通下，而且有清热解毒之功效。

2. 病案二

参见第 184 页，病案一。

3. 病案三

参见第 185 页，病案二。

4. 病案四

谭某某，男，32 岁。初诊：2002 年 6 月 17 日。

主诉：面部暗红色囊肿结节 8 年。

现病史：患者双侧面颊开始出现红色丘疹，后逐渐加重，皮疹颜色暗红，以结节、脓肿、囊肿、瘢痕为主，或见窦道，经久难愈，皮肤油腻，于外院就诊，予美满霉素口服，并自行涂抹氯霉素搽剂，稍缓解，但停药后复发，平素喜热饮，寐可，纳呆腹胀，舌质暗红，苔黄腻，脉弦滑。

西医诊断：痤疮。

中医诊断：粉刺。

辨证：痰瘀互结。

治法：除湿化痰，活血散结。

处方：海藻玉壶汤加减。半夏 15g、陈皮 6g、青皮 6g、海藻 12g、昆布 12g、浙贝母 13g、射干 10g、黄芩 10g。

水煎服。每日 1 剂，早晚分服。外用马齿苋洗剂湿敷，每日 2 次，每次 15min。

服药 1 个月后，患者面部皮疹消退。

案例点评：本例患者湿邪日久凝而化痰，阻滞气血运行不畅，瘀血内停，再与痰邪相结，阻于局部，形成结节、瘢痕。故用海藻玉壶汤加减以消为用，除湿化痰，活血散结。服药 1 个月后，患者面部皮疹消退，症状改善。

5. 病案五

陈某某，女，30 岁。初诊：2001 年 6 月 11 日。

主诉：面部密集红色丘疹脓疱 10 年。

现病史：患者面颊、鼻部开始出现红色丘疹，颜面、胸背部皮肤油腻，皮疹红肿疼痛，或有脓疱；于外院就诊，予"痤疮王"口服，并自行涂抹"茶树精油"，未见明显改善，平素喜热饮，食生冷寒凉易腹泻，纳差，寐一般，口臭，大便稀溏，溲黄，慢性胃炎病史，舌红，苔黄腻，脉滑数。

西医诊断：痤疮。

中医诊断：粉刺。

辨证：脾虚湿热，湿重于热。

治法：利湿清热解毒。

处方：二陈汤加减。茵陈 18g、薏苡仁 9g、黄芩 10g、陈皮 6g、半夏 6g、茯苓 12g、甘草 3g、炒白术 10g、皂角刺 12g。

水煎服。每日 1 剂，早晚分服。外用马齿苋洗剂湿敷，每日 2 次，每次 15min。服药 30 剂后，患者面部皮疹消退。

案例点评：本例患者素体胃肠有热，或饮食不节，过食辛辣肥甘厚味，使胃肠积热或湿热内蕴，循经上攻于颜面，郁聚于毛孔则发本病。但患者平素有慢性胃炎病史，喜热饮，虽有热象在外，本却为脾虚，属虚实夹杂。故权衡虚实、寒热、轻重，初期治疗先以清热利湿佐以健脾，二法并用，用二陈汤加减，一则湿去则热无以附，二则健脾有助运化水湿，症状改善，湿热已去，此时续以健脾利湿清除余邪。

（五）临证经验

1. 辨证论治，药中病所

辨证论治是中医的特点和精髓，中医学认为"有诸内必形之外"，颜面、皮肤、五官、爪甲、头发、黏膜等是整体中的一部分，这些部位的变化直接反映着身体的健康状况。中医学运用辨证论治的思想，对损美性疾病进行审证求因，审因论治。临证时唯有遵循中医辨证论治的原则，针对不同的证型，采用相应的治法，进行遣方用药，才能取得良好的效果。

《诸病源候论》指出："面疱者，谓面上有风热气生疮，头如米大，亦如谷大。""嗣面者，云面皮上有滓如米粒者也。此由肌腠受于风邪，搏于津液，津液之气因虚作之也。"痤疮的病因病机包括血热偏盛、肺胃积热、外感风热、气血凝塞、血郁痰结。翁氏中医皮肤科通过分析痤疮的发病原因，同时结合闽南地区痤疮人群的体质特点，在临床辨证中将痤疮分为肺热血热证、湿热内蕴证、痰瘀凝结证、肝经湿热证等几种临床分型。值得一提的是，通过长期的临床实践，总结出痤疮多与内分泌紊乱有关，临床多伴有月经不调的症状，故又提出了肝郁血热证，值得临床借鉴。

2. 清热解毒，中病则止

痤疮之毒多为内生之毒。《金匮要略心典》云："毒，邪气蕴结不解之谓也。"青年过食肥甘厚味，遇事不遂，恼怒气结，致使机体阴阳失调，脏腑功能失和，气血运行紊乱，使机体内生理和病理产物不能及时排出而蕴结于体内，久则化生内毒，是痤疮发生之果，又是病情加重、突变之因。肺主气属卫，肺为娇脏，易受毒侵，肺受毒害，宣肃之能失职，毒滞于卫表，皮肤出现丘疹、粉刺、脓疱等，青年为阳盛之体，正邪之争多为阳热之象，毒聚三阳经脉。足阳明胃经为多气多血之腑，其经脉运行于头面、胸腹。若饮食所伤，情志不遂，胃肠积热，气血壅滞，毒热互结，阻滞经脉，证候加重或突变，炎性丘疹突起，或出现囊肿、结节，脓疱突增，局部疼痛明显，并伴有口干渴、口臭、大便干结、小便黄浊、舌红、苔黄燥、脉滑等一派阳明腑实之证。

清热解毒药物大多为苦寒之品，苦寒伤胃，苦寒药亦伤阳气，古人云："保护一分胃气，便有一分生机。"说明顾护胃气在治疗用药上是非常重要的。

如果用药不当损伤胃气，将会耗伤正气，不利于疾病的转归，甚至变生他病，故清热解毒药的使用要掌握适度，动态观察到病情的毒消退、脓疱、红肿热痛缓解，就应停用或少用苦寒药，也就是"中病则止"，以免耗伤胃气，从而获得良好的效果。

3.虚实夹杂，权衡主次

虚实是辨别邪正盛衰的纲领，虚与实主要反映病变过程中人体正气的强弱和致病邪气的盛衰。由于邪正斗争是疾病过程中的根本矛盾，阴阳盛衰及其所形成的寒热证候，亦存在着虚实之分，所以分清疾病中邪正的虚实关系，是辨证的基本要求，因而《素问》有"百病之生，皆有虚实"之说。通过虚实辨证，可以了解病体的邪正盛衰，为治疗提供依据。"虚者补之，实者泻之"是中医临床最为常用的治疗法则，但临床上单纯性的虚证、实证、寒证、热证并不多见，更多见的是虚实寒热夹杂证。《素问》曰："必伏其所主，而先其所因。"《素问》亦云："治病必求于本。"对于虚实寒热共存的夹杂证，治疗时也应审因论治，寒热同调，虚实兼顾。

临床上，痤疮患者的体质和证型并非单一类型，可见虚实夹杂，因此翁氏中医皮肤科认为，痤疮的治疗应分清虚实，权衡主次。对于痤疮初期、体质壮实、临床表现为一派实热之象的患者，治疗上应以攻为主，以补为辅，祛邪为主，扶正为辅；而对于痤疮皮疹消退，进入皮肤修复期、体质以虚为主、临床表现寒热错杂的患者，则以补为主，以攻为辅，扶正为主，祛邪为辅。临证时，应根据临床症状和体征，结合患者体质，分清虚实，权衡主次，抓住主要矛盾，兼顾次要矛盾，方能治愈痤疮又不伤害患者的正气。

临床上应从以下几方面加以辨析。

（1）症状辨析。虚实夹杂证的临床表现常常似是而非，难以辨认，真假之辨尤为紧要。如痤疮患者面部皮疹鲜红，伴丘疹、脓疱，小便黄，舌红，苔黄，一派热象，但服用生冷寒凉之品又常常腹泻，胃脘痛，常令医者难以掌握清热解毒的尺度。

（2）脉舌辨析。《景岳全书》云："凡治病之法有当舍证从脉者，有当舍脉从证者，何也？盖证有真假，脉亦有真假，凡见有不相合者，则必有一真一假隐于其中矣。"痤疮在临床上的寒热虚实夹杂是十分常见的，故当根据临床情况舍脉从症或舍症从脉。

（3）以药测证。《素问》曰："诸寒之而热者取之阴，热之而寒者取之阳。"即治热用寒药而热不减者是阴不足，应滋其阴而兼顾其虚热；治寒用热药而寒不减者是阳不足，当补其阳而兼顾其阴。张景岳最早提出探病一法，其在《景岳全书》中指出："如当局临证，或虚实有难明，寒热有难辨，病在疑似之间，补泻之意未定者，即当先用此法。若疑其为虚，意欲用补而未决，则以轻浅消导之剂，纯用数味，先以探之，消而不投，即知为真虚矣；疑其为实，意欲用攻而未决，则以甘温纯补之剂，轻用数味，先以探之，补而觉滞，即知有实邪也。"因此，我们在辨治虚实寒热夹杂证时，应避免用单纯的、单一的、教条的思维方式认识复杂的病情，如何准确地判断、把握虚实寒热夹杂证的辨治规律，尚需医者在临证中的长期摸索与省悟。

（六）零金碎玉

1. 海藻、昆布

（1）单用功用：海藻性寒，味苦、咸，泻肝胆之火，散结气痰郁。昆布性寒，味咸，咸寒质滑，清热化痰，软坚散结，攻破积聚。

（2）伍用经验：海藻与昆布同为咸寒之品，咸能软坚，寒能清热，有软坚散结、清热消痰之功。历代均视二药为治疗瘿瘤瘰疬之要药，二药相须配对同用，在增强消痰软坚药力中起协同作用，可提高临床疗效。现代药理研究表明，昆布及海藻中均含有丰富的碘质，服后能促进病理产物和炎性渗出物吸收，并能使病态组织崩溃和溶解。常用于治疗瘰疬痰核、囊肿、丹毒、硬红斑、结节性红斑等。

2. 三棱、莪术

（1）单用功用：三棱性平，味苦，归肝、脾经。破血祛瘀、行气止痛，临床常用于气滞血瘀导致的闭经、肝郁气滞出现的月经量少、痛经以及癥瘕积聚等。莪术性温，味辛、苦，归肝、脾经。具有行气破血、抑菌消炎、促进消化等功效。

（2）伍用经验：三棱、莪术两个药物经常一起使用，是活血化瘀药当中的一种对药，临床上用药习惯采用对药的形式来使用，联合应用可能会增强彼此作用使活血化瘀兼有气滞的循环治疗效果，或两个药物联合使用时会产生新的作用。

3. 陈皮、半夏

（1）单用功用：半夏味辛性温而沉降，入脾胃兼入肺经。辛者，散也，散结气，开痞气；温燥者，祛寒湿；沉降者，下逆气。入脾则使湿去脾健，痰无生源，入肺则肺得宣化而痰无留所，入胃则使气降而呕逆自止，故有燥湿化痰、降逆止呕、散结消痞之功，为治湿痰寒痰要药。凡治痰湿咳喘，呕逆，结胸，胸痹，痞满，瘿瘤瘰疬，阴疽痰核等，皆为常用之品。陈皮性温，味辛、苦，气芳香，归脾、肺经。辛以行气，苦以降气；又苦以燥湿，芳香以化湿，温化寒湿，湿去则脾健，脾健则水湿得运，水湿得运则无以为痰，且痰去气自顺，气顺痰自消，气顺痰消则咳呕自止，故为行气健脾、燥湿化痰、降逆止呕要药。凡脾肺气滞、痰湿内阻诸证皆可用。

（2）伍用经验：半夏得陈皮之助，则气顺而痰自消；陈皮得半夏之助，则痰除则气自下，理气和胃之功更著。二药配伍，相互促进，散降有序，使脾气运而痰自化，气机畅则痞自除，胃和降则呕自止，共奏燥湿化痰、健脾和胃、理气止呕之功。

第十二节　黄褐斑

（一）疾病认识

黄褐斑，又名黧黑斑，是指由于皮肤色素沉着而在面部呈现局限性褐色斑的皮肤病。是一种慢性、难治性的色素沉着性疾病。其临床特点是色斑对称分布，大小不定，形状不规则，边界清楚，无自觉症状，日晒后加重。此病好发于青中年女性，尤以孕妇或经血不调的妇女为多，男性亦可发病，部分患者可伴有其他慢性病史。一般夏季加重，冬季减轻。黧黑斑之病名首见于《外科正宗》，曰："黧黑斑者，水亏不能制火，血弱不能华肉，以致火燥结成黑斑，色枯泽。宜朝服肾气丸，以滋化源，早晚以玉容丸洗之，兼戒忧思动火劳伤，日久渐退。"此病属中医面尘的范畴，其中因肝病引起者称为肝斑，因妊娠而发病者称为妊娠斑。

（二）辨证思路

黄褐斑是全身性疾病的一种局部反映，"有诸内必行诸外"。黄褐斑虽发于皮，然其根必源于内。黄褐斑好发于中青年女性，此年龄段正是《素问》所述"任脉通，太冲脉盛"至"太冲脉衰少"的阶段，是女子经、孕、产、乳等一系列生理变化发生活跃的时期。经、孕、产、乳与肾的藏精、主生殖，肝的藏血、主疏泄，脾胃的化生、统摄密切相关。因此，肝、脾、肾三脏功能失司是导致此病发生的关键。多种原因均可使肝脾肾亏虚，气血不足，气滞血瘀，致面部肌肤失养，皮肤失其润泽而发生色素沉着。

（三）治疗方案

辨证论治

1. 肝郁气滞证

症状：多见于女性，斑色深褐，弥漫分布；伴有烦躁不安，胸胁胀满，经前乳房胀痛，月经不调，口苦咽干；舌质红，苔薄，脉弦细。

辨证：肝郁气滞。

治法：疏肝理气，活血消斑。

处方：逍遥散加减。常用柴胡、白芍、当归、白术、茯苓、丹参、川芎、甘草。

加减：伴口苦咽干、大便秘结者，加牡丹皮、栀子；月经不调者，加女贞子、香附；斑色深褐而面色晦暗者，加桃仁、红花、益母草。

分析：本方证多为患者平素情志不调，抑郁不舒，以致肝失条达，气机郁滞，气血瘀滞不能上荣于颜面而致斑。肝郁气滞，气机不畅，故见胸胁胀满，经前乳房胀痛；肝气郁结，郁久化热，故见烦躁不安口苦咽干；肝失条达，机体气机不畅，故见月经不调。

方中柴胡疏肝解郁，使肝气得以条达而为君药。当归甘辛苦温，养血和血，且气香可理气，为血中之气药；白芍酸苦微寒，养血敛阴，柔肝缓急；当归、白芍与柴胡同用，补肝体而和肝用，使血和则肝和，血充则肝柔，共为臣药。白术、茯苓、甘草健脾益气，既能实土以御木侮，且使营血生化有源，共为佐药。薄荷少许，疏散郁遏之气，透达肝经郁热；生姜温运和中，且能辛散达郁，亦为佐药。柴胡为肝经引经药，又兼使药之用。诸药合用，既补肝体，又助肝用，体用并调，肝脾同治，气血津液兼顾，使肝郁得解，血虚得养，脾弱得补，诸症自愈。

2. 肝肾不足证

症状：斑色褐黑，面色晦暗；伴有头晕耳鸣，腰膝酸软，失眠健忘，五心烦热；舌质红，少苔，脉细。

辨证：肝肾不足。

治法：补益肝肾，滋阴降火。

处方：六味地黄丸加减。常用熟地黄、山茱萸、淮山药、牡丹皮、白茯苓、泽泻、女贞子、旱莲草。

加减：阴虚火旺明显者，加知母、黄柏；失眠多梦者，加龙骨、牡蛎、珍珠母；褐斑日久色深者，加丹参、白僵蚕。

分析：肾藏精，为先天之本，肝为藏血之脏，精血互可转化，肝肾阴血不足又常可相互影响；腰为肾之府，膝为筋之府，肾主骨生髓，齿为骨之余，肾阴不足则骨髓不充，故腰膝酸软无力；脑为髓海，肾阴不足，不能生髓充脑，肝血不足，不能上荣头目，故头晕目眩；肾开窍于耳，肾阴不足，精不上承，或虚热上扰清窍，故耳鸣耳聋；肾藏精，为封藏之本，肾阴虚则生内热，甚者虚火上炎，故五心烦热、舌红少苔，脉沉细数。

方中重用熟地黄滋阴补肾，填精益髓，为君药。山萸肉补养肝肾，并能涩精，取"肝肾同源"之意；山药补益脾阴，亦能固肾，共为臣药。三药配合，肾、肝、脾三阴并补，是为"三补"，但熟地黄用量是山萸肉与山药之和，故仍以补肾为主。泽泻利湿而泻肾浊，并能减熟地黄之滋腻；茯苓淡渗脾湿，并助山药之健运，与泽泻共泻肾浊，助真阴得复其位；牡丹皮清泻虚热，并制山萸肉之温涩。三药称为"三泻"，均为佐药。六味合用，三补三泻，其中补药用量重于"泻药"，是以补为主；肝、脾、肾三阴并补，以补肾阴为主，达到补肾滋阴、益精消斑之功。

3.脾虚湿蕴证

症状：斑色灰褐，状如尘土附着；伴有疲乏无力，纳呆困倦，月经色淡，白带量多；舌质淡胖，边有齿痕，苔白腻，脉濡或细。

辨证：脾虚湿蕴。

治法：健脾益气，祛湿消斑。

处方：参苓白术散加减。常用党参、黄芪、白术、茯苓、炙甘草、山药、莲子、白扁豆、薏苡仁、砂仁、桔梗、当归、橘皮、升麻、柴胡。

加减：伴月经量少而色淡者，加红花、益母草。

分析：此证为患者素体脾气虚弱，运化无力，气血乏源，心失所养，心华在面，气血不足则心失其华，颜面肌肤失去濡养而见斑；脾虚失运，气血不足，故见疲乏无力，纳呆困倦，月经色淡；脾失健运，湿邪内生，则见白带量多；舌质淡胖，边有齿痕，苔白腻，脉濡细均为脾虚湿蕴之象。

本方在四君子汤基础上加山药、莲子、白扁豆、薏苡仁、砂仁、桔梗而成。四君子汤以补气为主，为治脾胃气虚的基础方。其前三味人参、白术、茯苓，人参补五脏气；白术健脾燥湿；茯苓健脾利湿，脾气得充，脾湿得除。山药补脾养胃，生津益肺，补肾涩精；莲子肉养心，益肾，补脾。二药共助上三味健脾益气，兼能补肺益肾，还止泻。白扁豆健脾化湿；薏苡仁健脾渗湿，兼能止泻，清热排脓。二药共助白术之燥湿，茯苓之利湿，让湿气从二便而去。砂仁不仅醒脾，还和胃化滞；桔梗利肠胃，补血气，宣肺祛痰；甘草，健脾和中，调和诸药。全方补中气，渗湿浊，行气滞，使脾气健运，湿邪得去。

4. 气滞血瘀证

症状：斑色灰褐或黑褐；伴有慢性肝病病史，或月经色暗有血块，或痛经；舌质暗红有瘀斑，苔薄，脉涩。

辨证：气滞血瘀。

治法：理气活血，化瘀消斑。

处方：桃红四物汤加减。常用当归、生地黄、桃仁、红花、枳壳、赤芍、甘草、桔梗、川芎、牛膝

加减：胸胁胀痛者，加柴胡、郁金；痛经者，加香附、乌药、益母草；病程长者，加白僵蚕、白芷。

分析：此证多因肝、脾、肾三脏失调，而至气机郁滞或气血不足，气血瘀滞，瘀血内生，不能上荣于颜面而成。临床故见月经色暗有血块，或痛经；舌质暗红、有瘀斑，苔薄，脉涩等血瘀之象。

本方以强劲的破血之品桃仁、红花活血化瘀；以熟地黄、当归滋阴补肝，养血调经；芍药养血和营；川芎活血行气，调畅气血。全方配伍使瘀血祛，新血生，气机畅，斑自去。

外治法

1. 面部刮痧疗法

刮痧美容是对古法刮痧的传承和创新。全息经络刮痧美容是在中医基础理论指导下发展起来的中医美容新技法。通过全息经络面部刮痧和内服中药双管齐下，改善微循环和面部气血供应，激活和恢复面部肌肤的生理功能，达到皮肤美白祛斑、延缓衰老的目的。步骤如下。

（1）清洁面部，全脸外敷蜂蜜调制的中药面膜（美白经验方）。

（2）遵循面部经络走向，分六区刮痧，总耗时大约 30min。

面颊区分上、下两区，分别从鼻旁上、下向外上方刮拭。用平面按揉法按揉上迎香穴，经承泣穴、四白穴，向外上方刮至太阳穴，按揉太阳穴。再刮拭下面颊区，用平面按揉法按揉迎香穴，从迎香穴沿颧骨向下方经颧髎穴向上刮拭。按揉听宫穴。

（3）全面刮痧完毕清洁后外敷海藻面膜。

技法要点如下。

（1）刮拭速度必须均匀、缓慢，按压力度要保持平稳，既要通经络又不能出痧。

（2）刮痧前清洁面部皮肤时，严禁使用含有去角质层或软化角质层的洗面奶。一定要先涂美容刮痧乳，严禁在没涂润滑剂时直接刮拭皮肤。

（3）做完去角质层治疗者应在 28 天后做面部刮痧。

（4）按照肌肉纹理走向进行刮痧，注意保持向上提升的方向和力度。

（5）有红血丝处酌情轻刮或禁刮。

（6）刮痧治疗后饮热水 1 杯，补充水分，以促进代谢产物的排出。

禁忌证如下。

（1）有严重心脑血管疾病、肝肾功能不良或其他严重疾病者忌刮。

（2）有出血倾向的疾病，如血小板减少症、白血病、过敏性紫癜等忌刮。

（3）月经期、妊娠期最好不刮。

（4）贫血者不宜进行美容刮痧。

2. 耳穴疗法

经络学说认为，"耳者宗脉所聚"，耳部分布着密集的穴位，通过刺激耳部穴位可以达到调节脏腑、气血、阴阳等目的。中医讲究辨证论治、综合调治，气血阴阳平和，脉络疏通，则黄褐斑易消除。主穴选取肾、肝、脾、胃、内分泌、肺、肾上腺等。配穴为月经不调者，加内生殖器、卵巢；失眠者，加心、脾、神门；便秘者，加肺、大肠。主穴和配穴各选 2~3 个，常规消毒后以王不留行籽贴压，每次贴 1 耳，每日自行按压 3~4 次，两耳轮换，3 天 1 次，10 次为 1 疗程。一般需要 2~3 个疗程。

3. 中药熏蒸疗法

中医认为黄褐斑多与气血瘀滞不通、脉络瘀阻相关，中药熏蒸主要通过局部温热刺激，打开皮肤毛窍腠理，药力可以随热气直达病变部位，从而改善局部和全身血液循环，促进组织的新陈代谢。翁炳南采用自制中药美白面膜颗粒外敷，每周熏蒸 1 次，每天自行外敷 1 次，尤其在外源性色素沉着治疗上疗效显著。

（四）案例分析

薛某，女，26。初诊：2015 年 5 月 21 日。

主诉：面部淡褐色斑片一年余。

现病史：患者一年多前面颊部见淡褐色斑片，色泽渐加重，面积扩大，经前尤甚，未治疗。大便每天 2 次，溏，月经后期 2~3 天，量少，痛经，挟有血块，纳差，寐欠佳，失眠多梦。

既往史：体健。未发现过敏。

检查：舌淡，苔薄白，边齿痕，脉滑缓。

辨证：脾虚不运，气血两虚。

治则：健脾益气，活血养血。

方药：党参 10g、茯苓 10g、白术 10g、甘草 3g、白蒺藜 10g、白鲜皮

10g、柴胡 10g、白芍 10g、何首乌 10g、枸杞 15g、黄精 10g、甘草 3g，14 剂，水煎服。

二诊：2 周后复诊，面部斑片色泽较前淡化，面部散在个别丘疹。大便每日 1 次，成形，纳可，寐安。舌淡，苔薄白，脉沉细。上方加蒲公英 15g、黄芩 10g，28 剂，水煎服。

三诊：1 个月后复诊，面部斑片较前明显淡化，丘疹消退。大便通畅，时溏，纳可，寐安。舌淡，苔薄白，脉沉细。前方加薏苡仁 30g，14 剂，水煎服。

四诊：服药后平顺，面部斑片继续淡化，二便正常，纳可，寐安。舌淡，苔薄白。前方加丹参 10g、白僵蚕 10g，14 剂，水煎服。

案例点评：本例患者 26 岁，大便溏为脾气虚，脾不健运的典型症候；脾虚失运，血失推动，故月经量少而有血块；舌淡，苔白，边齿痕，脉滑缓为脾阳不振，脾虚失运之象。党参、白术、茯苓健脾益气，生化气血；柴胡、白芍疏肝养血；丹参活血化瘀，一味丹参功同四物；茯苓实脾，白僵蚕本为祛风通络药，《神农本草经》说有灭黑䵟作用，翁炳南常将二药成对使用，具有美白祛斑功效。

翁炳南治疗黄褐斑在辨证基础上，一贯强调"有斑必有瘀，无瘀不成斑""治斑不离血"，重视活血化瘀消斑。脾为后天之本，气血生化之源，脾主中气而统血。脾气健运，气血充盛，则血循常道；脾气虚弱，失去统摄之权，则运化不利，水湿内停，血不循常道而下溢。《诸病源候论》中谓："面黑䵟者，或脏腑有痰饮，或皮肤受风邪，皆令血气不调，致生黑䵟。"

在此证型的具体运用上，根据肝为将军之官，以柔和为顺的特点，以养血活血为法，养血以柔肝，配合行气解郁，使肝的疏泄条畅而有利于调经活血。

（五）临证经验

1. 注重审证求因，对证用药

黄褐斑的病因病机比较复杂，但归纳起来与肝、脾、肾三脏关系密切，气血不能上荣于面为主要病机。早在隋代巢元方的《诸病源候论》中就有相关的论述："面黑䵟者，或脏腑有痰饮，或皮肤受风邪，皆令血气不调，致生黑䵟。五脏六腑，十二经血，皆上于面。夫血之行，俱荣表里。人或痰饮渍脏，或腠理受风，致血气不和，或涩或浊，不能荣于皮肤，故变生黑䵟。若皮肤受风，外治则瘥，腑脏有饮，内疗方愈也。"目前较为统一的认识是：多种原因造成肝、脾、肾三脏的功能失调，气血不足，或气滞血瘀，导致面部肌肤失养，皮肤失其润泽而发生黄褐斑。故临证时应注意辨明不同病因，给予对证治疗，才能取得良好的疗效。

2. 重视对外因的治疗

目前，对黄褐斑病因的认识多认为与肝、脾、肾三脏的功能失调，肌肤失养有关。翁炳南在长期的临床实践中发现，黄褐斑的发病除了与上述因素有关以外，还与外邪中的火邪与毒邪密切相关。日光中的紫外线，化妆品中所含的香料、色素、重金属及有机化学产物等都可归于传统医学的火邪和毒邪范畴。如绝大部分黄褐斑患者都有夏季色斑加重、冬季减轻的变化特征，说明日光照射是诱发黄褐斑的重要原因之一。而近年来，使用劣质化妆品正逐渐成为诱发黄褐斑的另一个重要原因。劣质化妆品中的重金属，如铜、汞、铅等含量超标，对皮肤反复刺激，可导致皮肤腠理疏松，气血失调，颜面失养而生褐斑。此类患者多表现为面部斑片色泽鲜明，位置较表浅，或伴有皮肤发红、瘙痒、脱屑等，另可见口苦、便秘、尿赤、舌红、脉数等热象，一般病程较短，夏季症状较明显。治疗以清热疏风、活血解毒为法，翁炳南常以自拟解毒化斑汤治疗此类患者，药用菊花、黄芩、夏枯草、紫背天葵子、白芷、防风、白僵蚕、白蒺藜、白鲜皮等，但需注意与临床辨证相结合，如兼有肝郁、脾虚、肾虚、气滞血瘀者，需视其轻重缓急处方用药，标本兼顾，方能收到良效。

3. 注重内外并治

黄褐斑的病位在皮肤，且病情常受到许多外界理化因素的影响，因此，翁炳南认为，对黄褐斑的治疗除了内服中药辨证论治以外，可以配合使用外治法，可使药物直接作用于病变局部，治疗更有针对性。翁炳南临床常用中药面膜外敷，选取中药白芷、白及、白茯苓、白附子、白僵蚕、益母草、防风、藁本等研细末，调蜜外敷于面部。其中，白芷外用为美容要药，《本草纲目》谓其："长肌肤，润泽颜色，可作面脂。"白及具有美白祛斑、收敛止血、消肿生肌的功效，自古以来就是美容良药，被誉为"美白仙子"，《药性论》谓其："治面上疮，令人肌滑。"《本草纲目》谓其："洗面黑，祛斑。"白茯苓能祛斑增白，润泽皮肤，《本草品汇精要》记载："白茯苓为末，和蜜，敷面上疗面疮及产妇黑疱如雀卵。"白附子具有消除面部黑色素的作用，《本草经疏》载白附子："性燥而升，风药中阳草也，风性升腾，辛湿善散，故能主面上百病而行药势也。"白僵蚕含有氨基酸和活性丝光素，有营养皮肤和美容作用，《神农本草经》记载其"灭黑斑，令人面色好"。上药皆为中医美白消斑的常用外用药，配合益母草活血养颜，防风、藁本祛风解表止痒，诸药合用，可调和气血、祛风活血消斑。在外敷面膜的同时，还可配合点、揉、按印堂、攒竹、四白、颊车、迎香等面部穴位以活血通络，促进药物吸收。一般每周1次，12周为1个疗程。

4. 注重日常护理调摄

黄褐斑的发病常为内外因共同作用的结果。因此，临床治疗黄褐斑除了审证求因、辨证施治以外，日常的护理调摄、消除致病因素也至关重要。不少黄褐斑患者都存在着不同程度的不良情绪，如焦虑、抑郁、烦躁易怒等，需嘱其注意调畅情志，保持心情愉快；饮食方面宜清淡而有营养，忌肥甘厚腻、生冷、辛辣、煎炸食品及饮酒等；注意休息，尽量保持充足的睡眠，忌房劳过度。另外要注意避免黄褐斑的诱发因素，如夏季外出或受到日光照射时应使用遮光剂或撑伞，尽量避免口服避孕药物，避免使用重金属含量较高的劣质化妆品等。

（六）零金碎玉

1. 墨旱莲、女贞子

（1）单味功用：墨旱莲性寒，味甘、酸，归肾、肝经。滋补肝肾，凉血止血。常用于肝肾阴虚所致牙齿松动，须发早白，眩晕耳鸣，腰膝酸软等，《医灯续焰》单用本品熬膏服；或与滋养肝肾之女贞子同用，如《医方集解》二至丸片或配伍何首乌、桑椹、枸杞子等，如《世补斋医书》首乌延寿丹。女贞子性凉，味甘、苦，归肝、肾经。滋补肝肾，明目乌发。治肝肾阴虚所致的眩晕耳鸣，腰膝酸软，须发早白，目暗不明，内热消渴，骨蒸潮热，常与墨旱莲配伍，如《医方集解》二至丸。

（2）伍用经验：女贞子甘苦性凉，长于益肝肾之阴，乌须明目，滋而不腻，补中兼清；旱莲草甘酸性寒，亦为清补肝肾、乌须发之品，兼能凉血止血。两药配伍，顺应阴阳，相须为用，滋阴力强，能育阴平阳，补肾化斑。

2. 桃仁、红花

（1）单味功用：桃仁性温，味辛，归心、肝经。活血通经，散瘀止痛。红花性平，味苦、甘，归心、肝、大肠经。活血祛瘀，润肠通便，止咳平喘。

（2）伍用经验：桃仁与红花均为活血化瘀之药，二药相须为用，一升一降，一散一收，活血祛瘀之力倍增，具有活血生新、消肿止痛、化瘀散斑之功效。

3. 丹参、凌霄花

（1）单味功用：丹参性微寒，味苦，归心、肝经。活血祛瘀，痛经止痛，清心除烦，凉血消痈。凌霄花性寒，味甘、酸，归肝、心包经。活血通经，凉血祛风。

（2）伍用经验：丹参、凌霄花二者同为活血化瘀药。丹参入走血分，活血祛瘀，化瘀生新，凉血消痈，镇静安神；凌霄花甘酸性寒，凉血泻火，活血消斑。二药合用，凉血活血，祛瘀消斑之力益彰。

4. 柴胡、白芍

（1）单味功用：柴胡性微寒，味辛、苦，归肝、胆、肺经。疏散退热，疏肝解郁，升举肝阳。白芍性微寒，味苦、酸，归肝、脾经。养血调经，敛阴止汗，柔肝止痛，平抑阳气。

（2）伍用经验：柴胡能疏肝解郁，透热解肌，又能升举阳气；白芍养血敛阴柔肝，泻肝缓急，和血固藏肝血。白芍与柴胡相伍，一疏一敛，疏则治肝气郁滞，敛则护阴血内守，相互为用，则疏肝而不伤阴血，敛肝而不郁滞气机。疏肝解郁，调理气机，行气消斑之功卓越。

（七）专病专方

补肾化斑汤作为翁氏中医皮肤科的自拟方，在临床上治疗肝肾阴虚型黄褐斑常见奇效。

处方：牡丹皮、泽泻、熟地黄、山萸肉、丹参、何首乌、杜仲、菟丝子等 10 味中药。

功效：补肾益精，化瘀消斑。

主治：肝肾阴虚型黄褐斑。

用法：水煎服。每日 1 剂，早、晚饭后温服。

方解：本方为翁氏中医皮肤科自拟经验方，用于治疗肝肾阴虚型黄褐斑。翁氏中医皮肤科认为妇人经、孕、产、乳均伤于肾，肾元亏乏，肾精亏虚，肾阴不足，相火偏旺致阴虚生热，日久郁蒸血液，煎灼而成面部生斑片。因肾属水，藏精；肝属木，藏血。水木相生，精血同源，故肝、肾两脏密切相关。水生木，肾精充盈，肝体得养则疏泄正常，肝木赖肾水涵养才得生发条达，若肾水不足，水不涵木，可直接导致肝阴虚损，肝失所养，又因肝体阴而用阳，肝阴血不足则气机疏泄不利，是以郁而化热，热邪灼伤肾阴，肾阴更亏，日久则气血亏虚不能上华于面而变生褐斑或气滞血瘀于面而成斑，据此病机，故从补肾入手治疗该病，从肾调制以协调肝肾，在补肾益精的基础上协调阴阳。本方中牡丹皮、泽泻、熟地黄、山萸肉、何首乌补益肝肾；杜仲、菟丝子温补肾阳；丹参活血化瘀。肾精充足，肝阴得养，故本方治疗黄褐斑抓住肝肾阴虚为本，诸药合用，通过"滋水涵木"共达补益元阳，滋养精血，化瘀消斑之效。

加减：心烦失眠，心悸不安，咽干口燥者，加黄芩、黄连、栀子、莲子心、淡竹叶等清降心火，交通心肾；目眩目干，神疲乏力，肢麻者，加白芍、当归、鸡血藤、枸杞子、桑寄生、续断等滋阴补血养肝；伴见干咳，或少痰，口渴咽干，咽痛音哑，盗汗者，加黄精、沙参、麦冬、玉竹等滋阴润肺；腹胀、腹泻、腹痛者，加广藿香、佩兰祛湿行气；月经不调者，加女贞子、香附疏肝调经；月经量少色淡者，加当归、鸡血藤养血活血；五心烦热者，加知母、黄柏滋阴除热；失眠多梦者，加生龙骨、生牡蛎、珍珠母等镇静安神；黄褐斑日久不退者，加丹参、白僵蚕、炮山甲活血通络。